Werner Hemm · Stefan Mair

Praktische Biochemie nach Dr. Schüßler

Werner Hemm · Stefan Mair

Praktische Biochemie nach Dr. Schüßler

Alt bewährt – neu bearbeitet

Foitzick Verlag München

Wichtiger Hinweis: Die Autoren haben große Sorgfalt auf die (therapeutischen) Angaben, insbesondere Konzentrationen, Dosierungen, Indikationen und Warnhinweise, verwendet. Dennoch entbindet dies den Anwender dieses Werkes nicht von der eigenen Verantwortung. Weder die Autoren noch der Verlag können für eventuelle Nachteile und Schäden eine Haftung übernehmen, die aus den im Buch gemachten Hinweisen resultieren.

Bibliografische Information Der Deutschen Bibliothek

Die Deutsche Bibliothek verzeichnet diese Publikation in der Deutschen Nationalbibliografie; detaillierte bibliografische Daten sind im Internet über <http://dnb.ddb.de> abrufbar.

© 2003 Klaus Foitzick Verlag, München
Planung: Andreas Beutel, München
Lektorat: Dr. Inge Ziegler, München
Layout und Satz: G.R.A.P.H.I.C.S., Jürgen Hübner, Weilheim
Umschlagskonzept: paper-back gmbh, München
Druck und Bindung: ESTA-DRUCK GmbH, Polling
Fotos: Werner Hemm, München

ISBN 3-929338-19-X
1. Auflage 2003 Foitzick Verlag, München

Inhaltsverzeichnis

Gewidmet
ist dieses Buch unserem verehrten Lehrer, Kollegen und Freund

Joachim Broy,

der uns als Verfechter der traditionellen Heilkunde und der Schüßler'schen Biochemie vorbildhaft ausgebildet und begleitet hat.

Vorwort

Viele biochemische Verordnungs- und Lehrbücher benutzen biochemische Mittel im Sinne des homöopathischen Einsatzes und ähneln einer „abgekürzten Homöopathie".

Diese Tatsache ist jedoch weder der Homöopathie noch der Schüßler'schen Biochemie zuträglich, insbesondere wenn man bedenkt, dass Dr. Wilhelm Heinrich Schüßler mit seiner ursprünglich „abgekürzten Therapie" eine neue Heilmethode mit im Körper vorkommenden Mineralstoffen auf der physiologischen biochemischen Grundlage geschaffen hat. Lediglich die alten Autoren haben sich in ihren Ausführungen grundsätzlich an diese biochemische Uridee gehalten. Leider sind deren Werke im Regelfall nicht mehr erhältlich.

So kamen Idee und Bestreben in uns auf, eine umfassende Arbeit im traditionellen Sinne zu erstellen, die sich auch gut als Nachschlagewerk eignet. Dazu war es notwendig, wichtige Elektrolytwirkungen auszuarbeiten, auf dieser Grundlage die Mittelcharakteristiken zu erstellen und für den Anfänger, wie für den Fortgeschrittenen in der Schüßler'schen Biochemie einen umfassenden Rezeptierteil anzuhängen.

Die biochemische Therapie besitzt in ihrer Wirkungsweise Funktionsbezogenheit hinsichtlich der physiologischen und pathologischen Gegebenheiten. Sie entspricht damit in ihrer Vorgehensweise vollkommen der naturheilkundlichen Grundidee, die nicht statische, sondern dynamisch lebendige Verhältnisse beschreibt; pathologische Zustände werden in der Regel als Abweichung physiologischer Funktionen verstanden. Schüßler umschrieb solche Störungen als Veränderung in der „Molekularbewegung", die zu einem funktionellen „Manko" führt.

Durch potenzierte Mineralstoffe, welche diese veränderten Molekularbewegungen durch Kation- und Anionwirkung zu beeinflussen vermögen, können demzufolge Funktionsstörungen und pathologische Zustände beseitigt werden.

Für den Einsatz biochemischer Heilmittel ist demzufolge nicht ein Krankheitsname ausschlaggebend, sondern die einer Erkrankung zugrunde liegenden allgemein pathologischen Bedingungen und Verhältnisse. Das biochemische Mittel als Therapeutikum besitzt ähnlich wie die Mineralstoffe im Organismus „katalytische" Wirkung. Kationen geben den Wirkungsort (z.B. intrazellulär, an der Zellmembran, extrazellulär), Anionen den Wirkcharakter (z.B. energetisch, eliminierend) an. Therapeutisch wird dies durch die unterschiedliche Potenzwahl umgesetzt. So lässt sich die biochemische Therapie als Funktionstherapie physiopathologischer Zustände begreifen. Die Funktionsbezogenheit im naturheilkundlichen Denkmodell gilt auch im Rahmen der diagnostischen Möglichkeiten – die naturheilkundliche Diagnostik entspricht einer Funktionsdiagnose. Aus diesem Grund haben wir in unseren Ausführungen wenigstens ansatzweise (insbesondere auf Grundwirkung und Merkregel bezogen) Hinweise zur Augendiagnose, Pulsdiagnose und den äußeren sichtbaren Zeichen mit eingearbeitet. In all unseren Darstellungen haben wir uns rein auf die 24 Mittel bezogen.

München, Juli 2003   *Werner Hemm* und *Stefan Mair*

Einführung

Die Biochemie nach Dr. Schüßler ist keine Homöopathie.

Während die Homöopathie nach Leitsymptomen eingesetzt wird, die sich bei der Prüfung am gesunden Menschen herausgestellt haben, erklärt sich der Einsatz der Biochemie Schüßlers nach physiopathologischen Gesichtspunkten; deshalb beschreibt diese Therapierichtung nicht Symptome, sondern charakteristische Wirkungen von im Organismus vorhandenen Salzen. Die Mittelcharakteristik stellt eine eingehende, treffende Schilderung physiologischer Wirkungen und Zustände sowie deren Abweichungen vom Normalzustand dar.

Deshalb erscheint es nicht verwunderlich, dass die Biochemie nach Dr. Schüßler auch mit anderen begleitenden Therapien wie Homöopathie, Phytotherapie, Spagyrik, Akupunktur, Ab- und Ausleitungsverfahren, Segment- und Neuraltherapie sowie manuellen Therapieverfahren kombinierbar ist.

Die Biochemie Schüßlers zählt zu den naturheilkundlichen Therapiemethoden und kann demnach auch mittels jeden naturheilkundlichen Diagnoseverfahrens angewandt werden. Aus diesem Grund wird bei den Mittelcharakteristiken wenigstens ansatzweise auf Augen- und Pulsdiagnose Wert gelegt.

Das Buch gliedert sich in die Besprechung der Elektrolyte und ihrer Wirkungen, den Mittelcharakteristiken mit Grundwirkung und differenzierender Wirkung, einem ausführlichen Rezeptierteil, gegliedert nach Organsystemen, sowie einem Glossar, in dem insbesondere naturheilkundliche Begriffe erklärt werden. In der traditionellen Naturheilkunde haben die Begriffe häufig eine andere Deutung, als sie in der heutigen Zeit definiert sind.

Die besondere Aufgabe bei der Bearbeitung der Elektrolytwirkungen war es, herauszusuchen und -zufinden, welche ihrer Funktionen auch Bezüge zu den biochemischen Mitteln aufweisen. Bei der Fülle der zur Verfügung stehenden Informationen, die zu den unterschiedlichen Elektrolyten vorhanden sind, kann jedoch nicht der Anspruch auf Vollständigkeit erhoben werden; so galt es, die Spreu vom Weizen zu trennen. Bei jedem Elektrolyt wird das zur Verfügung stehende biochemische Funktionsmittel aufgeführt.

Jede Mittelcharakteristik gliedert sich in Grundwirkung, differenzierende Wirkung und Modalitäten. Die Grundwirkung ist das Herzstück einer jeden Mittelbeschreibung; sie nennt dezidiert das Charakteristische eines jeden Mittels hinsichtlich seiner Funktionalität und Wirkung. In der Merkregel wird die Grundwirkung als Abrundung eines jeden Mittels prägnant zusammengefasst.

Die differenzierende Wirkung eignet sich insbesondere für das Studium des Anfängers sowie als Wiederholung und Vervollständigung für den fortgeschrittenen Biochemiker. Aus Gründen der Vereinfachung und Übersichtlichkeit ist in diesem Teil eine strenge sachliche Aufteilung vorgenommen worden. Die dabei verwendete Punktation dient der schnellen Auffindung von Inhalten.

In diesem Teil sind auch die Hinweise zur Augendiagnose zu finden. Die dabei genannten Aspekte von Konstitutionen stellen deren physiopathologische Störungen dar, die mittels Biochemie beeinflussbar sind, obgleich die Schüßler'sche Biochemie keine eigentlichen Konstitutionsmittel kennt. Die anderen genannten augendiagnostischen Zeichen entsprechen den biochemischen Mitteln zukommenden physiopathologischen Gesichtspunkten.

Auch die Modalitäten als physiopathologische Eigentümlichkeiten dienen zur differenzierten Auswahl eines Mittels mit besonderer Wichtigkeit.

Im Rezeptierteil werden häufig in der Praxis vorkommende Indikationen nach Organsystemen aufgeführt. Nicht selten werden für die genannten Erkrankungen probate Basisrezepte vorgestellt. Diese können vom Behandler mit den jeweils genannten Wechselmitteln individuell abgewandelt werden. Das Stichwortverzeichnis erleichtert das Auffinden einer speziellen Indikation für die tägliche Praxis. Der bei den einzelnen Mitteln aufgeführte Dosierungshinweis entspricht der durchschnittlichen biochemischen Dosis eines normalgewichtigen erwachsenen Menschen; die Abwandlung davon hat individuell zu erfolgen. Bei der Angabe von Anfangsdosierungen ist sowohl der Beginn der Behandlung als auch das mögliche Anfangsstadium einer Erkrankung gemeint. Die angegebene spätere Dosis erfolgt bei Besserung des Zustandes. Bei Kindern ist die Dosis entsprechend zu reduzieren.

Zur richtigen biochemischen Verordnung:
- Biochemie Nr. 5 D6 Tabletten Nr. LXXX
  entspricht Kalium phosphoricum D6 biochemisch 80 Tabletten
- Biochemie Nr. 5 D6 Tabletten Nr. CC
  entspricht Kalium phosphoricum D6 biochemisch 200 Tabletten
- Biochemie Nr. 5 D6 Tabletten Nr. M
  entspricht Kalium phosphoricum D6 biochemisch 1000 Tabletten

Applikation:
Biochemische Tabletten im Mund zergehen oder in Wasser lösen und schluckweise trinken lassen. Bei Lösungen zum Umrühren keine Metallgegenstände verwenden.

Nicht zuletzt bleibt der Wunsch, dass dieses Buch regen Anklang finden, dem Anfänger und dem Fortgeschrittenen in der täglichen Praxis eine große Hilfe und letztlich zum Verständnis sowie der Verbreitung der biochemischen Heilweise dienen soll.

Kurzbiografie Schüßlers

Der Begründer des biochemischen Heilverfahrens ist Dr. med. Wilhelm Heinrich Schüßler.

Er wurde als drittes von fünf Kindern am 21.08.1821 in Oldenburg geboren und starb dort am 30.03.1898 an den Folgen eines Schlaganfalles.

Sein Medizinstudium begann er erst im Alter von 30 Jahren; er musste zu seiner Zeit ein vierjähriges Studium nachweisen, um zum Staatsexamen zugelassen zu werden. Die Studienzeit verbrachte er in Paris, Berlin, Gießen und Prag. 1855 promovierte er in Gießen, Staatsexamen machte er im Sommer 1857, die Konzession zur Ausübung seines Berufes in einer Praxis in Oldenburg erhielt er Anfang 1858.

Zunächst arbeitete Dr. med. Schüßler als überzeugter homöopathischer Praktiker. 1861–1876 war Dr. Schüßler Mitglied im „homöopathischen Zentralverband". Von 1861 an lassen sich verschiedene Veröffentlichungen Schüßlers nachweisen:

1861   Erste medizinische Abhandlung über Venengeschwüre in der „Allgemeinen homöopathischen Zeitung"
1863   „Die populäre Darstellung der Biochemie"
1873   Artikel „Eine abgekürzte Therapie" in der „Allgemeinen homöopathischen Zeitung"
1874   1. Auflage von: „Eine abgekürzte Therapie"
1875   „Die anorganischen Gewebebildner"; 2. Auflage der abgekürzten Therapie; „Die anorganischen Gewebebildner in ihrer therapeutischen Bedeutung"
1876   3. Auflage der abgekürzten Therapie
1879   Veröffentlichung über die Heilung der Diphtherie
1885   Gründung des ersten biochemischen Vereins in Oldenburg unter der Leitung von August Meyer
1887   Veröffentlichung von: „Allopathie, Biochemie und Homöopathie"
1895   2. Auflage: „Allopathie, Biochemie und Homöopathie"

Bereits zu seiner Studienzeit muss Schüßler über Mineralsalze im menschlichen Organismus gearbeitet haben; beeinflusst wurde er hierbei durch die Arbeiten von Jacob Moleschott („Kreislauf des Lebens", 1852), Rudolf Virchow („Cellularpathologie", 1858) und Justus Liebig („Organische Chemie in ihrer Anwendung auf die Agricultur und Physiologie", 1840; „Die

Tierchemie oder die anorganische Chemie in ihrer Bedeutung auf Physiologie und Pathologie", 1842). Diese Arbeiten beschäftigten sich unter anderem mit dem Mineralhaushalt der Pflanzen und Tiere und der Bedeutung der Zellphysiologie für Gesundheit und Krankheit – Wissen, das er bei der Entwicklung „seiner" Biochemie nutzen konnte.

Seine Gedanken zur Biochemie fasste er erstmals in „Eine abgekürzte Therapie" zusammen. Unter diesem Titel erschien 1873 ein Artikel in der „Allgemeinen homöopathischen Zeitung", im Jahr darauf die erste Auflage des gleichnamigen Buches.

Schüßler selbst schreibt:

„Ich nenne mein Heilverfahren Biochemie, weil die von mir verabfolgten, den Zellsalzen homogenen (gleichartigen) Mineralstoffe in lebendigen Geweben Molekular-Bewegungsstörungen vermöge chemischer Affinität (Verwandtschaft) auszugleichen."

In den folgenden Jahren verbreitete sich die Biochemie zunächst in Fachkreisen, mit der Gründung der biochemischen Vereine ab 1885 auch zunehmend unter Laien.

Grundlagen zu den Elektrolyten

Aluminium

Aufgaben und Wirkungen
- Als Alaun (Kaliumaluminiumsulfat): wird als Styptikum und Adstringens eingesetzt; bewirkt Trockenheit in Mund und Rachen, Appetitstörungen und Obstipation; vermindert den Tonus (Hauptangriffspunkt: Muskulatur); Zirkulationsstörungen und Kopfkongestionen.
- Membranstabilisierung
- Beeinflusst Oxidations- und Reduktionsprozesse
- Schützt vor Mineral- und Wasserverlust (Turgor der Säfte)
- Aluminiumhydroxyd hemmt die enterale Phosphorresorption.

Vorkommen
- Lunge, Leber, Nieren

Physiopathologie
- Bei Aortenverhärtung wurde ein hoher Aluminiumgehalt gefunden.
- Entstehung von Osteomalazie durch Alteration im Phosphatstoffwechsel und der Enzyme der oxydativen Phosphorylierung

Hinweise auf biochemische Mittelwirkungen
- Für den biochemischen Einsatz steht die Nr. 20 Kalium aluminium sulfuricum zur Verfügung (→ S. 97).

Arsen

Aufgaben und Wirkungen
- In allen Verbindungen giftige Eigenschaften
- Wirkt auf den Energiehaushalt und den Ernährungszustand (Oxidations- und Reduktionsprozesse)
- Energetischer Sauerstoffüberträger, anregende Wirkung auf den Stoffwechsel
- Wirkt hemmend auf die Synthese langkettiger Fettsäuren

Vorkommen
- Vorkommen im Tabakrauch

- Zähne, Haare, Hautschuppen, Leber, Gehirn

Physiopathologie
- Malignome von Leber, Magen-Darm, Bronchien
- Arsenat ersetzt Phosphat bei der Dekarboxylierung.
- Intoxikation:
  Allgemein: Blutung, Durchfall, Ablagerung
  Leber: Bilirubin und Transaminasen erhöht

Ausscheidung
- Harn, Stuhl, Haare, Hautschuppen, Nägel

Hinweise auf biochemische Mittelwirkungen
- Für den biochemischen Einsatz stehen die Nr. 13 Kalium arsenicosum (→ S. 80), Nr. 19 Cuprum arsenicosum (→ S. 95) und die Nr. 24 Arsenum jodatum (→ S. 107) zur Verfügung.

Brom

Aufgaben und Wirkungen
- In Spuren regelmäßig im Organismus vorhanden
- Teilweise organisch gebunden
- Ausgleich und Verdrängung von Chlor und Jod
- Klinisch als Sedativum verwendet (vermindert Reiz- und Erregbarkeit)

Vorkommen
- Blut, Nerven, Hypophyse, Leber, Milz, Nierenrinde, Nebennieren, Gehirn, Muskulatur

Physiopathologie
- Blutkonzentration < 12 mg/l
- Die Konzentration von Brom ist in der Magenmukosa so groß wie im Blut.
- Brom wird schnell absorbiert, aber langsam ausgeschieden. Daher kann es leicht zu einer Überdosierung mit Intoxikation bei konstanter Zufuhr kommen.
- Bromüberschuss stört die Schilddrüsenfunktion.
- Das Chloridion wird durch Bromionen verdrängt.
- Bei Überdosierung kann ein Ikterus entstehen (sog. Bromikterus, Exkretionsikterus).

Ausscheidung
- Schweiß und Harn

Hinweise auf biochemische Mittelwirkungen
- Die Bromkonzentration im Organismus nimmt mit zunehmenden Alter ab. Wahrscheinlich hängt dies mit dem Bromgehalt der Magenmukosa zusammen.
- Für den biochemischen Einsatz steht dem Therapeuten die Nr. 14 Kalium bromatum zur Verfügung (→ S. 83).

Chlor

Aufgaben und Wirkungen
- Chlorid ist ein wichtiges Anion im Extrazellularraum.
- Aufrechterhaltung der Elektroneutralität
- Wichtig für den Transport verschiedener Ionen durch Kanäle in der Plasmamembran
- Chloridionen gelangen durch Kanäle ins Magenlumen und sind dort an der Bildung von Salzsäure durch die Belegzelle beteiligt.
- Chlorid wird im Verdauungstrakt reabsorbiert.

Vorkommen
- Blut und Gewebsflüssigkeit, in allen Zellen

Physiopathologie
- Wirkt desinfizierend auf Mikroorganismen
- Intoxikationen wirken sich besonders an Magen, Darm und Blase aus.

Bedarf
- Aufnahme zusammen mit Natrium als Kochsalz (NaCl)

Ausscheidung
- Nieren, Schweiß

Hinweise auf biochemische Mittelwirkungen
- In der biochemischen Therapie kommen die Nr. 4 Kalium chloratum (→ S. 47), Nr. 8 Natrium chloratum (→ S. 62), Nr. 16 Lithium chloratum (→ S. 89) und die Nr. 21 Zincum chloratum (→ S. 99) zum Einsatz.

Eisen

Aufgaben und Wirkungen
- Sauerstofftransport (Eisen als zentraler Bestandteil des Hämoglobins)
- Bindung und Speicherung von Sauerstoff im Myoglobin
- Elektronentransport in der Atmungskette
- Bestandteil von Enzymen (insbesondere solchen, die an Redoxreaktionen beteiligt sind)

Vorkommen
- Gesamtbestand im Erwachsenenorganismus: 3–5 g
- 75 % davon sind an Hämoglobin gebunden.
- Eisenvorräte im retikulären Bindegewebe und Knochenmark

Physiopathologie
- Vitamin C fördert die Absorption von Eisen (durch Hemmung der Eisen-oxidation); Phosphate wirken hemmend auf die enterale Absorption (durch Bildung von unlöslichen Eisenkomplexen).
- Kupfer fördert die Oxidation von zwei- zu dreiwertigem Eisen nach Durchtritt durch die Darmschleimhaut.
- Im Blut wird das Eisen an das Plasmaprotein Transferrin (syn. Siderophilin) gebunden transportiert. Transferrin wird an Membranrezeptoren gebunden und dann aufgenommen.
- Der physiologische Verlust des Eisens ist gering.
- Die Eisenausscheidung kann vom Organismus auf physiologischem Wege nicht gesteigert werden. Der Eisengehalt wird durch die intestinale Absorption geregelt; normalerweise halten sich Aufnahme und Ausscheidung die Waage. Übermäßige Eisenaufnahme führt durch Hämosiderindeposition in der Leber zur Zirrhose, in der Bauchspeicheldrüse zu Diabetes, in Milz, Herz und anderen Organen zu Hämosiderose. Eisenmangel entsteht durch verminderten Gehalt in der Nahrung, Absorptionsstörungen oder akute und chronische Blutverluste.

Bedarf
- 1–2 mg pro Tag beim Erwachsenen (= ca. 10 % des Nahrungseisens); 2–4 mg bei Schwangeren; 1,5–3 mg bei Jugendlichen; 9–27 mg bei Kleinkindern

Ausscheidung
- Durch Epitheldesquamation
- Harn, Galle und Schweiß

Hinweise auf biochemische Mittelwirkungen
- Eisen hat eine Wirkung auf das Blut bildende und Blut bereitende System; dabei ist zu beachten, dass Phosphatübermaß im Darm die Eisenabsorption bremst.
- Sein Vorhandensein in der Muskulatur fördert die Tonuslage des Menschen, im Blut den Sauerstoff- und Pneumatransport und die plastische Kraft des Blutes.
- Für die Ferrumindikationen steht in der biochemischen Therapie die Nr. 3 Ferrum phosphoricum (→ S. 43) zur Verfügung. In Abhängigkeit von der Potenz zeigt Ferrum phosphoricum unterschiedliche Wirkungen. So reguliert Ferrum phosphoricum in der D12 die Zottenpumpe und wirkt gegen Entzündungen.

Fluor

Aufgaben und Wirkungen
- Bewirkt Mineralisation von Knochen und Zähnen
- Verbessert die Jodaufnahme in der Schilddrüse
- Aktiviert die Osteoblasten und verbessert so den Knochenaufbau
- Steigert die Resistenz und schwächt den Bakterienstoffwechsel

Vorkommen
- Knochen, Zähne

Physiopathologie
- Fluorid kann gegen Chlorid ausgetauscht werden und damit Verhärtungen bewirken.
- Fluorid kann zu einem schnelleren Schluss der Knochennähte führen.

Bedarf
- 3,1–3,8 mg/Tag

Hinweise auf biochemische Mittelwirkungen
- Neben der bekannten Wirkung auf die „Faser" ist für Fluor auch eine mesenchymale Aktivität zu verzeichnen.
- Für den biochemischen Einsatz steht die Nr. 1 Calcium fluoratum mit ihrer unterschiedlichen Potenzwirkung zur Verfügung (→ S. 35).

Jod

Aufgaben und Wirkungen
- Synthese und Aktivierung der Schilddrüsenhormone
- Wirkung auf die körperliche und geistige Entwicklung
- Mitwirkung bei der Glykogensynthese
- Bewirkt Lipolyse
- Steigert die Proteinsynthese
- Steigert den Sauerstoffverbrauch und reguliert den Wärmehaushalt

Vorkommen
- Schilddrüse; Lymphdrüsen; Muskulatur, Haut, Skelett

Physiopathologie
- Tri- und Tetrajodthyronin werden im Blut an Protein gebunden und transportiert. Die Schilddrüse muss das Jodid aktiv aus dem Blut nehmen.
- Jodarmut führt zu Vermehrung von Schilddrüsengewebe. Sie bewirkt Hypothyreose und erniedrigt den Grundumsatz. Jodarmut führt zudem zu Kretinismus.
- Alteration des Jodstoffwechsels führt zu Reifestörungen, Lern- und Konzentrationsstörungen.

Bedarf
- 50–200 ng/Tag
- Erhöht in Schwangerschaft und Stillzeit, Wachstumsalter

Ausscheidung
- Schweiß und Harn

Hinweise auf biochemische Mittelwirkungen
- Für den biochemischen Einsatz stehen die Nr. 15 Kalium jodatum (→ S. 86) und die Nr. 24 Arsenum jodatum (→ S. 107) zur Verfügung.

Kalium

Aufgaben und Wirkungen
- Hauptelektrolyt des Intrazellularraumes
- Beteiligt an der Aufrechterhaltung der Potenzialdifferenz von Membranen
- Aktivierung von Enzymsystemen (Phosphotransferase)
- Erregung von Nerven- und Muskelzellen
- Wirkt mit beim zellulären Glukosetransport

- Fördert den kardialen Energiestoffwechsel
- Energetikum des Zellstoffwechsels
- Wichtig für die Biosynthese von Glykogen und Protein

Vorkommen
- 97–98 % befinden sich intrazellulär.
- Fleischbrühe, getrocknete Früchte

Physiopathologie
- Synergismus von Kalzium und Magnesium (Kaliumtransport in die Zelle)
- Antagonismus zu Natrium, vermehrte Natriumzufuhr vermindert die Kaliumkonzentration
- Thyroxinaktivierende Enzyme sind vom Kaliumgehalt abhängig.
- Kalzium und Digitalis vermindern die Konzentration von Kalium im Herzmuskel.
- Kaliumüberschuss führt zu Magnesiummangel.
- Hyperkaliämie: bei Gewebszerfall bei Traumen und Entzündungen, Herzinfarkt, Verbrennungen, Eiterungen, Pankreatitis
- Mangelzustände bewirken Antriebs- und Muskelschwäche, Parästhesien, Müdigkeit, Reizbarkeit sowie Verstopfung.

Bedarf
- 2–6 g/Tag
- Erhöht bei Fastenkuren, Magnesiummangel, Leistungssport, Hyperhidrosis, Malabsorption, Durchfall, Erbrechen, renalen Verlusten

Ausscheidung
- Nieren

Hinweise auf biochemische Mittelwirkungen
- Neben den bekannten Wirkungen ist besonders hervorzuheben seine biosynthetische Aufgabe hinsichtlich des Glykogen- und Proteinstoffwechsels.
- Die biochemische Therapie stellt für den Kaliumeinsatz folgende Salze zur Verfügung: Nr. 4 Kalium chloratum (→ S. 47), Nr. 5 Kalium phosphoricum (→ S. 50), Nr. 6 Kalium sulfuricum (→ S. 54), Nr. 13 Kalium arsenicosum (→ S. 80), Nr. 14 Kalium bromatum (→ S. 83), Nr. 15 Kalium jodatum (→ S. 86), Nr. 20 Kalium aluminium sulfuricum (→ S. 97).

Kalzium

Aufgaben und Wirkungen
* Baustoff im Knochen
* Aktivierung der Blutgerinnung
* Stimulation der Muskelzellkontraktion
* Freisetzung von Neurotransmittern
* Unterstützung der Sekretion endokriner Drüsen
* Hält Nukleinsäuresegmente im Zellkern zusammen
* Kalzium hält Zellverbände durch seine adhäsive Wirkung zusammen (Kohäsion, Strukturwirkung).
* Wirkung auf Enzyme im Sinne der Aktivierung und Hemmung (Enzym- oder Substratblockade, Bildung unlöslicher Kalziumsalze von Cofaktoren, Schutz vor Selbstverdauung)
* Durch Kalzium aktivierte Enzyme (z. B. ATPase) regulieren die Ionenbewegung durch die Zellmembranen.
* Aktivierung der Pankreaslipase, Förderung der Fettverdauung
* Stabilisierung von Trypsin, Förderung der Eiweißverdauung
* Unterstützung der Glykogensynthese (neben Kalium, Magnesium, Hydrogenkarbonat und Chlorid)
* Kalzium hemmt den Zerfall von ATP; fördert die Verwertung energiereicher Verbindungen.
* Aktiviert in den Mitochondrien die Verbrennung von Kalorienträgern
* Verhindert den Verlust intrazellulärer Kaliumionen
* Fördert die Wundheilung und Narbenbildung
* Antiphlogistische Wirkung durch Membranstabilisierung und Beeinflussung des Stofftransportes an Grenzflächen
* Hemmung der Hyaluronidase und Erhaltung der Mukopolysaccharide, welche Zellzusammenhalt bewirken

Vorkommen
* Größter Teil liegt im Knochen als Ca-Apatit
* Skelett (99 %), Zähne
* Herz, Haut, Milz, Gehirn, Blutserum, Leber-Galle
* In Enzymen als Cofaktor
* Zellmembransysteme
* Im Blut: Kalzium ionisiert, komplexgebunden, proteingebunden

Physiopathologie
* Bei erniedrigtem Kalziumspiegel ist die neuromuskuläre Erregbarkeit erhöht; Entionisierung des Blutkalziums bewirkt Tetanie. Knochenstoff-

wechselstörungen, Hyperparathyreoidismus, erhöhte neuromuskuläre Erregbarkeit, Parästhesien und Spasmophilie.
- Bei Vitamin-C-Mangel wird Kalzium aus Knochen und Zähnen mobilisiert.
- Vitamin-D-Mangel verschlechtert den Kalziumstoffwechsel; deutliche und lange Vitamin-D-Überdosierung bewirkt starke Kalkablagerungen.
- Hyperparathyreoidismus und Hyperthyreose bewirken eine Steigerung der Kalziumausscheidung.
- Lokaler Sauerstoffmangel und örtliche Zirkulationsstörungen des Blutes bewirken nekrotische Veränderungen und Ablagerung von Kalk- und Eisensalzen.
- Magnesium fördert die Absorption von Kalzium.
- Proteinreiche Nahrung begünstigt die Kalziumaufnahme.
- Ein Abfall von Blutkalzium kann einen Kaliumanstieg bewirken.
- Bei der diabetischen Azidose besteht ein sehr niedriges Verhältnis von Kalium zu Kalzium im Blut.
- Ein Übermaß einer oralen Kalziumzufuhr kann zu Eisenverlusten führen.
- Alkoholabusus führt zu Kalkmangelerscheinungen.
- Erkrankungen von Leber und Magen-Darm bewirken große Abweichungen im Kalziumstoffwechsel (Hypokalzämie, Übererregbarkeit, Osteoporose).
- Kortisongaben bedingen eine gesteigerte Exkretion und eine verminderte Absorption von Kalzium.

Bedarf
- 0,5–0,9 g/Tag
- Vermehrt in Schwangerschaft und Stillzeit sowie im Wachstumsalter; in der Schwangerschaft bis zum Doppelten.

Ausscheidung
- Mehr als vier Fünftel über den Darm
- Knapp ein Fünftel über die Nieren

Hinweise auf biochemische Mittelwirkungen
- Neben der membranstabilisierenden Wirkung des Kalziums ist nicht minder wichtig die Tatsache, dass Kalzium auch den Pumpmechanismus in der Membran reguliert.
- Darüber hinaus fördert Kalzium die ATP-Verwertung.
- Diesem Intermediärstoffwechselmechanismus adäquat ist auch die katalytische Wirkung von Kalziumionen beim Verdauungsprozess, insbesondere die Fett- und Eiweißverdauung durch die Pankrasenzymatik betreffend.
- Der durch die Kaliumwirkung initiierte Energiestoffwechsel der Zellen (ADP-ATP-Mechanismus) wird durch das Vorhandensein von Kalzium gewährleistet.

- Für die Kalziumindikationen stehen in der biochemischen Therapie zur
  Verfügung: Nr. 1 Calcium fluoratum (→ S. 35), Nr. 2 Calcium phosphoricum (→ S. 39), Nr. 12 Calcium sulfuricum (→ S. 78), Nr. 18 Calcium
  sulfuratum (→ S. 93) und Nr. 22 Calcium carbonicum (→ S. 102).

Karbonate

Aufgaben und Wirkungen
- Kohlensäure-Bikarbonat-Puffer zur Konstanthaltung des Blut-pH-Wertes
  (zusammen mit Phosphat-, Hämoglobin- und Proteinatpuffer)

Physiopathologie
- Wichtigster anorganischer Puffer des Blutes
- Die Karbonatkonzentration des Blutes wird pulmonal und renal reguliert.

Ausscheidung
- Niere, Lunge

Hinweise auf biochemische Mittelwirkungen
- Für den biochemischen Einsatz steht die Nr. 22 Calcium carbonicum (→
  S. 102) zur Verfügung.

Kupfer

Aufgaben und Wirkungen
- Der Kupferstoffwechsel ist eng mit dem Eisenstoffwechsel verbunden.
- Beteiligung am mitochondrialen Energiestoffwechsel
- Beteiligung an der Kollagen- und Elastinbiosynthese
- Beteiligung an der Katecholaminbiosynthese
- Melaninbildung
- Beteiligung am Abbau von Neurotransmittern (Monoaminooxidase – MAO)

Vorkommen
- Kupfer ist in den meisten Oxidasen enthalten.
- Hauptort ist die Leber.

Physiopathologie
- Als Zentrale des Kupferstoffwechsels gilt die Leber. ATP-abhängige Trans-
  portsysteme bringen Kupfer in die Leberzellen.

- Im Serum ist Kupfer mit Coeruloplasmin verbunden.
- Kupfermangel kann wie eine Eisenmangelanämie in Erscheinung treten; diese kann nicht durch alleinige Eisengaben behoben werden. Bei Kupfermangel können auftreten: hypochrome und mikrozytäre eisenrefraktäre Anämie, Leuko- und Granulozytopenie, gestörte Haut- und Haarpigmentation, Wachstumsstörungen, neurovegetative Störungen, Nervendegenerationen sowie Schlafstörungen.
- Ein erhöhter Kupferspiegel kann bei Infektionen, Leukämie, Lymphomen, Morbus Hodgkin, Karzinomen, Leberschäden sowie Anämie auftreten.

Bedarf
- 2–3 mg täglich
- Gesamtbestand 40–80 mg

Ausscheidung
- Harn, Galle
- Muttermilch

Hinweise auf biochemische Mittelwirkungen
- Für die genannten Aufgaben ist die Nr. 19 Cuprum arsenicosum (→ S. 95) das Mittel der Wahl.

Lithium

Aufgaben und Wirkungen
- Sein Zitrat oder Karbonat wurde früher zur Uratdekorporierung benutzt.
- Lithiumionen ähneln den Erdalkali-Ionen.
- Fördert den Eiweißstoffwechsel
- Klinischer Einsatz bei chronisch rezidivierenden Manien (manisch depressive Psychosen)

Vorkommen
- Gemüse und gewisse Heilpflanzen (z. B. Carduus benedictus, Ruta graveolens)
- Im Blutserum 3–22 µg/l

Pathophysiologie
- Bei hoher Konzentration entstehen neurologische Anomalien mit Zittern, Abgeschlagenheit, Durst, Abgabe von stark verdünntem Harn
- Vergiftungen bewirken Nierenschädigung und Hypertension, insbesondere bei verringerter Natriumzufuhr. Außerdem führt eine Lithiumintoxikation zu Hypermagnesiämie.

- Natrium wird durch große Lithiummengen aus dem Blut verdrängt.

Ausscheidung
- Harn

Hinweise auf biochemische Mittelwirkungen
- Für die genannten Aufgaben ist die Nr. 16 Lithium chloratum (→ S. 89) das Mittel der Wahl.

Magnesium

Aufgaben und Wirkungen
- Essentieller Bestandteil von Geweben und Körperflüssigkeiten
- Enzymaktivator bei Phosphorylierungsvorgängen
- Magnesium beeinflusst die Acetylcholinbiosynthese durch Aktivierung der Cholinacetylase, welche durch Kalzium gehemmt wird.
- Spielt eine Rolle bei der neuromuskulären Reizübertragung
- Stabilisiert ATP in der Muskulatur im Sinne von Verwertungsblockierung (sog. „Mg (II)-Narkose")
- Beteiligt an der Nukleinsäuresynthese
- Magnesium sorgt für die strukturelle Integrität der ribosomalen Proteine.
- Polare und synergistische Wirkung mit Kalzium (Absorption im Darm und Knochenstoffwechsel)
- Beeinflusst die Blutgerinnung
- Beteiligung am Aufbau der Knochenmatrix
- Beteiligung am Kohlenhydrat-, Protein-, Lipid- und Hormonstoffwechsel
- Antistress-Mineral

Vorkommen
- Knochen und Zähne (ca. 50 % des Körperbestandes)
- Blut: in Erythrozyten, als freie Ionen im Plasma oder an Blutproteine gebunden

Physiopathologie
- ATP-abhängige enzymatische Reaktionen brauchen Magnesium. Beim Fehlen von Magnesiumionen in den Mitochondrien kommt es zu Enzymo-pathien und damit zu degenerativen Zuständen.
- Magnesiummangel alteriert den Stoffwechsel im Mittelhirn. Ein Absinken der Magnesiumkonzentration im Blut führt zu tetanischen Erscheinungen. Mg-Mangel kann entstehen bei: Colitis ulcerosa, Steatorrhö, Ileostomie, Alkoholabusus, Hyperthyreose, Leberzirrhose und übermäßiger Verabreichung von Kalzium.

- Bei Entfernung der Parathyreoida erfolgt Hypermagnesämie (Mg wandert in die Knochen).

Bedarf
- 0,2–0,3 g/Tag erhalten den Gesamtbestand von ca. 30 g.

Ausscheidung
- Besonders durch die Nieren (gesteigert durch Diuretika)
- Eng verbunden mit der Kalziumausscheidung

Hinweise auf biochemische Mittelwirkungen
- Auch im Hinblick auf die Strukturbildung durch die Eiweißsynthese in den Zellen zeigen Magnesium und Kalzium synergistische Wirkungen.
- Für die genannten Aufgaben steht Nr. 7 Magnesium phosphoricum ($\rightarrow$ S. 58) zur Verfügung.

Mangan

Aufgaben und Wirkungen
- Katalysiert Enzymwirkungen im Intermediärstoffwechsel (in Konkurrenz mit Magnesium)
- Beteiligt an der Bildung von Mukopolysacchariden
- Beteiligt am Knorpel- und Knochenaufbau
- Beteiligt an der Glukoneogenese
- Wirkt am Eiweißabbau mit (Pankreasenzyme, Amino-, Carboxypeptidase)
- Beteiligt an der Glutaminbiosynthese im Gehirn
- Fördert die Biosynthese langkettiger Fettsäuren in der Leber
- Mitwirkung bei der Insulinsynthese; Produktion von Prothrombin
- Unterstützung von Atmung und Phosphorylierung in den Mitochondrien (diese wird durch Kalzium inaktiviert)
- Aktiviert den Phosphataustausch von ADP zu ATP
- Aktiviert die Carotinbiosynthese

Vorkommen
- Wichtiger Cofaktor von Enzymen im Intermediärstoffwechsel
- Leber (hoher Gehalt); Abnahme von der Geburt bis zum 30. Lebensjahr; später Wiederanstieg bis zum 70. Lebensjahr

Physiopathologie
- Verminderung durch zu hohe Aufnahme von Kalzium, Eisen, Phosphat und Zink. Bei hypochromer Anämie ist der Serumgehalt von Mangan vermindert.

- Manganmangel bewirkt Missbildungen an Knochen.
- Knochen- und Knorpelstörungen
- Manganmangel führt zu zentralnervösen Schäden.
- Störungen des Lipid- und Kohlenhydratstoffwechsels
- Störungen der Spermienbildung
- Appetitstörungen, Wachstumsstörungen
- Manganzufuhr kann den Jodmangelkropf günstig beeinflussen, Manganmangel kann Kropf entstehen lassen.

Bedarf
- Kinder 1,7–5,25 mg/Tag, Jugendliche 1–3,9 mg/Tag, Erwachsene 3–9 mg/Tag

Ausscheidung
- Wahrscheinlich enteral und renal

Hinweise auf biochemische Mittelwirkungen
- Für die genannten Wirkungen steht die Nr. 17 Manganum sulfuricum (→ S. 91) zur Verfügung.

Natrium

Aufgaben und Wirkungen
- Druckregulation des Zellplasmas und des Extrazellularraumes
- Beteiligt an der Aufrechterhaltung der Potenzialdifferenz von Membranen (Membranpotenzial); entsprechend ist Natrium auch an der Erregungsbildung in Nerven- und Muskelzellen beteiligt.
- Unterstützung von Enzymaktivitäten (Amylasen)
- Wichtiger Faktor im Säure-Basen-Haushalt
- Aufgabe beim Verdauungsprozess: Absorption von Glukose, Aminosäuren und wasserlöslichen Vitaminen
- Natrium ist hydrogener Faktor: Das Kation Na+ ist in der Extrazellularflüssigkeit kaum adäquat austauschbar; daher ist die Natriumretention mit der Wasserretention und der Natriumverlust mit dem Wasserverlust verbunden.

Vorkommen
- Vorwiegend im Interzellularraum

Physiopathologie
- Mögliche Beziehung zur Hypertonie (Alteration von Erregbarkeit und Kontraktilität der Arteriolen)

- Natriumdefizite können durch Diuretika, Durchfall, Erbrechen, Schwitzen, Blutverluste, Verbrennungen und beim Leistungssport entstehen. Pathologisch bedingte Defizite können bei der Mukoviszidose, Diabetes insipidus, nässenden Hauterkrankungen und einer NNR-Insuffizienz auftreten.
- Natriummangel bewirkt Störungen der Nierenfunktion.
- Zerebrale Salzverluste bewirken Hyponatriämie (erhöhte Vasopressinproduktion).
- Zu hoher Kochsalzkonsum führt zu Übergewicht; eingeschränkte Salzzufuhr trägt zur Gewichtsreduktion bei.
- Gesteigerte Kochsalzaufnahme führt zu gesteigerter Kalziumsekretion der Nieren.
- Zu hohe Natriumzufuhr vermindert die Wirksamkeit von Lithium und vermehrt dessen Ausscheidung.
- Der Natrium-Kalium-Antagonismus zeigt sich bei verschiedenen Enzymreaktionen und Penetrationsvorgängen an biologischen Membranen.

Bedarf
- 2,8–6 g/Tag; maximal 0,1 g/kg Körpergewicht.
- Das Stoffwechselgleichgewicht kann mit wenigen Hundert Milligramm Natrium pro Tag erreicht werden.

Ausscheidung
- Größtenteils durch die Nieren; in Abhängigkeit von der hormonellen Regulation (Vasopressin, Aldosteron)

Hinweise auf biochemische Mittelwirkungen
- Für die Natriumindikationen stehen folgende biochemische Mittel zur Verfügung: Nr. 8 Natrium chloratum (→ S. 62), Nr. 9 Natrium phosphoricum (→ S. 66), Nr. 10 Natrium sulfuricum (→ S. 70) und Nr. 23 Natrium bicarbonicum (→ S. 105).
- Die so genannte Nährstromwirkung der Nr. 8 Natrium chloratum zeigt sich unter anderem in der Verbesserung der Absorption von Glukose, Aminosäuren und wasserlöslichen Vitaminen.

Phosphat

Aufgaben und Wirkungen
- Organisches Phosphat ist Energieüberträger (v. a. als ATP).
- Dient der Signalübermittlung (in Form von cAMP)
- Wirkt als Puffersystem

Vorkommen
- Größtenteils gebunden als anorganisches Phosphat im Knochengewebe (mit Kalzium)
- Organisches Phosphat liefert Anteile wichtiger Verbindungen. Es ist z. B. Bestandteil von Nukleoproteinen, Nukleinsäure und von Phospholipidmembranen.

Physiopathologie
- Störungen im Phosphatstoffwechsel führen zu einer Verminderung von ATP, Muskelschwäche, Knochenerkrankungen, Azidose, ZNS-Störungen und peripheren Neuropathien.
- Phosphatreiche Ernährung führt zu herabgesetzter Absorption von Mineralstoffen und Spurenelementen.

Bedarf
- 0,8–0,9 g/Tag
- Jugendliche 1250 mg, Erwachsene 700 mg, Schwangere 800 mg, Stillende 900 mg pro Tag

Ausscheidung
- Nieren (anregend: Parathormon, Östrogene, Thyroxin; Kalziumzufuhr, saure Stoffwechsellage; dämpfend: Wachstumshormon, Insulin, Cortisol)
- Schweiß
- Stuhl

Hinweise auf biochemische Mittelwirkungen
- Für den biochemischen Einsatz stehen Nr. 2 Calcium phosphoricum (→ S. 39), Nr. 3 Ferrum phosphoricum (→ S. 43), Nr. 5 Kalium phosphoricum (→ S. 50) und Nr. 9 Natrium phosphoricum (→ S. 66) zur Verfügung.

Schwefel

Aufgaben und Wirkungen
- Wird zur Bildung von (stoffwechsel)aktivem Sulfat benötigt
- Beteiligt an Konjugationsreaktionen, wie sie z. B. für den Abbau und die Ausscheidung zahlreicher Substanzen von Bedeutung sind, und Synthesen
- Biosynthese der Zellen (Bestandteil von Acetyl-Coenzym A, das für viele Synthesen und den Zitratzyklus eine zentrale Rolle spielt)
- Enzyme und schwefelhaltige Vitamine (Thiamin, Biotin)

Vorkommen
- In schwefelhaltigen Aminosäuren, mit denen es aufgenommen wird

Physiopathologie
- Schwefelhaltige Kohlpflanzen besitzen kropferzeugende Wirkung.
- Schwefelwasserstoff ist Zell- und Enzymgift.
- Sulfat steigert die Kalziumausscheidung im Harn.
- Natriumsulfat wirkt abführend.
- Sulfationen penetrieren nur schwer durch Zellmembranen.
- Chronische Nierenerkrankungen bewirken Hypersulfatämie; dadurch kommt es zur Sulfatausscheidung im Darm; es entsteht nicht absorbierbares Kalziumsulfat und deshalb eine negative Kalziumbilanz.

Ausscheidung
- Durch Leber und Galle
- Durch die Nieren als organisches Sulfat

Hinweise auf biochemische Mittelwirkungen
- Für den biochemischen Einsatz stehen die Nr. 6 Kalium sulfuricum (→ S. 54), Nr. 10 Natrium sulfuricum (→ S. 70), Nr. 12 Calcium sulfuricum (→ S. 78), Nr. 18 Calcium sulfuratum (→ S. 93) und die Nr. 20 Kalium aluminium sulfuricum (→ S. 97) zur Verfügung.

Silikate

Aufgaben und Wirkungen
- Wichtige Wirkung im Bindegewebe
- Fördern die Elastizität und die Festigkeit der Gefäße
- Biosynthese und Reifung der Knochen- und Knorpelmatrix
- Wirken auf Haare und Nägel

- Beeinflussen die Funktion des Immunsystems (mesenchymale Aktivität); fördern die Makrophagenaktivität
- Fördern die Reinigung des Mesenchyms

Vorkommen

- Bindegewebe
- Epidermis, Haare, Nägel, Aorta, Sehnen, Bänder, Muskulatur, Nieren

Physiopathologie

- Störungen des Silikatstoffwechsels gehen einher mit einer Schwäche des Bindegewebes, brüchigen Nägeln und Haaren, schlechter Skelettentwicklung, mit verändertem Kollagengehalt der Knochen, Neigung zur Arteriosklerose sowie mit Störungen der Biosynthese von Kollagen und Proteoglykanen.
- Silikate können mit Metallionen (mit unterschiedlicher Toxizität) Komplexe bilden.
- Nach Bierkonsum steigt die Kieselsäurekonzentration im Blut.
- Überschüssige lösliche Silikate können Zellveränderungen hervorrufen (durch Störung der Phosphrorylierungsprozesse).
- Kieselsäure löst Fibrosen aus, wenn sie im Zytoplasma von Fibroblasten frei wird.

Bedarf

- 20–40 mg/Tag

Ausscheidung

- Harn

Hinweise auf biochemische Mittelwirkungen

- Für die oben genannten Indikationen steht die Nr. 11 Silicea (→ S. 74) zur Verfügung.

Zink

Aufgaben und Wirkungen

- Stabilisiert Proteine (koordinative Bindungen)
- Stabilisiert Membranen
- Cofaktor von zahlreichen Enzymsystemen
- Wichtig für den Hormonstoffwechsel (Glukagon, Schilddrüsenhormone, Sexual- und Wachstumshormone); unterstützt die Insulinsynthese
- Wichtig für Zellwachstum und -differenzierung
- Vitamin A-Stoffwechsel

Vorkommen
- Wichtiger Bestandteil von Enzymen (z. B. der Bauchspeicheldrüse, der Nieren und der roten Blutkörperchen)
- Hohe Konzentrationen von Zink sind im Inselorgan der Bauchspeicheldrüse, in der Prostata, in den Hoden, im Gehirn und in den Spermien zu finden.
- Gemüse, Zerealien, Fleisch, besonders Leber

Physiopathologie
- Angeborener Zinkmangel bewirkt Alteration von Haut und Darm.
- Erworbener Zinkmangel alteriert die Immunabwehr, bewirkt Haarausfall und Fertilitätsstörungen.
- Neigung zu Allergien, Diabetes, Leber- und Nierenerkrankungen und zu Infektionen; Zinkmangel führt zu Sterilität und Zwergwuchs.
- Bei Leukämie ist der Zinkgehalt in den Leukozyten erniedrigt.
- Bei Kalkablagerungen wurden erhöhte Zinkwerte in Nieren und Arterien gefunden.
- Bei Leberzirrhose (bes. durch Alkohol) ist die Zinkausscheidung vermehrt.

Bedarf
- 10–15 mg pro Tag
- Der Zinkbedarf ist erhöht bei Schwangerschaft, Stillzeit, Wachstum, Leistungssport und bei Proteinmalnutrition.

Ausscheidung
- Im Stuhl, Pankreassaft, Galle

Hinweise auf biochemische Mittelwirkungen
- Besonders anzumerken ist hier die oben aufgeführte endokrine Wirkung.
- Für den biochemischen Einsatz dient die Nr. 21 Zincum chloratum (→ S. 99).

Die Mittelcharakteristiken

Nr. 1 Calcium fluoratum

Grundwirkung – charakteristische Wirkung

Calcium fluoratum, chemisch Flussspat (CaF_2), ist das biochemische Mittel mit Wirkung auf die Elastizität, das Quellvermögen und die Spannung der elastischen und kollagenen Fasern im Bindegewebe. Außerdem erstreckt sich seine Grundwirkung auf alle faserigen bradytrophen Gewebe (Knochen, Zähne, Sehnen, Bänder, Haut mit Anhangsgebilden, alle Stützgewebe) und gewährleistet deren Stoffwechselenergie und Festigkeit. Dieser Vorgang gilt auch für die Tonofibrillen im Muskelgewebe, wodurch deren Spannkraft, insbesondere im Sinne der Vorspannung („preload"), verbessert wird. Dieser Wirkmechanismus von Fluorkalzium bedingt Spannungssteigerung in erschlafften, Befeuchtung und Erweichung in verhärteten Geweben, deren Anpassungsfähigkeit und Wirkungsradius vermindert ist. Dies gilt adäquat auch für die seelisch-geistige Anpassungsfähigkeit. „Calcium fluoratum macht Hartes weich und elastisch, Weiches hart und elastisch." Die Regelpotenz von Calcium fluoratum ist die D12.

Merkregel
- Wirkt vorwiegend auf die mechanische Kraft der „Faser"
- Steigert die Kraft erschlaffter Gewebe und wirkt in dieser Hinsicht anti-ödematös
- Befeuchtet und erweicht trockene und verhärtete Gewebe

Mittelcharakteristik – differenzierende Wirkung

Habitus
- Erschlaffung der Gewebe mit Säftestagnation (dies führt zur Gewebstrocknung)
- Trockene, lederartig wirkende Haut mit „Würfelfalten" im Gesicht
- Herabhängende Ober- und Unterlider
- Neigung zu Gewebsverhärtungen
- Haltungsschwäche und Eingeweidesenkungen (Ptosen)

- Körperliche und geistige Anpassungsschwierigkeiten an Umweltveränderungen
- Geistige Unelastizität, mangelnde Initiative, verminderter sexueller Antrieb

Absonderungen
- Zu Krusten trocknend und verhärtend, fest haftend (durch Keratin)
- Zähe, klebrige Sekrete

Atemwege
- Chronische Katarrhe mit eintrocknendem, fest haftendem Sekret
- Katarrhe mit Pseudohypertrophie
- Fibrosierung des Lungengewebes (Asthma und Emphysem)
- Emphysembronchitis und Bronchiektasen; Silikose mit eingeschränkter Atemkapazität (Door-stop-Phänomen)
- Kehlkopfdysplasie mit schnarchender Atmung bei Kleinkindern

Auge/Ohr/Sensorium
- Entropium durch Faserverhärtung
- Ektropium durch Fasererschlaffung („Bernhardinerauge")
- Katarakt durch Faserverhärtung
- Chronische Blepharokonjunktivitis mit klebrigen Belägen
- Durch Faserschrumpfung eingeengter Tränenkanal

Gastrointestinaltrakt
- Neigung zu Zahnzerfall; Tonnenzähne
- Fleckige Verfärbungen im Zahnschmelz, besonders im Kindesalter
- Senkmagen, oft mit Hängebauch vergesellschaftet; Angelhaken- und Kaskadenmagen
- Refluxösophagitis bei Kardiaschwäche; Magenerweiterung
- Chronisches schwer heilbares Ulkus mit harten, aufgeworfenen Rändern
- Insuffizienz der Zottenpumpe
- Darmwandschwäche, besonders im Querkolon; Megakolon; Divertikulose
- Chronisch-proliferative Entzündungen
- Alte Darmfisteln; Analprolaps
- Trockener, schwer entleerbarer Stuhl durch insuffiziente Bauchpresse
- Lebererschlaffung mit Stauung und Verfettung; Leberfibrose
- Pankreasfibrose
- Hernien

Haut und -anhangsgebilde / Schleimhäute
- Hyperkeratose; trockene und rissige Haut, Fissuren; Würfelfalten
- Geschwüre mit harten, wulstigen Rändern
- Chronische Ekzeme und Ausschläge mit Verhärtung
- Narben und Keloidbildung

- Nagelbrüchigkeit; Nageleiterungen und -verdickungen
- Spröde, sich spaltende Haare und Haarausfall
- Sklerodermie

Herz/Gefäße/Blut
- Venenerschlaffung, Krampfadern; chronisches Hämorrhoidalleiden
- Naevus vasculosus, Angiom
- Arteriosklerose, Verlust der Gefäßelastizität
- Altersherz, Verlust der Elastizität des Herzskelettes, verminderte Vorspannung („preload")
- Eingeschränkte Windkesselfunktion der Aorta; Mediasklerose und Widerstandshochdruck
- Insuffizienz der Venenklappen
- Chronische venöse und lymphatische Ödeme durch Erschlaffung und Elastizitätsverlust
- Erweiterung kleiner Venen, z. B. Besenreiser (Abflussstauung)

Lymphsystem
- Entzündungen mit Induration und nachfolgender Eiterung
- Kleine, harte Lymphdrüsen, besonders im Nacken
- Lymphödem; Elephantiasis

Muskulatur/Gelenke
- Allgemeine Bänder- und Gelenkschwäche; Wirbelsäulenschwäche mit Verkrümmungen; Belastungsschmerzen aller Gelenke; Senk- und Plattfüße
- Osteoporose und Osteomalazie
- Knochenverkrümmungen
- Kapselschrumpfungen und Bänderverhärtungen; Tendopathien
- Arthrosen und deformierende Gelenkleiden
- Exostosen und Sesambeine
- Ganglion
- Chronische Fibromyalgie und Lumbalgien mit Verklebungen und Bänderschrumpfung

Psyche
- Im Anfangsstadium erhöhte psycho-somatische Reizung
- Im fortgeschrittenen Stadium Mattigkeit, Antriebslosigkeit und Anpassungsschwierigkeiten; geistige Unelastizität
- Anfangs gesteigerte, später verminderte Libido

Schilddrüse
- Bindegewebsstruma
- Jodmangelkropf
- Juvenile Hyperthyreose (D12)

Urogenital
- Blasensenkung; Wanderniere
- Uterussenkung und -vorfall

Augendiagnose

Folgende augendiagnostische Zeichen können auf das Mittel Nr. 1 Calcium fluoratum hinweisen:
- Aspekte der lymphatisch-hypoplastischen, der mesenchymal-hypoplastischen und der phlegmatisch-venösen Konstitution
- Torweg
- Ausgebuchtete Zirkulärfurchen
- Krausenausbuchtungen, ektasierte Krausenzone
- Eingesunkene Krausenzone und Iris
- Rarefizierungen
- Stauungstransversalen
- Hypotone Krausenkonfiguration

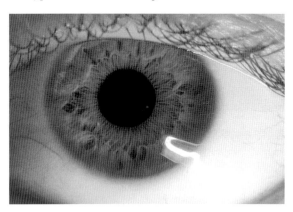

Abb. 1: Ektasierte Krausenzone

Sonstiges/Besonderes
- Im jugendlichen Alter erethischer Lymphatismus, Anämie, Energiemangel
- Verschlechterung von Hämorrhoiden bei Bewegung
- Calcium fluoratum macht in der D3 Weiches hart und elastisch, in der D12 Hartes weich und elastisch. Bei Schwangeren sollte die D3 vermieden werden. Die beste Einnahmezeit ist der Morgen; der Kalziumspiegel steigt am Morgen an. Calcium fluoratum und Silicea ergänzen sich in ihrer mesenchymalen Wirkung.

Modalitäten

Verschlechterung	*Besserung*
Körperliche und geistige Anstrengung	Ruhe und Schonung
Übergang von Ruhe zu Bewegung	Bei mäßiger Bewegung
Hitze	Bei Wärme und Warmwerden
Kälte	

Nr. 2 Calcium phosphoricum

Grundwirkung – charakteristische Wirkung

Calcium phosphoricum, chemisch Calciumhydrogenphosphat ($CaHPO_4$ $\cdot 2H_2O$), reguliert den Lebensnerv Sympathikus nach der traditionellen Naturheilkunde.

Entsprechend seines Vorkommens im Organismus wirkt Calcium phosphoricum auf den Eiweißaufbau in den Zellen und die Zellneubildung, insbesondere der Knochen, auf die Stabilisierung der Zellmembranen und damit auf ein ausgewogenes Verhältnis zwischen Dissimilation und Assimilation; durch die Sicherung der auf stabilen Membranen basierenden Transportmechanismen wird der Energiehaushalt ausgeglichen und aufrecht erhalten. Es unterstützt somit die Energiespeicherung, die Aktivierung der Natrium-Kalium-Pumpe, die Rekonvaleszenz und fördert Knochenneubildung und Zahnung. Die Regelpotenz von Calcium phosphoricum ist die D6.

Merkregel
- Stabilisiert die Zellmembranen (z. B. bei Allergien und Katarrhen)
- Aufbau- und Kräftigungsmittel (therapeutische Wirkung in niedriger Potenz oder starker Dosierung)
- Dämpft übersteigerte dissimilatorische Stoffwechselprozesse (therapeutische Wirkung in höherer Potenz oder schwächere und/oder häufigere Gaben)
- Dient der Strukturerhaltung der Knochensubstanz

Mittelcharakteristik – differenzierende Wirkung

Habitus
- „Wachspuppengesicht"; Blässe und Anämie
- Schmalwüchsigkeit, schlechte Haltung und BWS-Kyphose
- Ovale Thoraxverformung; Hühner- und Trichterbrust
- Zeichen der adenoiden Vegetation

Absonderungen
- Seröse, eiweißartige, klare Absonderungen
- Kleine schuppige Hautabschilferungen

Atemwege
- Skrofulöse Formen der Atemwegserkrankungen; adenoide Vegetation
- Wundheitsgefühl bei Katarrhen
- Wenig eiweißartiges Sputum
- Krupp, Diphtherie, Asthma
- Exsudativ-allergische Reaktionen (z. B. Heuschnupfen)
- Sero-albuminöse Ergüsse im Brustfell

Auge/Ohr/Sensorium
- Parästhesien
- Zerumenbildung auf skrofulöser Grundlage
- Augenskrofulose

Gastrointestinaltrakt
- Zahnungsbeschwerden; langsames Zahnen und rascher Zahnzerfall; Veränderungen an den Schneidezähnen auf tuberkulinischer Grundlage („Sägeform")
- Tonusschwacher Magen mit Verlangen nach Stimulanzien; Magenanämie
- Schwangerschaftserbrechen
- Sommerdurchfälle; grünlich gefärbte Durchfälle
- Lymphangitis und Lymphadenitis der Bauchdrüsen

Haut und -anhangsgebilde / Schleimhäute
- Nachtschweiße; schwächende Schweiße; Schweiß macht bei Trocknung weißliche bis gelbliche Krusten
- Flüchtige hektische Röte
- Exsudativ-allergische Reaktionen (z.B. Neurodermitis)
- Sero-albuminöse Ergüsse in serösen Häuten und Schleimhäuten

Herz/Gefäße/Blut
- Anämie und Anämiesyndrom; zur Vermehrung der plastischen Kraft des Blutes
- Gefäßerethismen mit Hitzegefühl; flüchtige hektische Gesichtsröte
- Hypotone Regulationsstörungen mit Kollapsneigung; Bradykardie

- Hypertone Regulationsstörungen und Schwindel
- Herzmuskelschwäche bei und nach skrofulösen Erkrankungen
- Sero-albuminöse Ergüsse im Herzbeutel

Lymphsystem
- Zeichen der adenoiden Vegetation mit großer Erregbarkeit
- Unterschiedliche Größe und Konsistenz der Lymphdrüsen
- Lymphangitis und Lymphadenitis der Bauchlymphdrüsen
- Förderung der Phagozytose

Muskulatur/Gelenke/Knochen
- Muskelerschlaffungen; Überstreckbarkeit der Gelenke
- Fontanellen lange offen bleibend; verzögerte Kallusbildung; Rachitis, Osteoporose, Osteomalazie
- Sero-albuminöse Ergüsse in Gelenkkapseln, Schleimbeuteln, Sehnenscheiden

Nervensystem
- Erhöhte nervöse Erregbarkeit mit nachfolgender Erschöpfung
- Schulkopfschmerzen; Kopfschmerzen nach geistiger Anstrengung
- Wetterempfindlichkeit, besonders bei erhöhter Luftelektrizität
- Parästhesien, besonders der Extremitäten; Kälte der Haut mit Kribbeln
- Unerquicklicher Schlaf
- Schnelle Erschöpfbarkeit mit rascher Erholungsfähigkeit

Psyche
- Psychische Symptome der Skrofulose
- Graduelle Schwankungen zwischen Empfindlichkeit und Erregbarkeit (Sensibilität und Irritabilität); Wechsel zwischen Hyperaktivität und Antriebslosigkeit
- Bei psychisch-nervöser Übererregbarkeit
- Rasche Erschöpfbarkeit, „reizbare Schwäche"; Schlaflosigkeit nach Überanstrengung

Schilddrüse
- Vegetative Formen der Hyperthyreose
- Erhöhter Grundumsatz (Oxygenoidismus)

Urogenital
- Harnwegserkrankungen mit Eiweißharnen
- Skrofulöse Anlage der Unterleibsorgane (Hypoplasie)
- Eiweißartiger Fluor, auch bakteriell
- Ovarialzysten

Augendiagnose
Folgende augendiagnostische Zeichen können auf das Mittel Nr. 2 Calcium phosphoricum hinweisen:

- Aspekte der lymphatisch-hyperplastischen, der neuropathisch-neurolymphatischen und der oxygenoiden Konstitution
- Aspekte der exsudativ-allergischen Diathese
- Enge Krausenzone
- Tophi und Ekzemflocken; Kalzium-Knötchen
- Erschöpfungspupille (Großpupille)
- Gefäßdornenkrone
- Aufhellungen in der vierten Region
- Anämiering
- Skrofulosezeichen

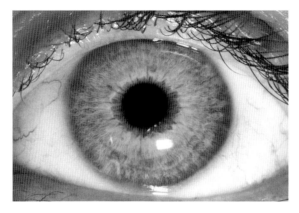

Abb. 2: Aspekte der oxygenoiden Konstitution

Sonstiges/Besonderes
- Zahnungskrämpfe ohne Fieber
- Weiß gefleckte Zähne
- Echte und falsche Zysten
- Calcium phosphoricum wirkt in der D3 anregend auf die Nutrition, in der D6 regulierend auf die Energietransformation und in der D12 hemmend auf die Dissimilation.
- Die beste Einnahmezeit ist morgens und vormittags; eine Ausnahme bildet die abendliche Gabe bei skrofulösen Kindern (durch den zu großen Abfall des Kalziumspiegels am Abend).

Modalitäten	
Verschlechterung	*Besserung*
Wärme	Ruhe
Reizmittel	

Nr. 3 Ferrum phosphoricum

Grundwirkung – charakteristische Wirkung

Ferrum phosphoricum, chemisch Eisenphosphat ($FePO_4 \cdot 4\,H_2O$), gilt als das Mittel für das erste Entzündungsstadium.

Es fördert die „Molekularbewegung" des im retikulären Bindegewebes vorhandenen Eisens und spielt daher eine wichtige Rolle bei der Infektabwehr. Als Bestandteil des Hämoglobins und des Myoglobins steigert (D3), dämpft (D12) und reguliert (D6) es die funktionelle Vitalität und den Tonus (sowohl der glatten als auch der quergestreiften Muskulatur) als eine der wichtigen Äußerungen der Lebenskraft. Somit beeinflusst Ferrum phosphoricum den Faser- und Gefäßtonus sowie den Säfteturgor in Abhängigkeit von der Potenzwahl im menschlichen Organismus. Der Hauptangriffspunkt von Ferrum phosphoricum liegt im Funktionsbereich der Gewebsirritabilität. Die Regelpotenz von Ferrum phosphorcium ist die D12.

Merkregel
- Mittel für das erste Entzündungsstadium (D12)
- Zur Dämpfung kongestiver Gefäßerregung (D12)
- Dämpft (D12) oder steigert (D3) die irritablen Verrichtungen
- Dient der Sauerstoffübertragung und den oxydativen Vorgängen, die auch für die Zellentgiftung förderlich sind (D3/6)
- Allgemeines Tonisierungsmittel (D3)
- Regt die Blut bildenden Organe an (D3)

Mittelcharakteristik – differenzierende Wirkung

Habitus
- Anämisches Aussehen mit stark halonierten Augen
- Adern scheinen bläulich durch die Haut
- Frostigkeit (Verminderung der oxydativen Prozesse und der Wärmeproduktion)
- Schlaffe Haltung und verminderte Leistung infolge Tonusmangels
- Herabsetzung der Antriebe; Platzangst, mangelnde Kontaktaufnahme, vermindertes Durchsetzungsvermögen; Leistungsschwäche
- Schlaflosigkeit und Schwindel bei Lagewechsel durch allgemeine Schwäche

- Schwindel bei Lagewechsel
- Vegetative Reizbarkeit

Absonderungen
- Trockenes Vorstadium bei akuten Katarrhen und Entzündungen (D12)
- Akute Entzündungen und Katarrhe mit Überwiegen exsudativer Prozesse, seröse Absonderungen

Atemwege
- Akute Rhinitis und Sinusitis; akute Formen aller Bronchialerkrankungen
- Heiserkeit: bei akuten Katarrhen und Entzündungen in der D12; nach Anstrengung (Redner, Sänger, Lehrer) in der D3/6

Auge/Ohr/Sensorium
- Akute Konjunktivitis und Blepharitis
- Gerstenkorn und Hagelkorn im akuten Stadium
- Akute Tränensackentzündung (Dakryozystitis)
- Kongestive Rötung der Augen, evtl. mit Blutung
- Halonierte Augen

Gastrointestinaltrakt
- Zunge geschwollen und dunkelrot
- Erschlaffungszustände von:
  Magen: kalter Magen, Angelhakenmagen u. ä., Appetitstörungen, lange Verweildauer der Speisen, Erbrechen nach dem Essen, besonders unverdauter Speisen, Sphinkterschwäche
  Leber und Gallenblase: passive Stauungsleber, Stauungsgallenblase, Gallenwegsdyskinesien, Dyscholie
  Darm: Erweiterung und Erschlaffung infolge Tonusschwäche der Darmwand; atonische Obstipation, Diarrhoea paradoxa, unverdaute Speisereste im Stuhl, Sphinkterschwäche, Analprolaps
- Verkrampfungszustände von:
  Magen: Gastralgie, Gastropathia nervosa, spastische und entzündliche Gastritis, zu frühes Sättigungsgefühl, Brechreiz und Erbrechen direkt nach dem Essen
  Leber und Gallenblase: aktive Stauungsleber, Gallenblasenentzündungen und Schmerzen
  Darm: entzündliche und katarrhalische Erkrankungen

Haut und -anhangsgebilde / Schleimhäute
- Alle Purpuraformen; Petechien (D3)
- Dellen und Furchenbildung der Fingernägel; weiß gefleckte Fingernägel, meist mit blassem Nagelbett
- Spröde Haare und Haarausfall, gespaltene Haarspitzen
- Hektische Röte und Schamröte des Gesichtes
- Hautausschläge mit vorwiegender Rötung

Herz/Gefäße/Blut
- Anämien mit Verminderung der plastischen Kraft des Blutes, verbunden mit Blässe oder unnatürlicher Gesichtsröte
- Erhöhte Erregbarkeit der Gefäße (Irritabilität) (D12): Kopfkongestionen mit Schmerzen und Gesichtsröte, „rote Migräne", Kopfschmerzen durch endokrine Störungen, Brustkongestionen mit Atemnot und Stenokardien; Hypertonie und hypertone Regulationsstörungen
- Erniedrigte Erregbarkeit der Gefäße (Irritabilität) (D3): erschlaffte Kopfgefäße mit Druckschmerzen und Blässe, „blasse Migräne", Blutfülle infolge Erschlaffung (Plethora) in den Bauchorganen, Hypotonie und hypotone Regulationsstörungen
- Hyperämien (D12): Traumamittel bei hellroten Blutungen, frischen Wunden, Quetschungen, Verstauchungen
- Tachykardie, insbesondere paroxysmale Tachykardie

Intermediärstoffwechsel
- Aktivator der Zellatmung (Atmungsfermente)
- Förderung der Hämoglobinsynthese

Lymphsystem
- Schwellungen der regionären Lymphdrüsen bei akuten Erkrankungen
- Akute Erkrankungen mit Rötung im gesamten Waldeyer-Rachenring

Muskulatur/Gelenke
- Akute Entzündungen des rheumatischen Formenkreises; Polymyalgie

Psyche
- Antriebsminderung durch Tonusmangel
- Herabgesetzte soziale Interaktion (Kontaktaufnahme, Konfliktbewältigung)
- Verminderte Lebensfreude und verminderte Aggressivität
- Mangel an Lebenswärme

Urogenital
- Akute Entzündungen im Urogenitaltrakt (D12)
- Irritable Blasenschwäche (D3)

Augendiagnose
Folgende augendiagnostische Zeichen können auf das Mittel Nr. 3 Ferrum phosphoricum hinweisen:
- Aspekte der anämischen und der atonisch-asthenischen Konstitution
- Helle Reizradiären als Zeichen akuter Entzündungen und Katarrhe (D12)
- Wellenlinie (D12); Ärgerlinie (D12)
- Kongestionsfurchen (D12); Schnabellakunen
- Solarstrahlen (D3/6)
- Hypotone Krausenkonfiguration (D3); rundliche Krausenausbuchtungen (D3); Bandkrause, auch partiell (D12)

- Abgedunkelte Krausenzone (D3); aufgehellte Krausenzone (D12)
- Rötlich durchscheinendes Uvealblatt (Anämie) (D3/6)
- Anämiering (D3)
- Bläulich-schwärzliche fleckenförmige Verfärbung der Sklera (D3)
- Eingesunkene Krausenzone und Iris (D3); vorgewölbte Krausenzone und Iris (D12)
- Weiße Wische (D12); dunkle Wolken (D3/6); Rarefikationen (D3/6)

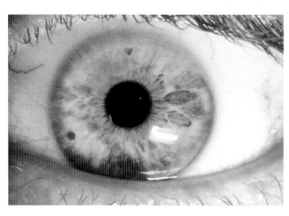

Abb 3: Schnabellakune im Herzsektor – hyperkinetisches Herz-Kreislauf-Syndrom bei rheumatischer Diathese

Sonstiges/Besonderes
- Bei körperlicher Belastung und Überanstrengung (D12)
- Verbesserung der Aktivität der Zottenpumpe (D12)
- Zur Vermeidung von Muskelkater vor Anstrengungen (D3/6)
- Akute Traumen (D12)
- Akute komplikationslose Otitis media (D12)

Modalitäten	
Verschlechterung	*Besserung*
Durch Wärme bei akuten Entzündungen und Katarrhen (D12)	Durch Kälte bei akuten Entzündungen und Katarrhen (D12)
Durch Bewegung bei akuten Entzündungen (D12)	Durch Ruhe (D12)
Durch Ruhe bei verringertem Tonus (D3/6)	Durch Bewegung bei verringertem Tonus (D3/6)
	Durch Wärme bei Muskelspasmen (D12)

Nr. 4 Kalium chloratum

Grundwirkung – charakteristische Wirkung

Kalium chloratum, chemisch Kaliumchlorid (KCl), gilt als das Mittel für das zweite Entzündungsstadium, in dem Gammaglobuline (besonders Fibrinogen) vermehrt auftreten. Es verhindert die zu schnelle Gerinnung des Fibrinogens: „hält Fibrin in Lösung". Demzufolge steht Kalium chloratum in Verbindung zum Faserstoff und wird deshalb überall dort eingesetzt, wo exsudative Prozesse mit der Bildung von Pseudomembranen einhergehen, insbesondere bei subakuten Katarrhen und Entzündungen mit weiß-grauen und zähen Sekreten. Typisch für subakute katarrhalische und entzündliche Reaktionen ist die Wiederverbesserung durch Wärme.

Das humoralpathologische Phlegma hat seine organische Manifestation im Lymphsystem mit seinen humoralen Abwehrfunktionen (humorale Antikörper). Kalium chloratum ist Hauptlymphmittel der Biochemie nach Dr. Schüßler mit Bezug zu Haut und Schleimhäuten. Sein besonderer Wirkungseinsatz sind teigig vergrößerte, wenig schmerzhafte Lymphdrüsen mit Stauungen des Lymphflusses. Die Regelpotenz von Kalium chloratum ist die D6.

Merkregel
- 2. Entzündungsstadium
- Hemmt die Umwandlung von Fibrinogen zu Fibrin
- Subakute Entzündungen und Katarrhe mit Wärmebesserung
- Lymphatische Stauungszustände
- Phlegmavermehrung

Mittelcharakteristik – differenzierende Wirkung

Habitus
- Ist geprägt durch lymphatische Hypertrophie mit Stockungen und Stauungen
- Pastöses Aussehen mit exsudativer Diathese

Absonderungen
- Zähflüssig, fibrinös, fadenziehend
- Weiß bis weiß-grau; schuppig, kleieartig

Atemwege
- Fibrinöse Katarrhe (Nase, Rachen, Ohren, Augen)

- Pleuritis (Schwartenbildung)
- Scheinbare Erkältungsneigung – reagiert schon auf geringste Reize
- Keuchhusten
- Von der Diphtherie bis zum Stockschnupfen

Auge/Ohr/Sensorium
- Konjunktivitis mit weiß-schleimigen Bläschen
- Fibrinöse Katarrhe von Augen und Ohren

Gastrointestinaltrakt
- Weiß-grauer Zungenbelag mit trockenem Gaumen
- Aphthen weiß bis weiß-grau
- Neigung zu zähen Sekreten
- Durchfall mit weiß-grauem Schleim; heller Stuhlgang bis gräulich (acholisch)
- Fehlfunktion der Gallenwege; Ärgersymptomatik mit Gallenproblemen
- Unverträglichkeit von fetten und schweren Speisen
- Anschwellung und Verstopfung der Speicheldrüsen
- Neigung zu subakuten bis chronischen Katarrhen

Haut und -anhangsgebilde / Schleimhäute
- Affektionen mit kleieartigen Abschuppungen
- Weiß-schleimig gefüllte Bläschen
- Exsudative Diathese
- Gesichtshaut ist weiß wie Alabaster

Herz/Gefäße/Blut
- Erhöhte Blutgerinnung, dickes Blut; Thrombophlebitis
- Erhöhte Blutsenkung
- Phlegmavermehrung, Hypercholesterinämie

Lymphsystem
- Weiche, teigige Schwellungen der Lymphknoten mit Stauungszuständen

Muskulatur/Gelenke
- Teigig-sulzige Schwellungen der Knie
- Sehnenscheidenentzündungen mit Verklebungsneigung; Schleimbeutelentzündungen
- Gelenkrheumatismus; Arthritismus
- Frische Frostbeulen
- Härte und Steifigkeit der Muskeln durch Fibrinablagerungen an den Aponeurosen
- Hexenschuss mit fibrinöser Verklebung der Muskulatur

Psyche
- Ärgersymptomatik durch frustrane Konfliktbewältigung mit erhöhter Affektivität

Urogenital
- Blasenkatarrhe, Urin wolkig – weiß – grau mit Schleimfetzen
- Subakute Pyelonephritis
- Mastopathie mit Lymphschwellungen

Augendiagnose
Folgende augendiagnostische Zeichen können auf das Mittel Nr. 4 Kalium chloratum hinweisen:
- Aspekte der lymphatisch-hyper- und hypoplastischen Konstitution
- Aspekte der exsudativen Diathese
- Cholerische Linie
- Bündel und Büschel
- Lymphstraßen; Schwellungszeichen
- Weiße Wolken und Tophi; Ekzemflocken; Plaques

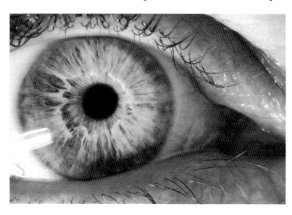

Abb. 4: Bündel und Büschel

Sonstiges/Besonderes
- Verbrennungen zweiten Grades (Blasen mit fibrinösem Sekret)
- Impffolgen, auch zur Vorsorge
- Kinderkrankheiten und Infekte mit teigigen Lymphdrüsenschwellungen

Modalitäten	
Verschlechterung	*Besserung*
Bei Bewegung	Bei mäßiger Bewegung
In der Kälte	Bei Wärme und durch warme Auflagen
Bei Aufregung, Ärger; fetten Speisen	

Nr. 5 Kalium phosphoricum

Grundwirkung – charakteristische Wirkung

Kalium phosphoricum, chemisch Kaliumhydrogenphosphat (KH_2PO_4), gilt als wichtiges Energieerhaltungsmittel der Biochemie. Es verhütet Atrophie und Zellzerfall, indem es die Zellorganisation und damit den Zellerhalt verbessert. Die Nr. 5 hält das Zell- und Membranpotenzial aufrecht und ist daher das Hauptmittel für das Nervensystem. Es gilt als Energielieferant für die Zelle. Die Regelpotenz von Kalium phosphoricum ist die D6.

Merkregel
- „Wichtigstes" biochemisches Funktionsmittel: Im Zweifelsfall hat Kalium phosphoricum Vorrang vor einem anderen Mittel.
- Generator/Energetikum der Zellen und Gewebe
- Zellerhaltungsmittel
- Antidegenerative Wirkung

Mittelcharakteristik – differenzierende Wirkung

Habitus
- Schlanker, neurasthenischer Typ
- Dunklere Gesichtsfarbe und eingesunkene Schläfen
- Leicht erschöpf- und ermüdbar
- Unentschlossenheit bis Willenlosigkeit im Verhalten

Absonderungen
- Übel riechend, schmierig, wund machend
- Ätzende Wirkung auf die benachbarte Haut

Atemwege
- Asthma nervosum
- Katarrhe mit Nasenbluten
- Schleimiger Husten mit übel riechendem Auswurf

Gastrointestinaltrakt
- Mundgeruch übel riechend, faulig; gelblicher, senfartiger Zungenbelag
- Schwellungskatarrhe und Ulzerationen der Mundschleimhäute
- Asthenische und nervöse Beschwerden überall (Magenneurose, Reizkolon- syndrom)
- Vegetative Reizübersprünge auf das intramurale System

- Wechsel von Appetitlosigkeit und Heißhunger
- Wirkt parasympathisch, verbessert die Leistung der Mukosamembran (Natriumpumpe) und die Absorptionsfähigkeit
- Wichtig beim Malabsorptionssyndrom
- Antinekrotische Wirkung bei ulzerösen Erkrankungen und atrophischen Katarrhen (Ulkusgeschehen, atrophische Gastritis)

Herz/Gefäße/Blut
- Reguliert den Energiehaushalt des Herzmuskels
- Regulierend bei hyper- (D12/6) und hypokinetischem (D3/6) Herz-Kreislauf-Syndrom
- Hat diastolische Wirkung, fördert die Nutrition des Herzmuskels (kardiogene Hypoxie) und erhöht die Schlagkraft
- Wirkt ausgleichend auf die Funktion der Herznerven
- Unterstützend bei Überleitungsstörungen (Tachykardie, Extrasystolie, Arrhythmien)
- Nervöse Herzbeschwerden (Cor nervosum), Herzklopfen (Palpitatio cordis)
- Angina pectoris nervosa
- Toxische Herzschädigungen; unterstützend bei Herzfehlern wie z. B. Vitien
- Koronarinsuffizienz; degenerative Gefäßerkrankungen, Arteriosklerose
- Blut hellrot oder schwärzlich, dünn und schwer gerinnend, evtl. faulig
- Bleichsucht, auch nach Gemütserregungen

Muskulatur/Gelenke
- Lähmigkeitsgefühl; Muskelschwäche, Muskelschwund, Muskellähmung
- Überspannung der Rückenstrecker mit nachfolgender Erschlaffung (eingesunkene Haltung mit Schmerzen)
- Nervöse Unruhe der Extremitäten, Zuckungen, Krämpfe

Nervensystem
- Folgen von Erregung; nervöse Schlaflosigkeit
- Ermüdungserscheinungen; geistige Überanstrengung
- Verschiedenste nervöse Organaffektionen
- Hilfreich bei verschiedenen progredienten und tief greifenden Nervenerkrankungen; Depressionen, bevorzugt am Nachmittag; Hysterie, Melancholie, Heimweh; Platzangst
- Neuralgische Kopfschmerzen; Gehirnerschütterung und deren Folgen
- Fördert und erhält den Anabolismus der Nervenzellen
- Steigert die Energie parasympathisch induzierter Funktionen

Psyche
Erregungsphase (D6/D12):
- Aufgeregte Gemütsbewegungen; Überempfindlichkeit aller Gefühle und

Sinne; erhöhte Reizbarkeit
- Fieberzustände mit und ohne Erhöhung der Körpertemperatur
- Große Angst mit schnellem und schmalem Puls
- Sexuelle Übererregung
- Psychomotorische Unruhe; vermehrter Gedankenzudrang

Schwächephase (D3/D6):
- Deprimierte und deprimierende Gemütsbewegungen, bevorzugt am Nachmittag
- Unterreizung aller Gefühle und Sinne; Psychasthenie und Neurasthenie; Gedächtnis- und Konzentrationsschwäche; Verlust des Selbstvertrauens
- Adynamische Fieberzustände: Nervenfieber, Faulfieber, Aids
- Große Angst mit schwachen Pulsen
- Sexuelle Schwäche

Stoffwechsel
- Regt die Assimilation an und reguliert die Dissimilation
- Fettige Degenerationen (z. B. Fettleber); amyloide Degenerationen

Augendiagnose
Folgende augendiagnostische Zeichen können auf das Mittel Nr. 5 Kalium phosphoricum hinweisen:
- Aspekte der neuropathisch-neurolymphatischen und der atonisch-asthenischen Konstitution
- Große Erschöpfungspupille (als Zeichen einer parasympathischen Schwäche)
- Alterspupille; Neurasthenikerring; Borkenrand; Dilaceratio des Pupillensaumes
- Krausenduplikatur; aufgefaserte Krause
- Ärgerlinie
- Neuronennetze

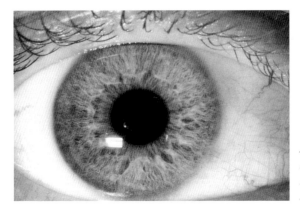

Abb. 5: Aufgefaserte Krause, Neuronennetze, Krausenduplikatur, Substanzverlustzeichen

- Neuroblitz; erethische Kringel; helle Reizradiären; Neuritisfasern; Zickzack-Radiären (D12)
- Wurzelradiären; aberrate Fasern; V-Linien
- Solarstrahlen
- Substanzverlustzeichen

Sonstiges/Besonderes

- Hohes Fieber (ab 39 °C); atrophische Katarrhe (degenerative Leiden mit Zelluntergang; Ulcus cruris)
- Steigert die Resistenz gegen virale Infektionen (Zellorganisation)
- „Inneres Antiseptikum": septische Wunden, Wundinfektionen, tief greifende Gewebsdefekte (Ulzera, Nekrosen) mit scharfen, wund machenden Sekreten
- Exanthematische Erkrankungen mit schwerem Verlauf
- Erysipel
- Bullöse Dermatosen (Pemphigus, Herpes zoster)
- Alopecia areata
- Alle Beschwerden verlaufen mit Lähmigkeitsgefühl und Antriebsminderung.
- Kalium phosphoricum wirkt in der D3 anregend, in der D6 regulierend und in der D12 beruhigend auf den Parasympathikus. Bei sehr sensiblen Personen sollte man Kalium phosphoricum vorsichtshalber nicht in der D3 geben. Bei Schwäche wird Kalium phosphoricum vormittags in der D3, bei Erregung dagegen in der D6 (D12) gegeben. Kalium phosphoricum hat seine beste Wirkzeit vom späten Vormittag bis ca. 15 Uhr.

Modalitäten	
Verschlechterung	*Besserung*
Morgens	In Ruhe
Bei Anstrengung, insbesondere bei geistiger Tätigkeit	Bei mäßiger Bewegung
Durch Geräusche	

Nr. 6 Kalium sulfuricum

Grundwirkung – charakteristische Wirkung

Kalium sulfuricum, chemisch Kaliumsulfat (K_2SO_4), gilt als das Mittel für das dritte Entzündungsstadium. Durch die Fähigkeit im Rahmen der Sauerstoffübertragung auf Erythrozyten und alle anderen Funktionszellen zu wirken, dient es der Förderung aller oxydativen Stoffwechselprozesse. Somit steigert es die Wirkung elementaren Feuers und wirkt phlegmatisch-wässrigen Erkrankungen entgegen. Es verbessert die kalorische Grundfunktion, die Pneumaverwertung und stellt ausreichend Energie zur Aufrechterhaltung der eliminatorischen Grundfunktion im Bereich des Intermediärstoffwechsels zur Verfügung. Es vermindert das Übermaß an Kohlendioxyd in den Zellen und Körpersäften.

Sein bevorzugter Wirkungsbereich sind Zellgebilde ektodermaler Herkunft. So gilt es als Parenchym-Zellerhaltungsmittel, besonders von Leber und Haut. Kalium sulfuricum befindet sich in vor allem in Oberhautzellen und Epithelien von Haut und Schleimhäuten. Die Regelpotenz von Kalium sulfuricum ist die D6.

Merkregel
- 3. Entzündungsstadium
- Parenchymerhaltungsmittel
- Fördert zelluläre Ausscheidungs- und Entgiftungsvorgänge
- Abschlussmittel nach akuten Entzündungen
- Wichtiges Hautfunktionsmittel
- Unterstützt die Hautatmung
- Sauerstoffmangel – Substratmangel – Energiemangel
- Bringt Sauerstoff in die Zellen

Mittelcharakteristik – differenzierende Wirkung

Habitus
- Auswirkungen von Sauerstoff-, Substrat- und Energiemangel: Frostigkeit, Mattigkeit, Schweregefühl; schlechte Merkfähigkeit, langsam im Denken und Sprechen; mangelnder Ehrgeiz und mangelndes Selbstbewusstsein
- Unterwürfigkeitsverhalten
- Abneigung gegen den Beruf

- Erniedrigte Sexualfunktionen
- Schlaffe Haltung
- Gesicht: gelb-braune Flecken, ungesunde Hautfarbe (Dyskrasie)

Absonderungen
- Gelblich-schleimige Absonderungen und Abschuppungen
- Milde Absonderungen; rahmig-eitrige Absonderungen

Atemwege
- Chronische Katarrhe und Entzündungen von Nase, Nebenhöhlen, Luftröhre und Bronchien mit Empfindlichkeit gegen Kälte
- Erhält den Surfactant-Faktor durch Befeuchtung der Lungenbläschen
- Rasselgeräusche möglich
- Sekrete gelblich-schleimig, eitrig, mild, nicht fadenziehend
- Drittes Keuchhustenstadium
- Besserung der Atemwegserkrankungen in frischer und feuchter Luft

Auge/Ohr/Sensorium
- Nächtlicher Kopfschmerz
- Schwindel in sauerstoffarmer Umgebung
- Chronische Formen der Konjunktivitis und Blepharitis
- Chronische Otitis media mit und ohne eitrigen Fluss; Otoblennorrhö
- Gerstenkorn

Gastrointestinaltrakt
- Zunge mit gelb-schleimigem Belag; pappiger Mundgeschmack
- Magenverschleimung mit langer Verweildauer der Speisen und Magenmeteorismus
- Schleimerbrechen, wenig wund machend
- Leberparenchymmittel; Leberverschleimung
- Hepatose, bes. Fettleber, bis zum Beginn der kleintropfigen Verfettung
- Regt den Leberzellstoffwechsel an und steigert den Energieumsatz
- Hypocholie bei praller Lebervergrößerung und stumpfem Rand
- Dyscholie mit gestörter Fettverdauung, Fettstühlen und vorherrschender Obstipation
- Atonischer Gasbauch
- Fäulnis- und Gärungsdyspepsie als Folge verminderter Verdauungsdrüsenfunktion
- Morgendliche Durchfälle
- Durst ohne Trinkbedürfnis

Haut und -anhangsgebilde / Schleimhäute
- Epithelerhaltungsmittel; alle Hauterkrankungen mit vermehrter Abschuppung; chronische Hauterkrankungen mit dünner, trockener Haut bis zur Ulzeration

- Besonders nächtliches Hautjucken als Zeichen verstärkter Entgiftungsprozesse
- Akne und Furunkel
- Partielle Schweiße, gelb färbend; ölige, fettige Haut, Seborrhoea oleosa
- Hepatogener Haarausfall
- Abschlussmittel nach akuten Erkrankungen

Herz/Gefäße/Blut
- Gestörte Blut- und Wärmeverteilung
- Stenokardische Beschwerden mit herabgesetzter Sauerstoffversorgung des Herzmuskels
- Roemheld-Syndrom, besonders bei Magenmeteorismus
- Anämie als Sauerstoffmangelsyndrom

Lymphsystem
- Schwellungen, tastbare Verhärtungen, in der Regel mit unterdrückter Hautatmung

Muskulatur/Gelenke
- Wandernde Gelenkschmerzen; rheumatische Beschwerden durch zurückgehaltene Hautausdünstung
- Empfindlichkeit gegen Kälte

Psyche
- Deprimierte Gemütsbewegungen mit Unterwürfigkeit, mangelndem Selbstvertrauen und Eifer, Menschenscheu, Ängstlichkeit
- Geistige Trägheit im Denken, Rechnen, Sprechen

Urogenital
- Harn gelblich-schleimig
- Chronische Katarrhe und Entzündungen

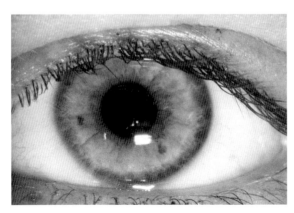

Abb. 6: Aspekte der carbo-nitrogenoiden Konstitution

Augendiagnose

Folgende augendiagnostische Zeichen können auf das Mittel Nr. 6 Kalium sulfuricum hinweisen:

- Aspekte der katarrhalisch-rheumatischen, der psorischen, der carbo-nitrogenoiden, der phlegmatisch-venösen und der anämischen Konstitution
- Abdunkelung der ersten und sechsten Region
- Zeichen der Pneumaachse
- Leberdreieck
- Lakunenähnliche Rarefikationen; zusammengesetzte Lakunen
- Büschel
- Schwellungszeichen bis in die sechste Region reichend (Hautübergang)
- Vermehrtes Auftreten unterschiedlicher Pigmente

Sonstiges/Besonderes

- Schüttelfrost; akuter, fieberhafter Zustand mit Störungen der Wärmeverteilung
- Kalium sulfuricum wirkt in der D3 sehr kräftig und anregend, in der D12 schwach; die D12 lässt aber die Sulfurkomponente stärker zur Wirkung kommen; sie ist daher bei starken Hautreaktionen anfangs vorzuziehen.

Modalitäten

Verschlechterung	*Besserung*
Aller Beschwerden in geschlossenen Räumen	Durch feuchte, frische, kühle Luft, im Freien
Bei Föhn und Schwüle	
Nachts: vor Mitternacht Atemwegsbeschwerden; nach Mitternacht Abdominalbeschwerden, besonders durch Leberstörungen	

Nr. 7 Magnesium phosphoricum

Grundwirkung – charakteristische Wirkung

Magnesium phosphoricum, chemisch Magnesiumhydrogenphosphat ($MgHPO_4 \cdot 3\ H_2O$) ist das Hauptmittel bei allen Krampfzuständen. Es ist Katalysator und Rhythmusgeber des Zellstoffwechsels; Magnesium ist Koenzym im Funktionsbereich der Mitochondrien und mithin der Atmungskette und gewährleistet die Funktionstüchtigkeit im Zitratzyklus im Sinne des Metabolismus und Katabolismus. Somit steht Magnesium im Dienste der Energiebildung (ADP-ATP-Mechanismus), welche Endzweck des Intermediärstoffwechsels ist. Magnesium fungiert in diesem Zusammenhang als Regulator der Energietransformation (Assimilation – Dissimilation – Elimination). Seine therapeutische Wirkung zeigt sich in diesem Sinne als assimilatorisch, diastolisch und letztlich entzündungswidrig. Zudem setzt es die Erregbarkeit des Zentralnervensystems, der quergestreiften Muskulatur und des Herzmuskels herab.

Die Energietransformation unterliegt tageszeitlichen Rhythmen mit vorwiegend tagsüber bestehenden aktiven, dissimilatorischen Phasen und nächtlichen diastolischen, assimilatorischen Phasen. Bei diesen rhythmischen Vorgängen ist Magnesium wesentlich beteiligt. Die Regelpotenz von Magnesium phosphoricum ist die D6.

Merkregel
- Senkt den Grundumsatz
- Wirkt antithrombotisch
- Senkt den Cholesterinspiegel
- Mindert die Erregbarkeit der vegetativen Zentren
- Setzt den Tonus der glatten Muskulatur herab
- Mittel für alle Krampf- und Schmerzzustände (hemmende Wirkung an der Synapse)
- Hilft bei generell erhöhter Krankheitsbereitschaft durch Störungen der biologischen Rhythmik

Mittelcharakteristik – differenzierende Wirkung

Habitus
- Gewöhnlich reizbare, unruhige, magere, erschöpfte Patienten

- Auch alte Menschen ohne Magnesium phosphoricum-Habitus
- Die 3 Horizontalen kommen ins Ungleichgewicht (Mund, Augen, Augenbrauen).
- Eine Lidspalte ist größer als die andere.

Atemwege
- Krampfartiger Husten
- Asthma nervosum

Gastrointestinaltrakt
- Zungenbelag fehlt meist
- Cholagoge Wirkung durch Erschlaffung des Sphincter oddi; Dyskinesien der Gallenwege
- Blähungskoliken; spastische Obstipation

Haut und -anhangsgebilde / Schleimhäute
- Erhöhte Schmerzempfindlichkeit (durch erhöhte Oberflächensensibilität)
- Jucken („Hautkrampf")
- Psoriasis; Ekzem
- Sog. Magnesiumröte (Schmetterlingsröte an den Wangen)

Herz/Gefäße/Blut
- Engegefühl in der Herzgegend, Stenokardien; Angina pectoris; Herzklopfen mit Angst; Tachykardie, Extrasystolie
- Präapoplektische Zustände, Infarktprophylaxe („Blutverschleimung", erhöhte Viskosität); Thromboseprophylaxe
- Hypertone Regulationsstörung durch Verminderung des Gefäßtonus
- Rhythmisiert die Gefäßfunktion (verbessert die Füllung und bewirkt eine Erweiterung)
- Arteriosklerose (vermindert die Fangbereitschaft der Gefäße für Cholesterin)
- Periphere Anämie

Hohlorgane
- Koliken von Magen, Darm, Gallenwegen, Blase und Nieren
- Krämpfe beim prämenstruellen Syndrom
- Blähungskoliken

Muskulatur/Gelenke
- Krämpfe
- Spastische Lähmungen
- Morbus Parkinson (als Unterstützung), da Magnesium phosphoricum die Impulsübertragung reguliert
- Zwerchfellkrampf; Schluckauf

Nervensystem
- Vegetative Dystonie mit spasmophilen Zuständen; Zuckungen (Tremor)

- Neuralgien: krampfartige, bohrende, blitzartig schießende, dem Nerven-
  verlauf folgende, periodisch auftretende Schmerzen (eigentümliche Perio-
  dizität von 21 Tagen), oft mit Zittern und Zuckungen
- Neuralgien, Neuritiden, mit blitzartig schießendem Schmerz, v. a. im
  Gesicht
- Neuralgischer Schmerz in Gesicht, Augen und Ohren
- Zahnschmerzen
- Kopfschmerzen wie elektrische Schläge, Schulkopfschmerz; Migräne (vaso-
  spastische Form mit blassem Gesicht)
- Globus hystericus
- Starke Geräuschempfindlichkeit
- Nystagmus
- Babinski positiv

Psyche
- Nervös bis hypochondrisch, unruhig, seelisch verkrampft, verdrossen, reiz-
  bar und aufbrausend
- Rasch wechselnde Stimmungslage; depressive Verstimmung; Spannungs-
  zustände, innere Verkrampfungen
- Schlafstörungen, besonders Einschlafstörungen
- Angstzustände mit Herzklopfen
- Fehlverhalten in Situationen, falsche Beurteilung

Stoffwechsel
- Senkt den Cholesterinspiegel durch Aktivierung der Cholesterinasen
- Stoffwechselentgleisung (Störungen der Atmungskette)

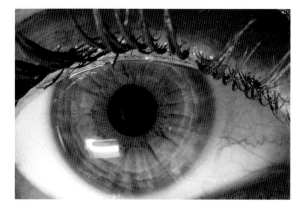

Abb. 7: Leuchtende
Zirkulärfurchen

Augendiagnose

Folgende augendiagnostische Zeichen können auf das Mittel Nr. 7 Magnesium phosphoricum hinweisen:

- Aspekte der neuropathisch-neurolymphatischen Konstitution
- Aspekte der spasmophilen Diathese
- Zirkulärfurchen (Störungen der Energietransformation, „Gewebstrennung", Stoffwechselunterbrechung), insbesondere leuchtende
- Meerschaumkrause
- Korkenzieher; Zickzack-Radiären; Wurzelradiären
- Transversalen

Sonstiges/Besonderes

- Schmerzcharakter: schießend, bohrend, anfallsweise, dem Nervenverlauf folgend
- Eigentümliche Periodizität von 21 Tagen (3-Wochen-Rhythmik)
- Magnesium aktiviert Properdin (Infekte und Infektprophylaxe).
- In der D3 kommt Magnesium phosphoricum zum Einsatz, wenn man die Magnesiumwirkung betonen möchte. Die D6 hat dagegen die bessere Phosphatwirkung. Magnesium phosphoricum wirkt am besten, wenn man es abends ab 18 Uhr gibt.
- „Heiße Sieben" – zur raschen Linderung von Schmerzen und Krämpfen: 10 Tabletten in einem Glas heißem Wasser lösen (nicht mit einem Metalllöffel umrühren). Davon gibt man alle 2–5 Minuten schluckweise zu trinken.

Modalitäten	
Verschlechterung	*Besserung*
Leise Berührung (erhöhte Oberflächensensibilität)	Fester Druck, Zusammenkrümmen
Kälte, da u. a. Magnesium notwendig ist, um den Wärmeumsatz der Gewebe zu steigern	Wärme
	Ruhe
Nach dem Schlaf (durch die verminderte Schlafqualität)	
Abends und nachts, da abends der Magnesiumspiegel in Relation zum Kalziumspiegel ansteigen soll	
Morgens; da Magnesium und Kalzium Antagonisten sind, liegt oft auch eine Störung des Kalziumhaushaltes vor.	

Nr. 8 Natrium chloratum

Grundwirkung – charakteristische Wirkung

Natrium chloratum, chemisch Natriumchlorid (NaCl), hat seinen Wirkbereich vor allem außerhalb der Zellen und ist wichtig für das osmotische Gleichgewicht. Es ist vor allen anderen Natriumsalzen der Hauptregulator im Wasserhaushalt des Organismus. Natrium chloratum bestimmt den Kolloidalzustand eines Gewebes; natriumreiche Gewebe befinden sich im Solzustand, natriumarme Gewebe im Gelzustand. Sein Hauptgewicht liegt in der Förderung des Nährstromes; es unterstützt die anabol-assimilatorische Grundfunktion; im naturheilkundlichen Sinne verbessert das Mittel die aktuelle Feuchtigkeit des physiologischen Phlegmas (Schleimes), welches einerseits dem Ersatz verbrauchten Körpersubstrates, anderseits der Verbesserung der Ausscheidungsvorgänge dient. Somit bewirkt Natrium chloratum die Erhaltung und Unterstützung der Lebensenergie in Bezug auf die Qualität des Blutes („Mutter aller Organe") sowie den Zustand von Turgor und Tonus aller Gewebe.

Diese Funktionen stehen im Zusammenhang mit der Natriumpumpe und der Membranstabilität von Zellen und Geweben. Natrium chloratum kann durch seine Regulationswirkung sowohl bei Zuständen von Trockenheit als auch von übermäßiger Feuchtigkeit zum Einsatz kommen. Durch seine Wirkung auf Tonus und Turgor des Magens wird die Alkaleszenz des Blutes begünstigt und somit eine Wirkung auf den Säure-Basen-Haushalt erreicht. Die Regelpotenz von Natrium chloratum ist die D6.

Merkregel
- Anabolikum
- Reguliert den Wasserhaushalt, wirkt feuchtigkeitsverteilend
- Reguliert den Säure-Basen-Haushalt
- Reguliert die Zellerregbarkeit

Mittelcharakteristik – differenzierende Wirkung

Habitus
- Grundsätzlich anämisches Aussehen
- Frostigkeit, kalte Extremitäten
- In der hydrämischen Phase: gedunsene, blasse Haut; morgendliche

Unterlidschwellung, leichte Erschöpfbarkeit, Bewegungsdrang trotz Erschöpfung

- In der trockenen Phase: trockene, faltige Haut
- Chronische Schlaflosigkeit, Tagesmüdigkeit

Absonderungen

- Wässrige, klare, trocken machende Absonderungen; Wundsein und Wundheitsgefühl
- Salzige, wenig klebrige Schweiße

Atemwege

- Feuchte Phase: Fließschnupfen; Heuschnupfen mit reichlich wässrigem Sekret, starker Niesreiz – besonders morgens; Husten mit wässrigem Auswurf; schmerzhaft
- Trockene Phase: trockene Schleimhäute mit Kitzelhusten und ständigem Hüsteln; beim Lachen, bei trockener Luft und im Winter („Winterbronchitis" der alten Leute)

Auge/Ohr/Sensorium

- Je nach Phase trockenes oder feuchtes Auge mit Brennen und in der trockenen Phase Fremdkörpergefühl, gerötete Lidränder

Gastrointestinaltrakt

- Sowohl in der feuchten als auch in der trockenen Phase ist der Appetit nahezu unverändert, die Verdauung schwach; es sind Magenerweiterung und Brennschmerzen vorhanden.
- Feuchte Phase:
  vergrößerte, sehr feuchte Zunge, feuchte Aussprache, sichtbare Zahneindrücke an Zungenrändern, gläsern-schleimiger Zungenbelag; Salzgeschmack im Mund
  Magen: Erbrechen von salzig-wässrigem Sekret, besonders morgens; morgendliche Übelkeit, Speiseerbrechen; Magenmeteorismus, hohes Nüchternsekret mit wenig Schleim; Verlangen nach Salz und Wasser
  Darm: geruchloser wässriger Durchfall, morgens aus dem Bett treibend; durch vermehrte Flüssigkeitsansammlung; atonische Verstopfung
- Trockene Phase:
  geschrumpfte, trockene, kleiner erscheinende Zunge; Brennen; Hunter-Glossitis; verminderte Schleimdrüsentätigkeit; Tendenz zur Schleimhautatrophie; Trockenheit der Mundhöhle mit Durst auf große Mengen Wasser
  Magen: atrophisch-trockene Gastropathie mit starker Verminderung der Drüsentätigkeit; magenbedingte Anämie; Trockenheitsgefühl mit Sodbrennen; Abneigung gegen Salz
  Darm: trockene und atonische Verstopfung, Schafskot; Analfissuren

Haut und -anhangsgebilde / Schleimhäute
- Feuchte Phase: wässrige Einlagerungen in die Unterhaut, teigige Ödeme; Bläschenbildung in der Epidermis mit klarem Inhalt; Urtikaria, Herpes zoster und herpetiforme Effloreszenzen; Schweißneigung, besonders an Händen und in der Achselhöhle
- Trockene Phase: Haut trocken und rissig, Mundwinkelrhagaden und Lippeneinrisse, besonders in der Mitte der Unterlippe

Herz/Gefäße/Blut
- Je nach Phase Blutverwässerung oder Bluteindickung; Anämie; entweder voller und weicher oder voller und härterer Puls
- Herzklopfen bei der geringsten Anstrengung
- Anämische Kopfschmerzen

Muskulatur/Gelenke
- Je nach Phase Anschwellen der Gelenke oder Trockenheit, Knacken der Gelenke mit Neigung zu degenerativen Veränderungen; dünne, glänzende Haut über den Gelenken

Nervensystem
- Anämische Kopfschmerzen
- Kopfschmerzen durch übermäßige geistige Anstrengung
- Nervenschmerzen entlang der Wirbelsäule; mit Kältegefühl

Psyche
- Distanziertes Verhalten, Auseinandersetzungen werden gemieden, Introvertiertheit
- In der hydrämischen Phase: Überaktivität, Heftigkeit, später Mattigkeit, Schläfrigkeit, Weinerlichkeit, Traurigkeit
- In der trockenen Phase: Neigung zu deprimierten Gemütsbewegungen, bevorzugt vormittags; lehnt Zuspruch ab

Urogenital
- Feuchte Phase: Polyurie, wässrig-salziger Fluor mit Rötungen, verminderte Schutzschleimbildung in den Urogenitalschleimhäuten
- Trockene Phase: Oligurie, Strangurie, schmerzhafte Harnröhrenkatarrhe, Ziegelmehlsediment; trockene Schleimhäute; Sphinkterschwäche

Augendiagnose
Folgende augendiagnostische Zeichen können auf das Mittel Nr. 8 Natrium chloratum hinweisen:
- Aspekte der anämischen und der hydrogenoiden Konstitution

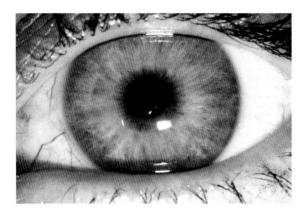

Abb. 8: Stark abgedunkelte erste und zweite Region; anabole Wirkung

- Aspekte der exsudativ-allergischen Diathese
- Begleitschatten; durchscheinender Sphinkterring; aufgehellte und abgedunkelte Krausenzone (siehe Abb. 8)
- Anämiering
- Hell verschmierte und abgedunkelte humorale Region, teilweise oder ganz
- Eingesunkene und/oder abgedunkelte mittlere Ziliarzone (herabgesetzte Dissimilation)
- Helle Wolken (D12)

Sonstiges/Besonderes

- Seröse Häute: wässrige Ergüsse in Körperhöhlen (Pleura, Peritoneum, Gelenke, Herzbeutel); später Trockenheit
- Wie bei allen Natriummitteln ist die beste Einnahmezeit vor- und nachmittags, je zwei Gaben. In der feuchten Phase wird bevorzugt die D12, in der trockenen Phase die D6 verwendet.

Modalitäten	
Verschlechterung	*Besserung*
Morgens, vormittags	Abends
Bei geistiger Überanstrengung und feucht-kühlem Wetter	In Ruhe, Schwitzen
Bei kalter und trockener Luft	Trockene, warme, kühle und frische Luft

Nr. 9 Natrium phosphoricum

Grundwirkung – charakteristische Wirkung

Natrium phosphoricum, chemisch Natriummonohydrogenphosphat (Na_2HPO_4 · 12 H_2O), ist das Hauptmittel bei allen Störungen im Säure-Basen-Haushalt. Es hält Säuren in Lösung, besonders die Harnsäure, verhindert deren Auswanderung aus der Endstrombahn ins Gewebe und deren Ausfällung.

Das Mittel hat eine besondere Beziehung zum Fett- und Eiweißstoffwechsel, und zwar im Bereich des Betriebs- wie des Intermediärstoffwechsels. In dieser Hinsicht reicht sein Wirkungskreis bis zum Diabetes mellitus.

Es wirkt auf die Funktionseinheit Galle und Lipasen sowie auf die Eiweißverdauung. Ebenso hat es eine fördernde Wirkung auf die Phospholipidsynthese, die für den Fetttransport durch Membranen von Bedeutung ist, es hält Cholesterin in Lösung, hat regulierenden Einfluss auf die Blutgerinnung und dient der Erneuerung von Membransubstanz.

Natrium phosphoricum ist Aktivator und Regulator im Fett- und Eiweißstoffwechsel und ist daher wichtig für die Erhaltung der Energie im Intermediärstoffwechsel. Insbesondere kommt es beim Beschwerdebild der harnsauren Diathese zu Stockungen und Stauungen im Lymphsystem und zur Erregung der Schweißbildung als Ausgleichsfunktion des Hautsystems. Dabei hat der Schweiß sauren Geruch.

Es kommt bevorzugt in den Blutkörperchen, Muskel- und Nervenzellen, im Extrazellulärraum und im Bindegewebe vor. Die Regelpotenz von Natrium phosphoricum ist die D6.

Merkregel
- Stoffwechselmittel: Trias Gicht – Fettsucht – Diabetes
- Hält Säuren in Lösung
- Säurebeschwerden: „Alles ist sauer."
  Entzündungen, Krämpfe, hyperkinetische Syndrome, saure Schweiße, Ausscheidungskatarrhe

Mittelcharakteristik – differenzierende Wirkung

Habitus
- Harnsaurer, mehr trockener Typus mit äußeren Anzeichen der Verbissenheit

- Trockene Gewebe und Muskelverhärtungen (Kristallose)
- Aggressive Grundstimmung mit entsprechender Körperhaltung

Absonderungen
- Alle Absonderungen haben sauren Geruch und bewirken Reizungen an Haut und Schleimhäuten.
- Homogene, honigartige eitrige Sekrete; honiggelbe Borkenbildung

Atemwege
- Chronische Nasenkatarrhe mit Schärfen
- „Stinknase" (Ozaena)

Auge/Ohr/Sensorium
- Konjunktivitis; Blepharitis, akut und chronisch bei honiggelber Borkenbildung
- Xanthelasmen
- Grauer Star

Gastrointestinaltrakt
- Goldgelber Belag an der Zungenbasis; übermäßiger saurer Speichelfluss; saurer Mundgeschmack
- Refluxösophagitis (Sodbrennen), auch ohne Hiatushernie; saures Aufstoßen und Erbrechen
- Ausscheidungsgastritis, mit Brennschmerz („Magengicht")
- Neigung zu Fettleber; Sauerstoffarmut des Lebergewebes
- Fettintoleranz; Abneigung gegen Fett und fettiges Fleisch, besonders Schweinefleisch
- Neigung zu Gries- und Steinbildung der Gallenwege
- Gärungsdyspepsie mit gelb-schaumigem Durchfall
- Wurmbefall, besonders Spulwürmer
- Spasmen des Magen-Darm-Kanals („Säurekrämpfe"); „Darmgicht"

Haut und -anhangsgebilde / Schleimhäute
- Konsensuelle und/oder antagonistische Reizungen und Katarrhe infolge von Harnsäurevermehrung als Ausscheidungsversuch der Schleimhäute
- Innerliches Jucken
- Hautausschläge juckend; Milchschorf, Akne bis Erysipel; Neurodermitis bis Psoriasis
- Chronische Eiterungen, honiggelbe Borken
- Haut glänzend und fettig, Mitesser; vermehrte Talgdrüsenabsonderungen
- Furunkel, Intertrigo, Panaritium, Phlegmone
- Fettige und schuppende Haare
- Nägel stark gewölbt, rissig mit Querrillen, weiße Punkte

Herz/Gefäße/Blut
- Erhöhte Irritabilität von Herz und Gefäßen; Palpitatio cordis; hypertone

Regulationsstörungen; kongestive Kopfschmerzen
- Langsamer und kräftiger Puls, Erhöhung des Schlagvolumens
- Sludge-Phänomen; Sauerstoffnot
- Infarktgefahr durch Anstieg von Risikofaktoren; Neigung zu Atheromatose und Arteriosklerose

Lymphsystem
- Mastitis; Mastopathia cystica chronica
- Drüsenschwellungen (Kugelurate); anfangs weich, später klein und hart
- Proliferationsneigung
- Leukozytose

Muskulatur/Gelenke
- „Säurekrämpfe", Muskelkater; Zucken der Gesichtsmuskulatur
- Knacken der Gelenke (Sinuvitis crepitans); Gelenkverdickungen, besonders der kleinen Gelenke (Tophi)
- Degenerative Verfettung des Stützgewebes; Gicht und harnsaure Diathese
- Taubheitsgefühl der Glieder mit Parästhesien

Psyche
- Reizphase: ungesellig, ärgerlich, aggressiv, zuweilen „Scheuklappenverhalten", glaubt nur, was er sieht; aggressive Gemütsstimmung
- Schwächephase: nachlassende Aggressivität bis Schüchternheit und Unterwürfigkeit; chronische Erkrankungen infolge von Stress; herabgesetzte Gemütsstimmung

Urogenital
- Hochgestellter Urin mit reichlich Niederschlag, Ziegelmehlsediment; reichlich Ausscheidung von Oxalaten und Uraten; Neigung zur Steinbildung
- Harnsaure Reizblase, scharfer, brennender Harn; Pyelitis, rezidivierend ohne Bakterien
- Prämenstruelles Syndrom, mit und ohne harnsaure Diathese; scharfer, gelblicher Ausfluss
- Klimakterische Kongestionen infolge erhöhter Irritabilität
- Bettnässen

Augendiagnose
Folgende augendiagnostische Zeichen können auf das Mittel Nr. 9 Natrium phosphoricum hinweisen:
- Aspekte der lymphatisch-hyper- und hypoplastischen, der hämangiotischen und der biliösen Konstitution
- Zeichen der harnsauren Diathese (siehe Abb. 9)
- Pfefferkornpigmente
- Graue Flecke

- Käsespitzen
- Vergilbte Tophi, verschmolzene Tophi, Rheumaflocken, Ekzemflocken
- Arcus lipoides und senilis
- Sludge-Phänomen

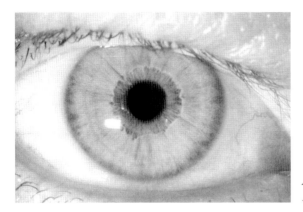

Abb. 9: Harnsaure Diathese

Sonstiges/Besonderes

- Unverträglichkeit von Filterkaffee bei Menschen mit harnsaurer Diathese
- Natrium phosphoricum wirkt in der D6 mild Säure lösend und auf Störungen im Fettstoffwechsel, in der D3 stärker Säure lösend. Wie bei allen Natriummitteln ist die beste Einnahmezeit vor- und nachmittags, je zwei Gaben. Zur Lösung von Säuren ist die abendliche Gabe am besten geeignet; die Nachtzeit verbessert die Gewebsbefeuchtung.

Modalitäten	
Verschlechterung	*Besserung*
Durch Wärme in der Reizphase	Durch Wärme in der
Bewegung	Erschöpfungsphase
Fette Speisen	Aller Beschwerden durch
Feucht-kaltes Wetter	Schwitzen
	Reichliches Trinken

Nr. 10 Natrium sulfuricum

Grundwirkung – charakteristische Wirkung

Natrium sulfuricum, chemisch Natriumsulfat (Na_2SO_4), hat seinen Haupt-wirkmechanismus in der Aufrechterhaltung des „Klärstroms", wie die alten Biochemiker die Gesamtheit der Ausscheidungsvorgänge in allen Körper-bereichen bezeichnet haben. Sie wussten um die Tatsache, dass Schlacken-stoffe als „Ermüdungsstoffe" in der Lage sind, die Lebensenergie und -kraft erheblich zu reduzieren, da sie den Katabolismus und die dissimilatorischen Prozesse bremsen. Die starke Reizwirkung von metabolen Substanzen im Organismus muss gepuffert werden; dabei spielt Wasser eine nicht unerhebli-che Rolle. Bei Schlackenzunahme erhöht sich somit auch die Wasser-ansammlung über die Maßen.

Hier liegt der Angriffspunkt von Natrium sulfuricum, welches in wesent-lich stärkerem Maße als Natrium chloratum überschüssiges Wasser auszu-scheiden vermag. Dabei kommen auch die Schlacken zur Ausscheidung. Sie werden vor allem über das Leber-Galle-System, den Darm und die Nieren, teilweise durch die Haut ausgeschieden.

Wasserüberschuss befindet sich unter anderem in überalterten Zell-strukturen, in Geweben mit Elastizitätsverlust (ohne Induration) sowie beim allgemeinpathologischen Phänomen der „trüben Schwellung"; daher dient Natrium sulfuricum der Zellerneuerung durch Beseitigung überalterter Zellen, dem Erhalt der Gewebselastizität und der Vermeidung degenerativer Leiden in den Anfangsstadien. Die Regelpotenz von Natrium sulfuricum ist die D6.

Merkregel
* Es „öffnet nach außen"
* Bringt überschüssiges Wasser und darin gelöste Stoffe zur Ausscheidung
* „Energieerhalter" durch Förderung der Ausscheidung
* Ist „Elastizitätsbedinger"
* Reinigt Leber und Milz
* Fördert den Gallefluss und die Harnausscheidung

Mittelcharakteristik – differenzierende Wirkung

Habitus
* Hydrogenoider und adipöser Habitus

- Gedunsenheit, besonders im Gesicht
- Gesichtsfarbe gelblich-grünlich, bräunliche Flecke
- Lymphatisch-venöse Stauungen
- Stark schwankende Gewichtskurve

Absonderungen
- Scharf
- Gelblich bis grünlich; eher dünnflüssig; oft übel riechend

Atemwege
- Bronchialerkrankungen mit reichlich grünlich-wässrigem Auswurf
- Feuchtigkeitsasthma, evtl. mit Rasselgeräuschen
- Schwellungskatarrhe
- Elastizitätsverlust der Atmungsorgane (z.B. Emphysem)

Auge/Ohr/Sensorium
- Augenkatarrhe durch Harnsäure und andere Schärfen
- Skrofulöse Entzündungen (Lidrand, Bindehaut, Regenbogenhaut)
- Augen tränend und nässend; subikterische Skleren
- Schwellungskatarrhe der Ohren

Gastrointestinaltrakt
- Zunge: verquollen mit Zahneindrücken; Belag dicht, grünlich, gelb, bräunlich
- Bitterer Mundgeschmack; Speichelfluss
- Magen: Schwellungskatarrhe, Ulzera
- Leber/Galle: entstauend bei Stauungsleber, Ikterus und Subikterus, Stauungshepatitis; cholagoge Wirkung bei Stauungsgallenblase, Gries- und Steinbildung; Cholezystopathien
- Hepatorenales und hepatolienales Syndrom
- Darm: gallige Durchfälle, gelblich-grün; Zäkumstühle; versetzte Gase; Verstopfung bei Sekretstau und Ansammlung von galligen Schärfen mit Peristaltikstopp; Diarrhoea paradoxa; Proktitis mit Schleimhämorrhoiden
- Bauchspeicheldrüse: exkretorische Wirkung
- Stockungen und Stauungen der Bauchlymphe

Haut und -anhangsgebilde / Schleimhäute
- Alle Hauterscheinungen, die durch scharfe, vikariierende Absonderungen hervorgerufen oder verschlimmert werden; nässende Hauteruptionen
- Übel riechende Schweiße, bevorzugt in Achsel- und Leistengegend

Herz/Gefäße/Blut
- Wirkt aufsaugend auf übermäßige Verquellungszustände im Gewebe
- Reizung der Kopfgefäße durch gallige Schärfen
- Allgemeine und lokale Venosität
- Fördert den Abbau der Leukozyten (Leukämie)

Lymphsystem
- Weiche, teigige Schwellungen der Lymphdrüsen; gestockter Lymphfluss
- Lymphdrüsenvergrößerung und Schwellung bei Grippe und grippoiden Infekten

Muskulatur/Gelenke
- Kalte Muskel- und Gelenkschwellungen; Tonusmangel der Muskulatur
- „Säurekrämpfe" und Muskelkater bei verminderter Ausscheidung
- Wirbelsäulen- und Gelenkerkrankungen durch Elastizitätsverlust infolge verminderter Ausscheidungen

Nervensystem
- Hepatogener Kopfschmerz, schärfenbedingte Nervenreizungen
- Alte posttraumatische Kopfschmerzen durch verminderten Abfluss; posttraumatische Epilepsie (Jackson-Typ); Folgen von Schädelverletzungen mit Hirnödem

Psyche
- Melancholische Verhaltensweise; herabgestimmte Lebensfreude
- Neigung zu depressiver Verstimmung, bevorzugt im Herbst und bei feuchter Kälte
- Intraversion, der „stille Dulder", Isolation, Suizidneigung

Urogenital
- Katarrhe der ableitenden Harnwege durch Schärfen
- Fördert die renale Ausscheidung
- Harn dunkel, grünlich, bräunlich, stinkend
- Vermehrte Libido bei Männern
- Verminderte Libido bei Frauen

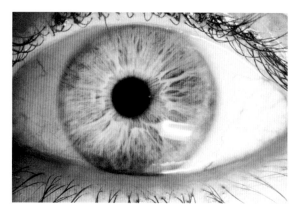

*Abb. 10: Torweg
im Nierensektor,
mit Verdunkelung*

Augendiagnose

Folgende augendiagnostische Zeichen können auf das Mittel Nr. 10 Natrium sulfuricum hinweisen:

- Aspekte der hydrogenoiden, der phlegmatisch-venösen, der biliösen, der nephrogen-lymphatischen und der katarrhalisch-rheumatischen Konstitution
- Aspekte der harnsauren und exsudativen Diathese
- Subikterische Skleren; Pinguecula; gallige Pigmente
- Wolken und Tophi; Schwellungszeichen
- Stauungstransversalen; Torweg im Leber- und Nierensektor
- Außenorganzeichen

Sonstiges/Besonderes

- Schweiß treibende Wirkung bei fieberhaften Erkrankungen
- Ausbleibender kritischer Schweiß
- Üblicherweise werden Natriummittel vor- und nachmittags mit je zwei Gaben eingenommen. Stärker die Ausscheidungsvorgänge anregende Wirkung besitzt die D3, eher regulativ wirkt die D6. Morgens gegeben vermehrt Natrium sulfuricum die renale Elimination, morgens und mittags eingenommen ist die Bronchialwirkung größer, am frühen Nachmittag zwischen 14.00 und 15.00 Uhr wird die cholagoge Wirkung erhöht, abends gegeben verbessert es die Darmentleerung des nächsten Tages.

Modalitäten	
Verschlechterung	*Besserung*
Feuchtigkeit und Kälte	Schwitzen, kalte Waschungen
Hohe Luftfeuchtigkeit	Warme und trockene Luft,
Nachts und morgens	frische Luft
	Aufenthalt im südlichen
	Meeresklima
	Frühmorgendliche Spaziergänge

Nr. 11 Silicea

Grundwirkung – charakteristische Wirkung

Silicea, chemisch Acidum silicium, Kieselsäure ($SiO_2 \cdot H_2O$), wirkt vor allem auf das Bindegewebe, die Haut und Schleimhäute. Seine mesenchymale und kolloidale Wirkcharakteristik erstreckt sich auf die Absorption in den Assimilationsorganen, die Nutrition und Elimination durch Zellen, Gewebe und Organe. Das Mittel unterstützt dissimilatorische und eliminatorische Stoffwechselvorgänge und verbessert somit die Energie- und Wärmebildung. Schon die alten Biochemiker betonten die Kanalisationswirkung dieses Mittels („kanalisiert das Bindegewebe"). Dadurch wirkt Silicea weniger auf die faserigen als vielmehr auf die funktionellen (mesenchymalen) Teile des Bindegewebes. Die Kieselsäure mit ihren Salzen bewirkt die optimale Verbindung zwischen Eiweißstrukturen und Wasser (hydrophile Wirkung) und erhält deren physiologischen Turgor, welcher ebenfalls der Aufrechterhaltung des Energiehaushaltes dient. Es ist ein Strukturmittel, das dem Gewebe vor allem Kraft und Feuchtigkeit sowie Widerstandsfähigkeit, z. B. gegen Infekte, verleiht. Die Regelpotenz von Silicea ist die D12.

Merkregel
- Kanalisiert das Bindegewebe
- Befeuchtet die Gewebe
- Vermehrt die Abwehrfunktion, wirkt leuko- und lymphotrop
- Ist ein Nutritionsmittel (z. B. für Knochen und Gelenke)

Mittelcharakteristik – differenzierende Wirkung

Habitus
- Im Kindesalter skrofulöse Zeichen: großer Kopf, eingefallene Augen, Blässe und Anämie, ältliches Gesicht, dünne Extremitäten, flacher Brustkorb
- Später zusätzlich: schlechter Ernährungszustand, Müdigkeit und Tagesschläfrigkeit, Energiemangel, Frostigkeit, Mangel an Lebenswärme
- Tiefe Schlüsselbeingruben (sog. Salznäpfchen)

Absonderungen
- Scharf und übel riechend; spärlich, trübe; schleimig, eitrig
- Stinkende Schweiße, partiell und generalisiert; vikariierende Hautreaktionen
- Urin mit Ziegelmehlsediment

Atemwege
- Chronische Schleimhauterkrankungen mit Trockenheit; chronische Nebenhöhlenaffektionen mit Tendenz zur Eiterung
- Verschleppte Lungenentzündung; Asthma, Emphysem, Obstruktionen; Fibrosen und Silikosen
- „Stinknase" (Ozaena)

Auge/Ohr/Sensorium
- Gestenkorn und andere eitrige Augenerkrankungen; Hornhautgeschwüre
- Grauer Star
- Eitrige Erkrankungen von Außen- und Mittelohr; Gehörgangsfurunkel; Otosklerose
- Harnsaure Ablagerungen in der Haut der Ohrmuschel; weiß und punktförmig
- Altersschwindel

Gastrointestinaltrakt
- Motilitätsstörungen durch Atonie; atonische Obstipation
- Absorptionsstörungen
- Enzymschwäche mit Meteorismus, besonders im Alter
- Tastbare Schwellungen der Mesenterialdrüsen
- Chronische Appendizitis und Lymphangitis/Lymphadenitis mesenterialis

Haut und -anhangsgebilde / Schleimhäute
- Hautjucken durch Trockenheit; Altersjucken; faltige, trockene, rissige Haut
- Ulcus cruris
- Akne, Furunkel; Eiterungsneigung; Neigung zur Herdbildung (Nasennebenhöhlen, Tonsillen, Zähne, Appendix)
- Stinkende Schweiße – besonders an Kopf und Füßen; auch herabgesetzte Hautatmung
- Narbenkeloide
- Akanthose der Haut (Psoriasis, Sklerodermie, Hyperkeratose)
- Haarausfall, brüchige Fingernägel; Nageleiterungen und Paronychien
- An Schleimhäuten Neigung zu chronischen Entzündungen und Eiterungen; Phlegmone
- Gestörte Bildung von Granulationsgewebe bei Haut- und Schleimhauterkrankungen

Herz/Gefäße/Blut
- Herabgesetzte Gefäßelastizität, Skleroseneigung; Altersherz
- Erhöhte Blutviskosität
- Resorption von alten Hämatomen; Stabilisierung der Gefäßwände bei Neigung zu blauen Flecken
- Vasomotorenstörungen mit Wechsel von Hitze und Kälte

Lymphsystem
- Schwellungen und Verhärtungen der Lymphdrüsen; Drüseninsuffizienz mit reduzierter Infektabwehr
- Unterstützt Leukozyten- und Lymphozytenbildung; eitrige Mandelerkrankungen
- Abschlussmittel nach Entzündungen und Infektionen; zum Abtransport von Zelltrümmern
- Folgen von Impfungen
- Steigert die Abwehrfähigkeit bei Autoimmunerkrankungen, Bestrahlungen und gegen Tumorzellen

Muskulatur/Gelenke
- Muskel- und Bänderschwäche; schlaffe Hals- und Extremitätenmuskulatur
- Gestörte Nutrition der Knochen; Rachitis; Osteoporose und Osteomalazie
- Arthritis und Arthrosen
- Alte Ergüsse von Schleimbeuteln und Gelenken; Ganglion
- Knochenfisteln und Knochenkaries; langwierige Knocheneiterungen, chronische Osteomyelitis; aseptische Nekrosen (Morbus Perthes, Morbus Schlatter, Köhler I–III)
- Morbus Bechterew
- Deposition von Harnsäure

Nervensystem
- Reizbarkeit und vermehrte Schmerzhaftigkeit
- Vasomotorenstörungen; periodische Kopfschmerzen, vom Nacken über den Kopf zur Stirn
- Potenzialschwankungen der Nervenmembranen: Epilepsie, Veitstanz
- Abdominell (z. B. durch Würmer) bedingte Nervenerkrankungen

Psyche
- Einengung des Gesichtsfeldes
- Melancholische Stimmungslage; Mangel an Selbstvertrauen, Sicherheit, Standfestigkeit, geringes Durchsetzungsvermögen, Unterwürfigkeitsverhalten; Zurückgezogenheit oder Widerspenstigkeit (schon bei Kindern); herabgesetzte Antriebe und Lebensüberdruss

Urogenital
- Chronische Schleimhauterkrankungen der Harnwege mit Neigung zur Steinbildung
- Blasenreizung durch vermehrte Harnsäureausscheidung

Augendiagnose
Folgende augendiagnostische Zeichen können auf das Mittel Nr. 11 Silicea hinweisen:
- Aspekte der carbo-nitrogenoiden, der mesenchymal-hypoplastischen, der

lymphatisch-hypoplastischen, der anämischen und der katarrhalisch-rheumatischen Konstitution
- Scharf abgegrenzte Tophi; Plaques
- Keulenfasern; verdickte und verquollene Reizradiären
- Verklebungszeichen: sich kreuzende Transversalen und Radiären, Büschel und Bündel
- Lockerungszeichen; Substanzzeichen in der sechsten Region
- Abdunkelungen der zweiten, fünften und/oder sechsten Region

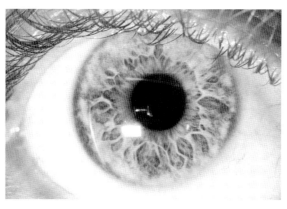

Abb. 11:
Lockerungszeichen,
Verklebungszeichen

Sonstiges/Besonderes
- Alte Gesichtsneuralgien
- Silicea wirkt in der D3 am stärksten auf die Kolloidalstruktur bei chronischer Unterreizung und Trockenheit der Gewebe, in der D6 eiterungsfördernd (Abfluss sollte vorhanden sein), in der D12 sanft und langsam sowie resorbierend (bei nicht vorhandenem Abfluss).
- Die beste Einnahmezeit ist der frühe Abend (18.00 Uhr), 2–5 Tabletten; Silicea kann auch tagsüber gegeben werden. Silicea ist mit jedem anderen biochemischen Funktionsmittel verträglich.

Modalitäten	
Verschlechterung	*Besserung*
Kälte, kalter Luftzug, Unterkühlung	Wärme
Witterungswechsel	Trockenes Wetter, Seeklima
Geistige und körperliche Anstrengung	
Abends und nachts	
Kalte Jahreszeit	
Bei Neu- und Vollmond	

Nr. 12 Calcium sulfuricum

Grundwirkung – charakteristische Wirkung

Calcium sulfuricum, chemisch Calciumsulfat ($CaSO_4 \cdot 2\ H_2O$), hat seine Hauptwirkung auf das mesenchymale Bindegewebe im Sinne der Abwehr- und Entgiftungsfunktion; insbesondere werden eitrige Prozesse beeinflusst. In der Regel wirkt Calcium sulfuricum auf einen abgekapselten Eiterungsvorgang weniger absorbierend als vielmehr aktivierend mit dem Versuch, den Eiter an der Oberfläche zu entleeren. Aus diesem Grunde ist das Mittel nur dann mit nebenwirkungsfreiem Erfolg zu geben, wenn eine Abflussmöglichkeit für den Eiter vorhanden ist. Calcium sulfuricum wirkt am besten in der monozytär-lymphozytären Überwindungsphase nach akuten Entzündungen; denn es unterstützt die hier wirksam werdende Makrophagenaktivität des mesenchymalen Gewebes. Deshalb gehört Calcium sulfuricum zu den so genannten „Abschlussmitteln" nach akuten Erkrankungen. Die Regelpotenz von Calcium sulfuricum ist die D12.

Merkregel
- Abschlussmittel nach akuten Entzündungen
- Kann Eiterungsprozesse zum Abschluss bringen
- Herddiagnostikum: lässt Eiterherde aufflackern
- Cave: Bei Eiterungsvorgängen muss eine Abflussmöglichkeit vorhanden sein!

Mittelcharakteristik – differenzierende Wirkung

Absonderungen
- Dick, grünlich-gelb, rahmig, blutig krustig

Atemwege
- Alle Katarrhe und Entzündungen: dick-eitriges Sekret, eitriger Auswurf, blutgestreifte Sekretion
- Bronchitis mit lockerem gelb-grünem Auswurf
- Chronische Nasen- und Nebenhöhlenkatarrhe mit stinkendem, blutig-eitrigem und auch wund machendem Sekret

Auge/Ohr/Sensorium
- Alle skrofulösen Augenerkrankungen
- Eitrige, blutige Blepharitis und Konjunktivitis; Krustenbildung und

Verklebung
- Keratitis mit drohender Eiterung; Hypopyon

Gastrointestinaltrakt
- Cholagoge Wirkung
- Chronische Durchfälle
- Chronische Appendizitis mit Eiterungstendenz (vorsichtige Dosierung!)
- Afterfisteln

Haut und -anhangsgebilde / Schleimhäute
- Skrofulöse Hauterkrankungen; eitrige und klebrige Eruptionen, schnell Schorfe bildend; Kopfgrind
- Alle Hauterkrankungen mit Eiterungstendenz; offene Abszesse und eiternde Wunden

Herz / Gefäße / Blut
- Chronisch rezidivierende Blutungen (D3)

Lymphsystem
- Alle eitrigen Lymphdrüsenerkrankungen; verhärtete Lymphdrüsen bei Eiterungen; eitrige Tonsillitiden und Anginen; Tonsillarabszess und Paratonsillarabszess mit Neigung zur Phlegmone
- Chronische Appendizitis mit Lymphangitis bzw. -adenitis mesenterialis
- Fokussuche: aktiviert und lokalisiert den Eiterherd – Achtung beim Auftreten von Schmerzen!

Muskulatur / Gelenke
- Fokalrheuma; Schwäche und Mattigkeit, Schmerzen mit Lahmheit
- Chronische Osteomyelitis; Knochenfisteln
- Chronische Periostitis, besonders nach Wurzelbehandlung und Zahnextraktionen

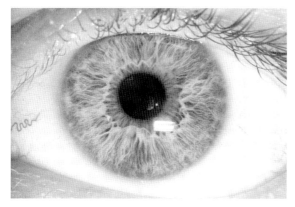

Abb. 12:
Gekämmtes Haar

Urogenital
- Chronische Erkrankungen von Nieren, Nierenbecken und ableitenden Harnwegen mit eitriger Harnabsonderung

Augendiagnose
Folgende augendiagnostische Zeichen können auf das Mittel Nr. 12 Calcium sulfuricum hinweisen:
- Krypten mit perifokalen Zeichen
- Gekämmtes Haar (siehe Abb. 12); Faserverwirrung
- Defektkeile
- Ekzemflocken

Sonstiges/Besonderes
- Äußeres Zeichen für Makrophagenaktivität in der eosinophilen Heilphase ist das mäßig blutgestreifte Sekret nach akuten Entzündungen und Katarrhen. Dies ist ein Hinweis auf die Anwendung von Calcium sulfuricum D12.
- Mit großer Vorsicht einzusetzen bei Thromboseneigung, da es die Blutgerinnung fördern kann.
- Calcium sulfuricum entfaltet in der D3 seine stärkste Wirkung. In der D3 wirkt es gerinnungsfördernd, strukturfestigend und eignet sich zur Fokustestung. Die D12 wird bevorzugt bei Eiterungen eingesetzt.

Modalitäten	
Verschlechterung	*Besserung*
Wärme	Kühle
Bewegung	Milde Wärme

Nr. 13 Kalium arsenicosum

Grundwirkung – charakteristische Wirkung

Kalium arsenicosum, chemisch Kaliumarsenit (K_3AsO_2), wird in der Biochemie als Regulator oxydativer Stoffwechselprozesse verwendet.

Es reduziert übermäßige Verbrennungsvorgänge, senkt den Grundumsatz und steigert auf diesem Wege den Anabolismus. Durch seine anabole Wirkung beeinflusst es Schwächezustände, die Rekonvaleszenz und wirkt degenerativen Entgleisungen entgegen. Das besonders in den Körperteilen, in denen Arsenionen bevorzugt vorkommen – wie in Haut und Haaren, in der Schilddrüse, in Leber, Nieren und Gehirn. Die Regelpotenz von Kalium arsenicosum ist die D6.

Merkregel
- Anabolikum durch Verminderung übermäßig ablaufender oxydativer Vorgänge
- Wirkt stärkend bei Schwächezuständen und in der Rekonvaleszenz
- Wirkt antidegenerativ und antidyskrasisch

Mittelcharakteristik – differenzierende Wirkung

Habitus
- Blasser, blutarmer, frostiger, hagerer Typus
- Schwellungen der Lider und des äußeren Halses (Schilddrüse)

Absonderungen
- Alle Absonderungen sind dünn, scharf und ätzend

Atemwege
- Rhinolaryngitis mit scharfem Sekret
- Hepatogene und renale asthmoide Erkrankungen

Gastrointestinaltrakt
- Brennen mit Taubheitsgefühl der Zunge; Präkanzerose
- Konsensuelle und antagonistische Magenreaktionen infolge von Leber- und Nierenerkrankungen
- Magen- und Darmkatarrhe mit brennenden Schmerzen und Blutungsneigung
- Wässrige und schwächende Durchfälle
- Tonusschwäche im Magen-Darm-Trakt mit herabgesetzter anaboler Leistung
- Fettleber

Haut und -anhangsgebilde / Schleimhäute
- Alle schwer zu beeinflussenden Hauterkrankungen mit Juckreiz, Rötung, Schuppung, Rhagadenbildung, Pusteln – immer verbunden mit Hautschwäche
- Alle chronischen Hauterkrankungen mit Neigung zur Malignität

Herz/Gefäße/Blut
- Herzschwäche mit Neigung zur Hypertrophie; Herzschwäche mit Ödemen und Atemnot; fettige Degeneration des Herzens
- Myokarditis; Herzklappenfehler

- Blutarmut, verminderte plastische Kraft des Blutes; Blutverwässerung
- Gefäßkopfschmerzen

Lymphsystem
- Skrofulöse Drüsenschwellungen mit Neigung zur Blutverwässerung

Muskulatur/Gelenke
- Rheumatoide Glieder- und Muskelschmerzen
- Muskelkrämpfe bei Retention harnpflichtiger Stoffe und bei Kreislaufschwäche

Nervensystem
- Alle Nervenstörungen und Schmerzen durch Blutarmut, Dyskrasie und Schwäche
- Paresen, Krämpfe, Epilepsie

Psyche
- Schwächezustände mit Unruhe, Angst und Furchtsamkeit

Urogenital
- Chronische Nierenerkrankungen, auch mit Neigung zur Hypertonie
- Chronische Glomerulonephritis; Albuminurie; Schrumpfniere
- Nephrogen bedingte Ödeme

Augendiagnose
Folgende augendiagnostische Zeichen können auf das Mittel Nr. 13 Kalium arsensicosum hinweisen:
- Aspekte der anämischen und der atonisch-asthenischen Konstitution
- Aspekte der exsudativen Diathese
- Begleitschatten und abgedunkelte erste Region
- Generelle und partielle Abdunkelungen der Krausenzone (anabole Wirkung)
- Verquollene und geschlängelte Reizradiären

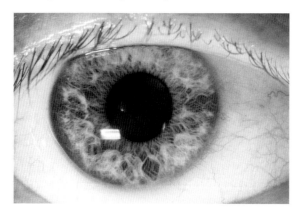

Abb. 13: Schachtellakune im Nierensektor, Depositionsphänomene

- Nierensektor: Abdunkelungen von Dunkellinien über Rarefizierung bis zur Bildung von Krypten; Lakunen
- Stauungstransversalen im Nierensektor
- Kardiorenales Syndrom: Zeichenkombinationen von Herz- und Nierensektoren

Sonstiges/Besonderes
- Periodizität der Beschwerden
- Heberden-Knoten bei Retention harnpflichtiger Stoffe
- Kalium arsenicosum als biochemisches Ergänzungsmittel lässt sich gut mit folgenden Grundmitteln kombinieren: Calcium fluoratum, Calcium phosphoricum, Kalium phosphoricum, Kalium sulfuricum und Silicea.

Modalitäten	
Verschlechterung	*Besserung*
Kälte	Trockene Wärme
Bei Hauterkrankungen: durch Bettwärme	Durch die Verdauungssaftsekretion anregende Speisen (Süßes, Saures, Warmes)

Nr. 14 Kalium bromatum

Grundwirkung – charakteristische Wirkung

Kalium bromatum, chemisch Kaliumbromid (KBr), wird als Ergänzungsmittel insbesondere angewendet bei Gehirn-, Nerven- und Drüsenstörungen.

Das Mittel hat antagonistische Wirkungen zu Chlor- und Jodverbindungen, während es den Magnesiumspiegel zu steigern vermag. Sein Hauptwirkmechanismus bezieht sich auf Nervenfunktionen und die Regulation endokriner und lymphatischer Drüsen. Die Regelpotenz von Kalium bromatum ist die D6.

Merkregel
- Dämpft die krankhaft erhöhte Sensibilität der Nerven
- Reguliert die Tätigkeit der endokrinen Drüsen und der Lymphdrüsen, insbesondere der Schleimhäute

Mittelcharakteristik – differenzierende Wirkung

Habitus
- Entweder torpider oder erethischer skrofulöser Typus
- Empfindliche, leicht erregbare Menschen mit Beschäftigungsneurose der oberen Extremität

Absonderungen
- Serös-schleimige, auch fibrinöse Absonderungen

Atemwege
- Leichtes Auftreten von Katarrhen, besonders der Nase und des Kehlkopfes, infolge erhöhter Sensibilität der Schleimhäute; akute und chronische Formen der Laryngitis
- Keuchhusten mit großer Unruhe und Erregung
- Asthma nervosum

Auge/Ohr/Sensorium
- Tubenkatarrhe bei Affektionen im Nasen- und Rachenraum

Gastrointestinaltrakt
- Nervös-konsensuelle Erkrankungen des Magen-Darm-Traktes
- Vermehrter Speichelfluss
- Schwangerschaftserbrechen

Haut und -anhangsgebilde / Schleimhäute
- Skrofulöse Hautreaktionen (Krusten, Borken)
- Acne vulgaris (Gesicht, Brust, Schulter, oberer Rücken)
- Warzen

Lymphsystem
- Skrofulose mit Begleitreaktionen an Haut und Schleimhäuten
- Hypertrophische und hyperplastische Lymphdrüsenerkrankungen, besonders im Kindesalter

Nervensystem
- Nervöse Zustände bei erhöhter Sensibilität; Schlaflosigkeit (Geräuschempfindlichkeit); Zähneknirschen
- Kopfschmerzen und Migräne
- Gehirn- und Rückenmarksleiden (Tabes dorsalis, multiple Sklerose)
- Gedächtnisschwäche

Schilddrüse
- Skrofulöse Schilddrüsenerkrankungen
- Morbus Basedow

Urogenital
- Enuresis nocturna
- Blasenschwäche bei älteren Menschen

Augendiagnose
Folgende augendiagnostische Zeichen können auf das Mittel Nr. 14 Kalium bromatum hinweisen:
*   Aspekte der neuropathisch-neurolymphatischen und der lymphatisch-hyperplastischen Konstitution
*   Neurohäkchen; Zickzack-Radiären; V-Linien; Neuritisfasern
*   Wurzelradiären und lange, von der Krausenzone ausgehende Fasern

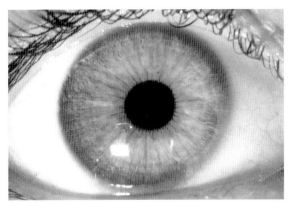

Abb. 14: Zickzack-Radiären, Neuritisfasern

Sonstiges/Besonderes
*   Zur Unterstützung bei der Raucherentwöhnung
*   Erhöht den Magnesiumspiegel
*   Erhöhter Salzgenuss führt zu erhöhter Ausscheidung von Brom.
*   Kalium bromatum als biochemisches Ergänzungsmittel lässt sich gut mit folgenden Grundmitteln kombinieren: Calcium phosphoricum, Kalium chloratum, Kalium phosphoricum, Magnesium phosphoricum, Silicea und Calcium sulfuricum.

Modalitäten	
Verschlechterung	*Besserung*
Ruhe	Bewegung und Beschäftigung

Nr. 15 Kalium jodatum

Grundwirkung – charakteristische Wirkung

Kalium jodatum, chemisch Kaliumjodid (KJ), zeigt seine Wirkung als bio-chemisches Ergänzungsmittel in folgenden vier großen Funktionskreisen: im Drüsensystem, im Bereich der Haut und Schleimhäute, Knochen und Gelenke sowie im System der Blutverteilung. Jodverbindungen finden sich vor allem in der Schilddrüse und den Nebenschilddrüsen, in Hoden, Prostata, Nebennieren und Lymphdrüsen, in der Gebärmutter, den Nieren, in den Stoffwechselorganen Leber und Milz, Magen und Bauchspeicheldrüse, sowie den Lungen und im Gehirn. Seine Grund- und Hauptwirkungen sind die Dämpfung überdrehter oxydativer Stoffwechselprozesse, die rasche Absorption von Exsudationen, eine deutliche Verbesserung der Blutverteilung und die antiphlogistische und antiproliferative Wirkung auf das Bindegewebe, besonders auf dessen faserigen Anteile. Die Regelpotenz von Kalium jodatum ist die D6.

Merkregel
- Wirkt regulierend auf die Drüsen und das Drüsensystem
- Entzündungswidrige und proliferationsmindernde Wirkung auf das Mesenchym
- Verbessert die Blutverteilung und wirkt Wallungen entgegen

Mittelcharakteristik – differenzierende Wirkung

Habitus
- Eher magere Typen von dunkler Komplexion
- Sie sind von heftigem Gemüt, ruhelos und reizbar und neigen zu Kongestionen

Absonderungen
- In der akuten Phase: wässrig, scharf, ätzend
- In der chronischen Phase: salzig, dicklich, eitrig (gelb-grünlich), auch klumpig, jedoch nicht stinkend

Atemwege
- Große Anfälligkeit für Erkältungen und Katarrhe; Schnupfen bei feucht-kaltem Wetter mit wässrig-scharfem Sekret; Kehlkopfentzündung mit reichlicher Exsudation

- Bronchitis mit vielen Rasselgeräuschen; chronische Erkrankungen mit Neigung zum Siechtum

Auge/Ohr/Sensorium
- Skrofulöse Augenerkrankungen auf tuberkulinischer Grundlage
- Ohrengeräusche, jedoch nicht beim Hörsturz

Gastrointestinaltrakt
- Katarrhe mit starken Blähungen, hervorgerufen durch kalte Getränke und Speisen, als Folge der großen Erkältlichkeit; bis zur Ulkusentstehung

Haut und -anhangsgebilde / Schleimhäute
- Hartnäckige skrofulöse Hauterkrankungen; Papeln, Pusteln, Geschwüre
- Haarausfall

Herz/Gefäße/Blut
- Kongestive Kopfschmerzen mit Klopfen und Pulsieren
- Gefäßspasmen und Arteriosklerose; Tachykardie und Hypertonie
- Dyskrasie auf skrofulöser, gichtisch-rheumatischer und luetischer Grundlage

Lymphsystem
- Schwellungen und Verhärtungen; Proliferationen und Indurationen
- Vergrößerungen und Verhärtungen der Brustdrüsen, auch tumoröse
- Vertreibt die Milch der Wöchnerinnen durch Wasserentzug
- Schilddrüsenstörungen

Muskulatur/Gelenke
- Gichtisch-rheumatische Gelenkschwellungen, besonders auf sykotischer und luetischer Grundlage; einseitige teigige Kniegelenkschwellung
- Wirkung auf Sehnen, Bänder und Knochenhaut

Nervensystem
- Vasomotorenreizung mit kongestiven Kopfschmerzen
- Sklerotische Melancholie mit aggressiven Phasen
- Veraltete Nervenentzündungen und Neuralgien

Psyche
- Senile Reizbarkeit und Boshaftigkeit

Schilddrüse
- Hyperthyreose und Morbus Basedow mit Tachykardie, Tremor und Hypertonie
- Hypothyreose mit Hypotonie und Herzschwäche, mit herabgesetzter Geistesfunktion
- Harte und weiche Vergrößerungen der Schilddrüse

Urogenital
- Neigung zu Schwund von Hoden, Ovarien und Brustdrüsen
- Vergrößerung und Verhärtung der Prostata und der Brustdrüsen

Augendiagnose

Folgende augendiagnostische Zeichen können auf das Mittel Nr. 15 Kalium jodatum hinweisen:

- Aspekte der oxygenoiden, der lymphatisch-hyperplastischen, der lymphatisch-hypoplastischen und der katarrhalisch-rheumatischen Konstitution
- Aspekte der harnsauren Diathese
- Spinnenbeingefäße; Porzellangefäße; Gefäßspindel
- Plaques; Käsespitzen; Tophi
- Thyreosenpigment; Jodlakunen
- Pluriglanduläre Insuffizienz (Maßliebcheniris)

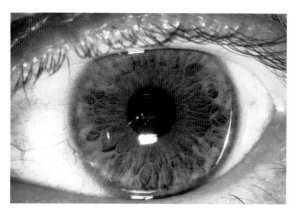

Abb. 15: Pluriglanduläre Insuffizienz

Sonstiges/Besonderes

- Kalium jodatum ist einsetzbar sowohl bei Drüsenvergrößerungen in akuten Phasen oder solchen mit Hyperkinesie als auch bei atrophischen Drüsenveränderungen in chronischen Phasen oder solchen mit Hypokinesie.
- Kalium jodatum als biochemisches Ergänzungsmittel lässt sich gut mit folgenden Grundmitteln kombinieren: Calcium fluoratum, Kalium chloratum, Kalium sulfuricum, Natrium sulfuricum und Silicea.

Modalitäten	
Verschlechterung	*Besserung*
Kälte und Feuchtigkeit	Kühle Luft (Ausnahme: Schnupfen)
Ruhe	Bewegung
In der Nacht	

Nr. 16 Lithium chloratum

Grundwirkung – charakteristische Wirkung

Lithium chloratum, chemisch Lithiumchlorid (LiCl), wirkt als biochemisches Ergänzungsmittel insbesondere auf Störungen des Eiweißstoffwechsels und seiner kolloidalen Beschaffenheit im Hinblick auf den Wasserhaushalt. Sein hervorragender Wirkungskreis zielt auf die Harnsäure- und Kristallosepathologie. Einerseits scheidet das Mittel übermäßig vorhandene Harnsäure aus, andererseits werden die Gewebe besser befeuchtet. Die vermehrte Ausscheidung von harnpflichtigen Substanzen wirkt sich besonders günstig auf das Lymph- und Nervensystem aus. Die Regelpotenz von Lithium chloratum ist die D6.

Merkregel
- Scheidet vermehrt harnpflichtige Stoffe aus, besonders Harnsäure und Harnstoff
- Befeuchtet Gewebe und Zellen
- Wirkt bei depressiven Verstimmungen infolge von Schlackenzunahme

Mittelcharakteristik – differenzierende Wirkung

Habitus
- Trockener Typ mit Neigung zu Säureretention und Kristallose und deren nervösen Begleiterscheinungen

Absonderungen
- Harnabsonderung dunkel, scharf, mit Ziegelmehlsediment

Gastrointestinaltrakt
- Ausscheidungskatarrhe von Magen und Darm („Magen- und Darmgicht")
- „Säurekrämpfe", Blähungen; „Blähungskoliken" bei Kindern

Herz/Gefäße/Blut
- Konsensuell-antagonistische Begleitreaktionen des Herzens bei gichtisch-rheumatischen Erkrankungen
- Palpitatio cordis, besser durch Wasserlassen; Kollämie und Arteriosklerose

Lymphsystem
- Kugeluratbildung im Lymphsystem mit Stockungen und Stauungen

Muskulatur/Gelenke
- Muskel- und Gelenkerkrankungen durch Deposition harnpflichtiger Substanzen

- Muskel- und Gelenkrheumatismus; Gelenkdeformationen (Arthrosis deformans)

Nervensystem

- „Lähme" bei harnsaurer Diathese („Nervengicht")

Psyche

- Depressive Verstimmungen bei harnsaurer Diathese
- Melancholie

Urogenital

- Katarrhe und Entzündungen der Nieren und ableitenden Harnwege bei harnsaurer Diathese
- Harnabsonderung dunkel, scharf, streng riechend; mit Ziegelmehlsediment
- Neigung zur Steinbildung
- Prämenstruelles Syndrom bei harnsaurer Diathese

Augendiagnose

Folgende augendiagnostische Zeichen können auf das Mittel Nr. 16 Lithium chloratum hinweisen:

- Aspekte der harnsauren Diathese
- Trocknungszeichen
- Sludge-Phänomen; Glomeruligefäß, Irrgarten
- Kraniale Abflachungen von Krause und Pupillensaum

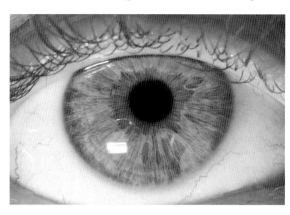

Abb. 16: Aspekte der harnsauren Diathese; kraniale Krausenabflachung und Pupille

Sonstiges/Besonderes

- Trias: gichtisch-rheumatische Affektionen, Entzündungen von Nieren und ableitenden Harnwegen, depressive Verstimmungen
- Lithium chloratum als biochemisches Ergänzungsmittel lässt sich gut mit folgenden Grundmitteln kombinieren: Calcium fluoratum, Kalium phosphoricum, Natrium chloratum, Natrium phosphoricum und Silicea.

Modalitäten	
Verschlechterung	*Besserung*
Wärme und Feuchtigkeit	Reichliche Harnentleerung
Nachts	Mäßige Bewegung

Nr. 17 Manganum sulfuricum

Grundwirkung – charakteristische Wirkung

Manganum sulfuricum, chemisch Mangansulfat ($MnSO_4 \cdot 5\ H_2O$), steigert als biochemisches Ergänzungsmittel die oxydativen Stoffwechselprozesse, fördert die Katalyse der Hämoglobinsynthese und die Versorgung der Gewebe mit Sauerstoff. Mangan kommt in der Regel im Organismus nie ohne Eisen vor. Die Regelpotenz von Manganum sulfuricum ist die D6.

Merkregel
• Manganum sulfuricum unterstützt die Wirkung des Eisens.
• Wirkt auf die Blutbildung und verbessert die Blutzirkulation

Mittelcharakteristik – differenzierende Wirkung

Habitus
• Blasser, anämischer Typ mit möglichen Kongestionen
Atemwege
• Unterschiedliche Katarrhe auf anämischer Grundlage
Gastrointestinaltrakt
• Zungenbrennen, Trockenheit in Mund und Rachen
• Magen-Darm-Katarrhe auf anämischer Grundlage
• Leber-Galle: Stauung und trübe Schwellung
• Stuhlträgheit und Meteorismus
Haut und -anhangsgebilde / Schleimhäute
• Mundwinkelrhagaden
• Abnorme Hautblässe

- Neigung zu trockenen Schleimhäuten
- Trockene und juckende Haut (Anämie)
- Schlecht heilende Wunden

Herz/Gefäße/Blut

- Blutungsneigung
- Ermüdungszustände
- Anämische Herz- und Gefäßsymptomatik: Herzklopfen, Nonnensausen, kongestive Zustände; Chlorose und Anämie, Blutverwässerung
- Kongestive Gefäßerregung der Augen

Nervensystem

- Nerven- und Gedächtnisschwäche; Wechsel zwischen depressiver Verstimmung und Erregung
- Parästhesien

Augendiagnose

Folgende augendiagnostische Zeichen können auf das Mittel Nr. 17 Manganum sulfuricum hinweisen:

- Aspekte der anämischen und der atonisch-asthenischen Konstitution
- Atonisch-anämisch-spinale Krausenzone nach Schnabel; Anämiering
- Abdunkelungen und Rarefizierungen als Sauerstoffmangelzeichen

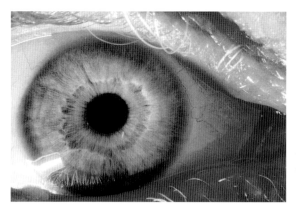

Abb. 17: Anämiering, Abdunkelungen und Rarefizierungen als Sauerstoffmangelzeichen

Sonstiges/Besonderes

- Die alten Biochemiker gaben Manganum sulfuricum gerne als Wechsel- oder Zwischenmittel zu Ferrum phosphoricum: auf 6–10 Tabletten Ferrum phosphoricum D3 ließen sie eine Gabe (1–3 Tabletten) Manganum sulfuricum D6 folgen.
- Manganum sulfuricum als biochemisches Ergänzungsmittel lässt sich gut mit folgenden Grundmitteln kombinieren: Calcium phosphoricum,

Ferrum phosphoricum, Kalium phosphoricum, Magnesium phosphoricum und Natrium chloratum.

Modalitäten	
Verschlechterung	*Besserung*
Leise Berührung der Haut	Frische Luft
Wetterwechsel zum Nasskalten	

Nr. 18 Calcium sulfuratum

Grundwirkung – charakteristische Wirkung

Calcium sulfuratum, chemisch Calciumsulfid (CaS), als biochemisches Ergänzungsmittel wirkt dämpfend bei stark übersteigerten Verbrennungsvorgängen mit Gewichtsverlust, verbessert dadurch den Anabolismus und verbessert die Speicherung von Glykogen in den Zellen, besonders von Leber, Milz und wahrscheinlich auch der Muskulatur.

Der übersteigerte Stoffwechsel hat eine deutliche Azidose zur Folge. Die Regelpotenz von Calcium sulfuratum ist die D6.

Merkregel
- Übersäuerung durch zu starke Verbrennungsprozesse
- Metabolische Reizbarkeit und Erschöpfung

Mittelcharakteristik – differenzierende Wirkung

Absonderungen
- Klebrig-jauchige Absonderungen, besonders der Haut

Auge/Ohr/Sensorium
- Neigung zu grauem Star infolge der Azidose

Gastrointestinaltrakt
- Abmagerung trotz großen Appetits
- Vermehrter Durst
- Erhöhte Reizbarkeit von Leber und Bauchspeicheldrüse

Haut und -anhangsgebilde / Schleimhäute
- Chronische, hartnäckige Hauterkrankungen, gerne nässend oder eiternd, mit verzögerter oder fehlender Heilungstendenz
- Klebrig-jauchige Sekrete der Haut

Herz/Gefäße/Blut
- Kreislaufstörungen mit sekundärer Anämie; periphere Anämie
- Erhöhte Venosität des Blutes

Nervensystem
- Erhöhte nervöse Reizbarkeit der Gehirnnerven
- Neuralgien
- Erschöpfungszustände mit Gewichtsverlust

Augendiagnose
Folgende augendiagnostische Zeichen können auf das Mittel Nr. 18 Calcium sulfuratum hinweisen:
- Aspekte der oxygenoiden Konstitution
- Säureiris mit stark verbreitertem Ziliarrand
- Stark abgedunkelte Krausenzone
- Sichelförmige Abdunkelung im ventralen Abschnitt des unteren Ziliarteils

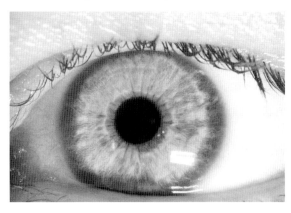

Abb. 18:
Fortgeschrittenes
Stadium der oxygenoiden
Konstitution mit stark
verbreitertem Ziliarrand

Sonstiges/Besonderes
- Gewichtsverlust trotz Heißhunger
- Großes Trinkbedürfnis
- Calcium sulfuratum als biochemisches Ergänzungsmittel lässt sich gut mit folgenden Grundmitteln kombinieren: Calcium phosphoricum, Ferrum phosphoricum, Natrium phosphoricum und Kalium jodatum.

Nr. 19 Cuprum arsenicosum

Grundwirkung – charakteristische Wirkung

Cuprum arsenicosum, chemisch Kupferarsenit ($Cu_3(AsO_3)_2$), als biochemisches Ergänzungsmittel wirkt umstimmend bei spastischen Zuständen, die mit einer vermehrten Sekretion einhergehen. In dieser Hinsicht wird es eingesetzt bei „äußeren und inneren Krämpfen" mit Systemwirkung auf die Schleimhäute, die glatte und quergestreifte Muskulatur sowie auf Gefäße und Nerven. Die Regelpotenz von Cuprum arsenicosum ist die D6.

Merkregel
- Umstimmend bei allen Krampfzuständen
- Antidyskrasische Wirkung

Mittelcharakteristik – differenzierende Wirkung

Absonderungen
- Schweiß: kalt und klebrig
- Durchfall: wässrig-schleimig

Atemwege
- Affektionen durch unterdrückte Hauttätigkeit
- Asthma bronchiale, spastische und asthmoide Bronchitis; Husten besser durch kaltes Trinken

Gastrointestinaltrakt
- Affektionen durch unterdrückte Hauttätigkeit
- Angina abdominalis (erhöhte Sensibilität des Abdominalnervensystems)
- Katarrhalische Reizungen des Magen-Darm-Traktes mit Krämpfen und wässrig-schleimigen Durchfällen
- Dyskinesien der Gallenwege; chronische Hepatitis und Pankreatitis

Haut und -anhangsgebilde / Schleimhäute
- Akute und chronische nässende Ekzeme
- Hautwassersucht
- Alle Hauterscheinungen sind verbunden mit Kältegefühl und kaltem, klebrigem Schweiß

Herz/Gefäße/Blut
- Neigung zu Gefäßkrämpfen
- Abdominelle und renale Dyskrasie

Muskulatur/Gelenke
- Neigung zu Muskelkrämpfen

Nervensystem
- Neuralgien, besonders Ischialgie (schlimmer durch Ruhelage)
- Abdominelle Neuralgien (Hyperästhesie von Bauchhirn und intramuralem System)
- Zentrale Krämpfe

Urogenital
- Chronische Glomerulonephritis
- Eklampsieneigung
- Nierengefäßsklerose mit Nasenbluten

Augendiagnose
Folgende augendiagnostische Zeichen können auf das Mittel Nr. 19 Cuprum arsenicosum hinweisen:
- Aspekte der spasmophilen Diathese; Zirkulärfurchen
- Zickzack-Radiären; Neuritisfasern
- Zickzack-Krause

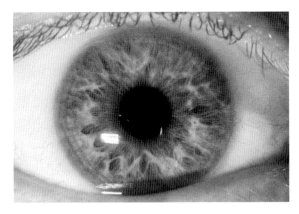

Abb. 19: Exzentrische Zirkulärfurchen, Zickzack-Krause

Sonstiges/Besonderes:
- Cuprum arsenicosum als biochemisches Ergänzungsmittel lässt sich gut mit folgenden Grundmitteln kombinieren: Ferrum phosphoricum, Kalium chloratum, Kalium sulfuricum, Magnesium phosphoricum, Natrium phosphoricum, Natrium sulfuricum und Silicea.

Nr. 20 Kalium aluminium sulfuricum

Grundwirkung – charakteristische Wirkung

Kalium aluminium sulfuricum, chemisch Kalialaun ($KAl(SO_4)_2 \cdot 12\ H_2O$), als biochemisches Ergänzungsmittel entspricht in seiner Wirkung in etwa dem homöopathischen Alumina. Es wirkt primär auf Organe mit glatter Muskulatur, sekundär auch auf die quergestreiften Muskeln. Vor allem stabilisiert es die Membranleistung mit dem Ziel, die Flüssigkeitskompartimente aufrechtzuerhalten; wahrscheinlich geschieht dies durch Optimierung der Natriumpumpe, die ihrerseits zu einer regelrechten Flüssigkeitsverteilung beiträgt. Diese Turgorwirkung des Mittels spiegelt sich auch in der Tonusregulierung der Muskulatur wider; sowohl hyper- wie hypotone Zustände werden reguliert. Turgormangel lässt die Gewebe austrocknen und führt eventuell zu frühzeitiger Alterung mit Sklerosierung. Die Regelpotenz von Kalium aluminium sulfuricum ist die D6.

Merkregel
- Reguliert den Gewebsturgor, den Muskeltonus, besonders den der glatten Muskulatur sowie die Flüssigkeitsverteilung (wirkt befeuchtend)
- Im Vordergrund steht die Wirkung auf die glatte Muskulatur des Magen-Darm-Traktes, immer verbunden mit einem ausgeprägten Meteorismus

Mittelcharakteristik – differenzierende Wirkung

Habitus
- Trockener Typ mit besonderer Neigung zu Haut- und Schleimhauttrockenheit
- Trockener Typ mit vorzeitiger Alterung

Absonderungen
- Mild und gelb, auch zäh

Atemwege
- Befeuchtend und nährend bei Fibrosierung
- Lungenemphysem, vor allem Altersemphysem
- Milder, gelber Auswurf

Gastrointestinaltrakt
- Trockene Schleimhäute und Tonusschwankungen im Magen-Darm-Trakt
- Ausgeprägter Meteorismus mit Kollern; oft verbunden mit Kolikschmerzen

und einer extraabdominellen Symptomatik (Schwindel, Kopfschmerzen, Ohrensausen)
- Obstipation, schwer zu entleerende Stühle mit Kollern im Leib
- Roemheld-Syndrom
- Magen-Darm-Erkrankungen mit exsudativer Gastroenteropathie (Malabsorption, Morbus Crohn, Colitis ulcerosa) mit Kollern
- Tonus- und Sekretionsstörungen im Bereich von Galle und Bauchspeicheldrüse

Haut und -anhangsgebilde / Schleimhäute
- Trockene, schuppende Haut mit gestörter Nutrition und Juckreiz (besonders Altersjucken); Hyperkeratosen
- Schwer heilende Wunden und degenerative Hautleiden
- Haarausfall
- Überall trockene Schleimhäute
- Zur Trockenheit neigende Schleimhautkatarrhe mit mildem, gelbem, zähem Sekret
- Katarrhe mit milden, gelben Absonderungen (Augen, Harnröhre, Vagina)

Herz/Gefäße/Blut
- Vasomotorenstörungen, Blutverteilungsstörungen
- Schlaffe oder spastische Gefäßzustände ohne Entzündung
- Roemheld-Syndrom
- Schwindel, Scheitelkopfschmerz und Tinnitus infolge eines ausgeprägten Meteorismus

Muskulatur/Gelenke
- Paresen der Skelettmuskulatur

Nervensystem
- Schlafstörungen als Meteorismusfolge

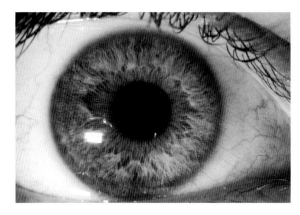

Abb. 20: Aspekte der gastrischen Konstitution

Urogenital
- Stabilisierung der Blasenmuskulatur und des inneren Blasensphinkters
- Blasenschwäche

Augendiagnose

Folgende augendiagnostische Zeichen können auf das Mittel Nr. 20 Kalium aluminium sulfuricum hinweisen:
- Aspekte der gastrischen und der carbo-nitrogenoiden Konstitution
- Alle Zeichen der Tonusminderung und Trocknung wie: Gewitterecken, atonische Krausenkonfiguration, Sphinktereinrisse, Abdunkelungen und Rarefikationen, Krypten.

Sonstiges/Besonderes
- Das Gewebe des alternden Menschen benötigt zur Aufrechterhaltung seiner Organfunktionen die Wirkungen von Kalium aluminium sulfuricum, unter anderem zusammen mit Silicea.
- Kalium aluminium sulfuricum wirkt in der D3 kräftigend auf die Muskelfasern, in der D6 regulierend und befeuchtend. Als biochemisches Ergänzungsmittel lässt es sich gut mit folgenden Grundmitteln kombinieren: Calcium fluoratum, Ferrum phosphoricum, Kalium phosphoricum, Kalium sulfuricum, Magnesium phosphoricum, Natrium chloratum und Silicea.

Modalitäten	
Verschlechterung	*Besserung*
Kälte	Wärme
Morgens	Mäßige Bewegung

Nr. 21 Zincum chloratum

Grundwirkung – charakteristische Wirkung

Zincum chloratum, chemisch Zinkchlorid ($ZnCl_2$), hat als biochemisches Ergänzungsmittel einen besonderen Bezug zu den Zerebral- und Spinalnerven sowie zu den Gehirn- und Rückenmarkshäuten. Es begünstigt die anabole Phase des Nervenstoffwechsels und damit die Erholungsfähigkeit und

Entgiftung der Nervenzellen. Zink als wichtiger Membranfaktor beeinflusst ebenfalls die Stabilisierung der Zellmembranen. Außerdem wirkt es katalytisch bei der Insulinproduktion und der Leukozytenfunktion. Die Regelpotenz von Zincum chloratum ist die D6.

Merkregel
- Nerven stärkend bei allen sensiblen und nervösen Reizzuständen, Schmerzen
- Krampfzustände
- Membranstärkend für Nervenhüllen und Schleimhäute, besonders im Verdauungstrakt
- Unterstützend bei Diabetes

Mittelcharakteristik – differenzierende Wirkung

Habitus
- Gereizter Typ mit erhöhtem Sensorium (Geräuschempfindlichkeit) und motorischer Unruhe, besonders der unteren Extremität

Atemwege
- Asthma nervosum; Keuchhusten

Auge/Ohr/Sensorium
- Geräuschempfindlichkeit; Lichtscheu

Gastrointestinaltrakt
- Beschwerden durch Vagusreizung: Krämpfe und Spasmen, Meteorismus
- Nervöses Erbrechen bei Kindern; nervöse Durchfälle
- Verbesserung von Absorption und Sekretion durch Membranstabilisierung; Malabsorptionssyndrom

Haut und -anhangsgebilde / Schleimhäute
- Hyperhidrosis
- Hyperästhesie der Haut
- Beschleunigt die Wundheilung

Herz/Gefäße/Blut
- Unterstützend bei hyperkinetischem Herz-Kreislauf-Syndrom

Muskulatur/Gelenke
- Muskelunruhe; klonische Krämpfe; Torticollis spasticus; Schreibkrampf

Nervensystem
- Alle zerebralen und spinalen Reizerscheinungen
- Neuralgien: Nervus facialis und trigeminus, Nervus ischiadicus, Kopfneuralgien, Zervikal- und Interkostalneuralgien

- Epilepsie und epileptoide Zustände; meningeale Reizerscheinungen; Chorea minor; Koordinationsstörungen
- Lähmungen, besonders des Nervus facialis
- Zahnkrämpfe
- Nervöse Schlaflosigkeit mit Unruhe der Beine
- Unterstützend bei multipler Sklerose

Urogenital
- Hodenneuralgie
- Nierenerkrankungen mit Anämie
- Reizblase
- Blasenmuskellähmung

Augendiagnose

Folgende augendiagnostische Zeichen können auf das Mittel Nr. 21 Zincum chloratum hinweisen:
- Aspekte der neuropathisch-neurolymphatischen Konstitution
- Aspekte der spasmophilen Diathese
- Atonisch-anämisch-spinale Krausenzone nach Schnabel
- Erschöpfungspupille; Neurasthenikerring; Borkenrand
- Neuronennetze, Neuroblitz, erethische Kringel; Wurzelradiären, Zickzack-Radiären; Neuritisfasern, aberrate Fasern, V-Linien

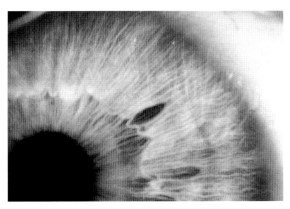

Abb. 21: Neuritisfasern

Sonstiges/Besonderes
- Versuchsweise bei Diabetes, besonders Altersdiabetes, Diabetes insipidus und bei Leukämie
- Lange Hormongaben und eine Sulfonamidtherapie können zu Störungen im Zinkhaushalt führen.
- Zincum chloratum als biochemisches Ergänzungsmittel lässt sich gut mit

folgenden Grundmitteln kombinieren: Calcium phosphoricum, Kalium phosphoricum und Magnesium phosphoricum.

Modalitäten	
Verschlechterung	*Besserung*
Ruhe	Frische Luft
Weingenuss	Mäßige Bewegung

Nr. 22 Calcium carbonicum

Grundwirkung – charakteristische Wirkung

Calcium carbonicum, chemisch $CaCO_3$, reguliert den Säure-Basen- sowie den Kalkhaushalt. Durch seine ebenfalls starke Wirkung auf Membransysteme werden Membranpotenziale aufrechterhalten und die Flüssigkeitskompartimente physiologisch voneinander getrennt, so dass das Diffusionsgefälle und der osmotische Druck sowie der Energiehaushalt der einzelnen Teile stabilisiert wird. Darüber hinaus ist Calcium carbonicum in der Lage als wichtiger Puffer für übermäßig anfallende saure Valenzen zu wirken. Es konkurriert in dieser Hinsicht mit Natriumbikarbonat. Die Karbonate wirken in den Flüssigkeitsräumen regulatorisch und puffernd im Hinblick auf den Funktionszustand der aktuellen Feuchtigkeit. Durch die beschriebenen Wirkungen wird Calcium carbonicum zu einem bedeutenden Ergänzungsmittel für das gesamte Lymphsystem und den Kalziumstoffwechsel. Die Regelpotenz von Calcium carbonicum ist die D6.

Merkregel
- Pufferung des Säure-Basen-Haushaltes
- Stabilisiert die Zellmembranen (z. B. bei Allergien und Katarrhen)
- Regulator des Kalkhaushaltes und des Lymphsystems (antiskrofulöse Wirkung)
- Entlastet die Schleimhäute als Ausgleichsfelder, indem es den Lymphfluss anregt

Mittelcharakteristik – differenzierende Wirkung

Habitus
- Pastöser Typ mit Blässe, Gewebsschwellungen (Lymphatismus und Hydrogenoidismus) und Neigung zu Katarrhen
- In Kindheit und Jugend lymphatisch, im Erwachsenenalter rheumatisch-hydrogenoid
- Entwicklungsstörungen bei endokriner Insuffizienz

Absonderungen
- Alle Absonderungen sind sauer.

Atemwege
- Skrofulöse Formen der Atemwegserkrankungen
- Rezidivierende Katarrhe bei Insuffizienz des Lymphsystems und adenoider Vegetation
- Schwellung und Gewebsvermehrung im Bereich des Waldeyer-Rachenringes; Polypenbildung

Auge/Ohr/Sensorium
- Rezidivierende Augenkatarrhe, skrofulöser Natur; rezidivierende Blepharitis; rezidivierende Mittelohrerkrankungen
- Mittelohrschwerhörigkeit nach rezidivierenden Katarrhen
- Trägheit, Schwerfälligkeit, Torpidität

Gastrointestinaltrakt
- Neigung zu Obstipation und aufgetriebenem Leib
- Vermehrte Säurebildung
- Schlechte Milchverträglichkeit
- Träge Funktion der Verdauungsdrüsen; Neigung zu Wurmbefall

Haut und -anhangsgebilde / Schleimhäute
- Beschwerden im Sinne der exsudativ-allergischen Diathese; urtikarielle Hauterscheinungen
- Bei Kindern Milchschorf, im Erwachsenenalter Neigung zu Ekzemen
- Große Schweißneigung, besonders partiell (am Kopf)

Herz/Gefäße/Blut
- Hypoplasie des Kreislaufsystems
- Frühzeitige Arteriosklerose

Lymphsystem
- Hyperplasie des Lymphsystems; adenoide Vegetation; unterschiedliche Härte und Größe der Lymphdrüsen
- Spätskrofulose: Schilddrüsenerkrankungen und rheumatische Leiden

Muskulatur/Gelenke
- Knochenskrofulose; Rachitis mit Verkrümmung der Extremitäten und der

Wirbelsäule; Neigung zu Morbus Scheuermann; Osteoporose und Osteomalazie
- Muskelerschlaffungen
- Gichtisch-rheumatische Gelenkerkrankungen; Arthrosen

Psyche
- Torpidität, egozentrische Teilnahmslosigkeit; Psychasthenie

Augendiagnose

Folgende augendiagnostische Zeichen können auf das Mittel Nr. 22 Calcium carbonicum hinweisen:
- Aspekte der lymphatisch-hyperplastischen und der hydrogenoiden Konstitution
- Aspekte der harnsauren und der exsudativ-allergischen Diathese
- Wolken und Tophi, Ekzemflocken; Lymphstraßen (siehe Abb. 22); Keulenfasern
- Verquollene Krause und humorale Region
- Spondylarthrosering
- Rhomboides Fenster, Waben und lakunöse Nester

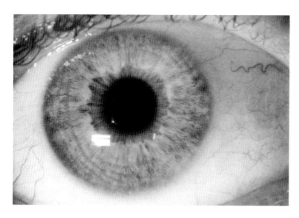

Abb. 22: Lymphstraßen, Tophi, Ekzemflocken

Sonstiges/Besonderes
- Auch wenn Calcium phosphoricum der Biochemie ein Hauptmittel bei skrofulös-lymphatischen Erkrankungen darstellt, sind Zwischengaben von Calcium carbonicum immer angezeigt und notwendig.
- Calcium carbonicum als biochemisches Ergänzungsmittel lässt sich gut mit folgenden Grundmitteln kombinieren: Calcium fluoratum, Calcium phosphoricum, Silicea, Natrium sulfuricum.

Modalitäten	
Verschlechterung	*Besserung*
Kälte und Feuchtigkeit	Wärme und Ruhe
Zugluft	

Nr. 23 Natrium bicarbonicum

Grundwirkung – charakteristische Wirkung

Natrium bicarbonicum, chemisch $NaHCO_3$, puffert flüchtige und nicht-flüchtige Säuren. Insbesondere dient es der Bindung von Kohlendioxid, welches praktisch bei allen Verbrennungsvorgängen entsteht. Es verhindert die pathologische Kohlensäureüberladung des Blutes und der Säftemasse, wie sie beispielsweise bei der carbo-nitrogenoiden Konstitution und bei der krankhaft erhöhten Venosität vorzufinden ist. Bei Störungen im Zucker-, Fett- und Eiweißhaushalt bindet Natrium bicarbonicum übermäßig entstehende Harnsäure; es unterstützt somit die Wirkung von Natrium phosphoricum.

Seine Pufferaktivität steht in enger Verbindung mit einer physiologischen Säfteproduktion der Magendrüsen, insbesondere der Arbeit der Belegzellen. Darüber hinaus gewährleistet seine Pufferfunktion einen ungehemmten Ablauf dissimilatorischer Vorgänge. Die Regelpotenz von Natrium bicarbonicum ist die D6.

Merkregel
- Regulierung des Säure-Basen-Haushaltes
- Vermindert die übermäßige Carbonisation der Säftemasse
- Vermindert die Harnsäurebildung
- Trägheit des Stoffwechsels mit ungenügender Elimination und Neigung zu Fettsucht, Diabetes, Gicht

Mittelcharakteristik – differenzierende Wirkung

Atemwege
* Verbessert die Kohlendioxidabgabe

Gastrointestinaltrakt
* Vermindert die Erregbarkeit der Nerven des intramuralen Systems infolge Reizung durch saure Stoffwechselprodukte

Augendiagnose
Folgende augendiagnostische Zeichen können auf das Mittel Nr. 23 Natrium bicarbonicum hinweisen:
* Aspekte der carbo-nitrogenoiden und der phlegmatisch-venösen Konstitution
* Aspekte der harnsauren Diathese
* Abgedunkelte dritte und sechste Region
* Säurezeichen
* Wolken und Tophi
* Lipoide Hügel

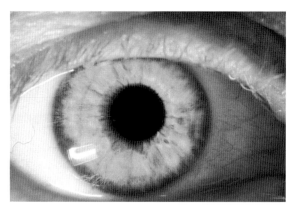

Abb. 23: Säureiris mit abgedunkelter 6. Region

Sonstiges/Besonderes
* Natrium bicarbonicum als biochemisches Ergänzungsmittel lässt sich gut mit folgenden Grundmitteln kombinieren: Natrium phosphoricum, Natrium sulfuricum, Silicea und Kalium sulfuricum.

Modalitäten	
Verschlechterung	*Besserung*
Bei reduzierten Ausscheidungen	Bei guter Ausscheidungslage

Nr. 24 Arsenum jodatum

Grundwirkung – charakteristische Wirkung

Arsenum jodatum, chemisch (AsJ), vereinigt in sich die Wirkungen von Arsenicum album und Jodum, wobei die Gesamtwirkung stärker von der Jodkomponente als vom Arsen geprägt ist. Was die anabolen und absorbierenden Eigenschaften des Mittels betrifft zeigen beide Komponenten wiederum einen deutlichen Synergismus. Jodverbindungen finden sich vor allem in der Schilddrüse und den Nebenschilddrüsen, in Hoden, Prostata, Nebennieren und Lymphdrüsen, in der Gebärmutter, den Nieren, in den Stoffwechselorganen Leber und Milz, Magen und Bauchspeicheldrüse, sowie den Lungen und im Gehirn.

Die anabole Wirkung von Arsenum jodatum kommt besonders bei Erkrankungen der Atemwege zum Tragen, die als Katarrhe, aber auch als tiefgreifendere Reaktionen mit Gewichtsverlust und besonders nächtlichen Schweißen einhergehen. Darüber hinaus gehören Erkrankungen der Schleim- und serösen Häute infolge von allergischen und nichtallergischen Gewebszuständen in den Wirkungskreis von Arsenum jodatum. Hierbei treten ganz besonders seine resorptiven Eigenschaften zu Tage. Auch die jedem Katarrh und jeder Entzündung zugrunde liegende lymphatische Stockung und Stauung gehört zu seinen charakteristischen Merkmalen; Arsenum jodatum forciert nicht nur den Lymphfluss, sondern regt auch die Lymphdrüsen zu besserer Tätigkeit an. Die Regelpotenz von Arsenum jodatum ist die D6.

Merkregel
• Verbesserung der Lungentätigkeit und der Aufnahme der „Luftnahrung"
• Resorptive Eigenschaften bei serösen Ergüssen und Katarrhen
• Antiallergikum bei Atemwegs- und Hauterkrankungen

Mittelcharakteristik – differenzierende Wirkung

Habitus
• Neigung zu Abmagerung mit großer Ermattung
Absonderungen
• Seröse Exsudate
Atemwege
• Rhinitis vasomotorica; allergische Bronchialerkrankungen; Asthma bronchiale

- Tief greifende Lungenerkrankungen mit Gewichtsverlust und Nacht-
schweißen

Gastrointestinaltrakt

- Schleimhautkatarrhe im Magen-Darm-Trakt mit seröser Exsudation
- Übel riechende Durchfälle
- Stabilisiert die Funktion der Bauchspeicheldrüse, ist hilfreich bei chronischen Entzündungen und Insuffizienz der Bauchspeicheldrüse. (Rade-
machers wichtigstes Pankreasmittel war Jod.)

Haut und -anhangsgebilde / Schleimhäute

- Allergische Hauterkrankungen; nässende Ekzeme
- Juvenile Akneformen

Lymphsystem

- Stockung und Stauungen des Lymphflusses; Skrofulose, besonders die erethische Form
- Harte und weiche Schwellungen der Lymphdrüsen, besonders im Bereich
der Bauchlymphe (Lymphangitis und -adenitis)

Muskulatur/Gelenke

- Seröse Ergüsse der Gelenke und Gelenkkapseln

Psyche

- Depressive Verstimmung; Angstzustände

Augendiagnose

Folgende augendiagnostische Zeichen können auf das Mittel Nr. 24 Arsenum
jodatum hinweisen:

- Aspekte der exsudativ-allergischen Diathese
- Gefäßdornenkrone; Hornhautdornenkrone
- Schwellungszeichen und Tophi; weiße Wische und Wolken

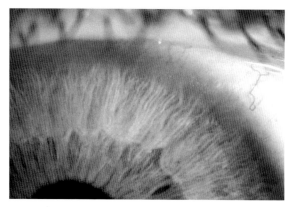

*Abb. 24: Aspekte der
exsudativ-allergischen
Diathese*

- Abgedunkelte Krausenzone, besonders in den Atemwegssektoren
- Rarefikationen in den Sektoren der Atemwege

Sonstiges/Besonderes

- Die in Bayern bekannte verstorbene Heilpraktikerin Maria Wagner wies auf den Gebrauch von Arsenum jodatum bei besonders hervortretenden Jochbeinbögen hin.
- Erschlaffungszeichen des Musculus interosseus dorsalis I weisen auf eine Schwäche des Lungengewebes und seiner Funktion hin und indizieren deshalb Arsenum jodatum. Zur Prüfung der Muskelspannung muss der Daumen fest an den Zeigefinger gedrückt werden.
- Arsenum jodatum als biochemisches Ergänzungsmittel lässt sich gut mit folgenden Grundmitteln kombinieren: Natrium chloratum, Calcium phosphoricum, Magnesium phosphoricum und Silicea.

Modalitäten	
Verschlechterung	*Besserung*
Nachts (schwächende Schweiße)	Mäßige, adäquate Bewegung
Kälte	Wärme
	Frische Luft

Rezeptierteil

Gebrauchsinformationen für den Rezeptierteil

Der sehr umfangreiche Rezeptierteil soll dem Anfänger in der Biochemie zum Einstieg und zum Training, dem Fortgeschrittenen zum Nachschlagen und Wiederholen dienen.

Der Rezeptierteil ist nach Organsystemen gegliedert, was dem Leser ermöglicht, pathologische Zusammenhänge leichter zu erfassen; beispielsweise lassen sich Erkrankungen der Bauchorgane nicht immer auf ein einzelnes Organ beschränken; so ist sehr häufig ein pathologischer Consensus im Zusammenhang mit Magen- und Gallenblasenleiden festzustellen (z. B. Begleitgastritis/Begleitcholezystitis). Der Leser kann entsprechend seiner Bedürfnisse Krankheitszustände nach Organsystemen geordnet bearbeiten oder einzelne Indikationen schnell über das Stichwortverzeichnis nachschlagen.

Bei einigen Indikationen werden bewährte Basisrezepturen vorgestellt, die aber dem individuellen Fall entsprechend zugeschnitten werden können. Gleichermaßen werden Haupt- und Wechselmittel vorgestellt. Das Hauptmittel entspricht dem jeweiligen Basis- oder Kausalmittel; das oder die Wechselmittel dienen entweder als Therapie für ein Folgerezept oder zum Erstellen einer individuellen Rezeptur.

Die bei den einzelnen Indikationen erwähnten Charakteristika zu den biochemischen Funktionsmitteln sind bei der Besprechung des jeweiligen Mittels umfassend dargelegt und können bei Bedarf dort nachgesehen werden.

Die Angaben zur Puls- und Augendiagnose sollen als eine objektive Hilfestellung zur biochemischen Verordnung angesehen werden und sind deshalb nicht eingehender besprochen worden; das Wissen um deren Bedeutung und Inhalt wird vorausgesetzt und bleibt dem Therapeuten überlassen.

Dosierung und Einnahmezeiten

Akute Erkrankungen verlangen eine häufigere Gabe des biochemischen Mittels. Je nach Zustand werden in der Regel 2–4 Tabletten im Abstand von 10–15 Minuten, stündlich oder 5-mal täglich verabreicht.

Chronische Erkrankungen benötigen eine seltenere Gabe des biochemischen Mittels. Je nach Krankheitszustand und Reizlage des Patienten werden normalerweise 1- bis 3-mal täglich 2–5 Tabletten gegeben.

Von der üblicherweise pauschalisierten Einnahme dreier Mitteldosen pro Tag kann beim Gebrauch biochemischer Tabletten (individuell und nach biologischen Rhythmen) abgewichen werden, so dass das jeweilige Mittel nur einmal zu einer bestimmten Wirkzeit zu geben ist. Im Folgenden werden die bekannten Einnahmezeiten aufgelistet:

Mittel	*Bevorzugte Einnahmezeit*
Nr. 1 Calcium fluoratum	Besonders morgens, aber auch mittags.
Nr. 2 Calcium phosphoricum	Besonders morgens, aber auch mittags, in seltenen Fällen abends (D3) – bei zu starkem Absinken des Kalziumspiegels.
Nr. 3 Ferrum phosphoricum D3	Morgens – zur Tonisierung und Verbesserung der Eisenresorption.
Nr. 5 Kalium phosphoricum	Bis 15:00 Uhr, besonders zwischen 11:00 und 12:00 Uhr – Förderung der parasympathischen Phasen.
Nr. 6 Kalium sulfuricum	Nachmittags zwischen 14:00 und 15:00 Uhr, sowie abends von 17:00 bis 22:00 Uhr.
Nr. 7 Magnesium phosphoricum	Abends ab 18:00 Uhr.
Nr. 8 Natrium chloratum	Vor- und nachmittags je 1–2 Gaben.
Nr. 9 Natrium phosphoricum	Vor- und nachmittags je 1–2 Gaben.
Nr. 10 Natrium sulfuricum	Grundsätzlich vor- und nachmittags je 1–2 Gaben; im Speziellen morgens – zur Anregung der Harnausscheidung am gleichen Tag; abends – zur Anregung der Darmtätigkeit am nächsten Tag; nachmittags zwischen 14:00 und 15:00 Uhr – zur Verbesserung der cholagogen Wirkung.
Nr. 11 Silicea	Abends.

Bei den folgenden Indikationen sind diese Möglichkeiten berücksichtigt, können jedoch dem individuellen Fall angepasst werden.

Absonderungen

Nässende Absonderungen

Weiß, weißgrau, fadenziehend:
- Nr. 4 Kalium chloratum D6
  Bis zu 5-mal täglich 2–4 Tabletten.

Weiß, wie rohes Eiweiß, mild, serös:
- Nr. 2 Calcium phosphoricum D6
  Bis zu 5-mal täglich 2–4 Tabletten.

Hell-wässrig, glasig-schleimig, scharf, salzig, ätzend, übel riechend:
- Nr. 8 Natrium chloratum D6
  Bis zu 5-mal täglich 2–4 Tabletten.

Gelblich-wässrig, gelblich-grün-eitrig:
- Nr. 10 Natrium sulfuricum D6
  Bis zu 5-mal täglich 2–4 Tabletten.

Gelb-schleimig, mild, eitrig:
- Nr. 6 Kalium sulfuricum D6
  Bis zu 5-mal täglich 2–4 Tabletten.

Gelblich, grünlich, flüssig mit Klumpenbildung:
- Nr. 10 Natrium sulfuricum D6
- Nr. 4 Kalium chloratum D3
  Im Wechsel alle 2 Stunden 2–3 Tabletten.

Honiggelb, eitrig, rahmartig:
- Nr. 9 Natrium phosphoricum D6
  Bis zu 5-mal täglich 2–4 Tabletten.

Eitrig, übel riechend, bröselig:
- Nr. 11 Silicea D12
  Bis zu 5-mal täglich 2–4 Tabletten.

Eitrig, blutgestreifter Eiter, gelb bis grün, dick:
- Nr. 12 Calcium sulfuricum D6
  Bis zu 5-mal täglich 2–4 Tabletten.

Eitrig, rahmartig und dünnflüssig:
- Nr. 9 Natrium phosphoricum D6
- Nr. 10 Natrium sulfuricum D6
  Im Wechsel alle 2 Stunden 2–3 Tabletten.

Flüssig-eitrig mit Klumpenbildung:
- Nr. 6 Kalium sulfuricum D6
- Nr. 4 Kalium chloratum D3

Im Wechsel alle 2 Stunden 2–3 Tabletten.
Schmierig, jauchig-blutig, ätzend, scharf, stinkend:
* Nr. 5 Kalium phosphoricum D6
  Bis zu 5-mal täglich 2–4 Tabletten.
Nässend, mit harten Krusten:
* Nr. 1 Calcium fluoratum D12
  Bis zu 5-mal täglich 2–4 Tabletten.
Ausschwitzungen, sauer riechend:
* Nr. 9 Natrium phosphoricum D6
  Bis zu 5-mal täglich 2–4 Tabletten.
Ausschwitzungen, stinkend:
* Nr. 11 Silicea D12
  Bis zu 5-mal täglich 2–4 Tabletten.

Trockene Absonderungen

Weiße, weißgraue, kleieartige Schuppen:
* Nr. 4 Kalium chloratum D6
  Bis zu 5-mal täglich 2–4 Tabletten.
Weiße, weißgelbe Krusten:
* Nr. 2 Calcium phosphoricum D6
  Bis zu 5-mal täglich 2–4 Tabletten.
Gelbliche, grünlich-gelbliche Schuppen:
* Nr. 10 Natrium sulfuricum D6
  Bis zu 5-mal täglich 2–4 Tabletten.
Honiggelbe Krusten:
* Nr. 9 Natrium phosphoricum D6
  Bis zu 5-mal täglich 2–4 Tabletten.
Gelbe Eiterkrusten, schwer ablösbar:
* Nr. 11 Silicea D12
  Als einmalige Gabe abends 3–4 Tabletten oder bis zu 5-mal täglich 2–4
  Tabletten.
Milchschorfähnliche Schuppen, klebriger Grund:
* Nr. 6 Kalium sulfuricum D6
  Bis zu 5-mal täglich 2–4 Tabletten.
Schmierige Schuppen oder Krusten, übel riechend:
* Nr. 5 Kalium phosphoricum D6
  Bis zu 5-mal täglich 2–4 Tabletten.

Allergie

Basisrezept bei allergischen Krankheitsbildern:
Hauptmittel:

- Nr. 2 Calcium phosphoricum D6
  Morgens und vormittags je 5–7 Tabletten.
  Stabilisiert die Zellmembranen bei Allergien und Katarrhen.
- Nr. 24 Arsenum jodatum D6
  Bis zu 5-mal täglich 2–4 Tabletten.
  Absorbiert entzündliche und allergische Exsudate.
- Nr. 7 Magnesium phosphoricum D6
  Nach 18:00 Uhr 10 Tabletten in einem Glas heißem Wasser auflösen und
  schluckweise trinken.
  Mindert die Erregbarkeit bei allergischen Reaktionen.

Wechselmittel:

- Nr. 3 Ferrum phosphoricum D12
  Bis zu stündlich 2–4 Tabletten.
  Antiphlogistische Wirkung auch bei allergischen Entzündungen.
- Nr. 8 Natrium chloratum D6
  Vormittags und nachmittags je 2-mal 2–4 Tabletten.
  Reguliert die Zellerregbarkeit und den Wasserhaushalt; reguliert den Säure-
  Basen-Haushalt.
- Nr. 2 Calcium carbonicum D6
  2- bis 3-mal täglich 2–4 Tabletten.
  Wirkt umstimmend und desensibilisierend; reguliert den Säure-Basen-
  Haushalt.

Diese Basisrezeptur ist bei allen Erkrankungen mit allergisch-allergoider
Komponente anwendbar; spezielle organotrope Therapiehinweise siehe unter
der entsprechenden Indikation: Asthma bronchiale (→ S. 116), Colitis
ulcerosa (→ S. 174), exsudativ-allergische Gastritis (Gastritis allergica)
(→ S. 180), Heuschnupfen (→ S. 122), Lupus erythematodes (→ S. 197),
Morbus Bechterew (→ S. 246), Morbus Crohn (→ S. 186), Morbus Raynaud
(→ S. 210), Psoriasis (→ S. 199), Reizkolon (→ S. 189), Rheuma (→ S. 238),
Urtikaria (→ S. 201).

Atemwege

Asthma bronchiale

Siehe auch Allergie (S. 115).

Basisrezept im Anfall:
Hauptmittel:
• Nr. 7 Magnesium phosphoricum D3
  Alle 10 Minuten 2 Tabletten.
  Entspannt die Bronchien.
• Nr. 4 Kalium chloratum D3
  Alle 10 Minuten 2 Tabletten.
  Verflüssigt zähen Schleim.
Wechselmittel:
• Nr. 10 Natrium sulfuricum D6
  Alle 10 Minuten 2 Tabletten.
  Vermindert die Schleimhautschwellung und befördert den Schleim.
• Nr. 24 Arsenum jodatum D6
  Alle 10 Minuten 2 Tabletten.
  Absorbiert entzündliche und allergische Exsudate.
Basisrezept im anfallsfreien Stadium:
Hauptmittel:
• Nr. 7 Magnesium phosphoricum D6
  Abends 10 Tabletten in heißem Wasser lösen und schluckweise trinken.
  Entspannt die Bronchien.
• Nr. 4 Kalium chloratum D6
  3- bis 5-mal täglich 3–5 Tabletten.
  Verflüssigt zähen Schleim.
Wechselmittel:
• Nr. 10 Natrium sulfuricum D6
  Vormittags und nachmittags je 2-mal 2–3 Tabletten.
  Vermindert die Schleimhautschwellung und befördert den Schleim.
• Nr. 24 Arsenum jodatum D6
  3-mal täglich 2–3 Tabletten.
  Absorbiert entzündliche und allergische Exsudate.
Das Basisrezept ist anwendbar bei allen Formen des Bronchialasthmas; weitere mögliche Asthma auslösende Grundkrankheiten siehe unter den jeweiligen organotropen Indikationen.

Auswurf

Siehe auch Absonderungen (S. 113).

Ohne Absonderungen, trocken, erstes Entzündungsstadium:
• Nr. 3 Ferrum phosphoricum D12
  Bis zu 5-mal täglich 2–4 Tabletten.
Ohne Absonderungen, trocken, mit viel Durst:
• Nr. 8 Natrium chloratum D6
  Bis zu 5-mal täglich 2–4 Tabletten.
Zäher, fadenziehender, schwer abhustbarer Schleim, auch schmerzhaft:
• Nr. 4 Kalium chloratum D3
  Bis zu 5-mal täglich 2–4 Tabletten.
Lockerer, gelblicher Schleim, leicht abhustbar:
• Nr. 6 Kalium sulfuricum D6
  Bis zu 5-mal täglich 2–4 Tabletten.
Lockerer, dünnflüssiger, gelblich-grünlicher, rasselnder Schleim:
• Nr. 10 Natrium sulfuricum D6
  Bis zu 5-mal täglich 2–4 Tabletten.
Tief sitzender, stinkender, unter Anstrengung abhustbarer Auswurf,
auch blutgestreift:
• Nr. 5 Kalium phosphoricum D6
  Bis zu 5-mal täglich 2–4 Tabletten.

Bronchialkatarrh

Siehe auch Absonderungen (S. 113), Auswurf (S. 117), Husten (S. 122).

Basisrezept in der akuten Phase:
Hauptmittel:
• Nr. 3 Ferrum phosphoricum D12
  Alle 10 Minuten 2 Tabletten.
  Trockene Vorphase und erstes Entzündungsstadium.
• Nr. 4 Kalium chloratum D3
  Anfangs stündlich, später 3- bis 5-mal täglich 2–4 Tabletten.
  Subakutes und zweites Entzündungsstadium, schleimig-fibrinöse Phase,
  auch Pseudomembranbildung.
• Nr. 8 Natrium chloratum D6

Anfangs stündlich, später 2-mal vormittags und 2-mal nachmittags 2–4 Tabletten.
Wässrige Phase und erstes Entzündungsstadium.

Wechselmittel:
- Nr. 7 Magnesium phosphoricum D3
  Anfangs stündlich 2–3 Tabletten oder mehrmals täglich 10 Tabletten in heißem Wasser gelöst schluckweise trinken lassen.
  Reizhusten oder spastische Bronchitis, unterschiedliches Sekret.
- Nr. 2 Calcium phosphoricum D6
  Anfangs stündlich, später 3- bis 5-mal täglich 2–4 Tabletten.
  Weißlicher seröser Auswurf.
- Nr. 14 Kalium bromatum D6
  3- bis 5-mal täglich 2–3 Tabletten.
  Vom Kehlkopf absteigende Katarrhe mit erhöhter Sensibilität der Schleimhäute, unterschiedliche Sekretformen.

Basisrezept in der chronischen Phase:
Hauptmittel:
- Nr. 6 Kalium sulfuricum D6
  Anfangs stündlich 2 Tabletten, später 3- bis 5-mal täglich 2–4 Tabletten.
  Drittes Entzündungsstadium, dünnflüssiges eitriges Sekret.
- Nr. 11 Silicea D12
  3- bis 5-mal täglich 2 Tabletten oder abends 3–5 Tabletten.
  Chronische und verschleppte Bronchialkatarrhe, mit Neigung zu Proliferation und Trockenheit; befeuchtet und kräftigt.

Wechselmittel:
- Nr. 10 Natrium sulfuricum D6
  3- bis 5-mal täglich 3–4 Tabletten oder morgens und mittags 3–5 Tabletten.
  Bronchialerkrankungen mit reichlichem grünlich-wässrigem Auswurf, Schwellungskatarrhe.
- Nr. 9 Natrium phosphoricum D6
  3- bis 5-mal täglich 3–4 Tabletten oder morgens und mittags 3–5 Tabletten.
  Chronische Bronchialkatarrhe mit rahmig-eitrigem und scharfem Sekret.
- Nr. 1 Calcium fluoratum D6
  3- bis 5-mal täglich 2–4 Tabletten oder morgens und mittags 3–4 Tabletten.
  Chronische Bronchialkatarrhe mit eintrocknendem, fest haftendem Sekret.

Brustfellentzündung

Basisrezept in der akuten Phase:
Hauptmittel:
- Nr. 3 Ferrum phosphoricum D12
  Alle 10 Minuten 2 Tabletten.
  Trockene Vorphase und erstes Entzündungsstadium.
- Nr. 4 Kalium chloratum D3
  Anfangs stündlich, später 3- bis 5-mal täglich 2–4 Tabletten.
  Subakutes und zweites Entzündungsstadium, schleimig-fibrinöse Phase, auch Pseudomembranbildung, mit der Gefahr der Schwartenbildung. Dämpfung bei der Perkussion; schmerzhafte Dyspnoe.
- Nr. 8 Natrium chloratum D6
  Anfangs stündlich, später 2-mal vormittags und 2-mal nachmittags 2–4 Tabletten. Wässrige Phase und erstes Entzündungsstadium.
Wechselmittel:
- Nr. 7 Magnesium phosphoricum D3
  Anfangs stündlich 2–3 Tabletten oder mehrmals täglich 10 Tabletten in heißem Wasser gelöst schluckweise trinken lassen.
  Starke, krampfartige Schmerzen mit Verschlimmerung bei der Atmung.
- Nr. 2 Calcium phosphoricum D6
  Anfangs stündlich, später 3- bis 5-mal täglich 2–4 Tabletten.
  Seröses Exsudat; Dämpfung bei der Perkussion; wenig schmerzhafte Dyspnoe.
Basisrezept in der chronischen Phase:
- Nr. 4 Kalium chloratum D3
  3- bis 5-mal täglich 2–4 Tabletten.
  Anfangsphase des fibrinösen Entzündungsstadiums und Anfangsstadium der Schwartenbildung. Dämpfung bei der Perkussion; schmerzhafte Dyspnoe.
- Nr. 6 Kalium sulfuricum D6
  3- bis 5-mal täglich 2–4 Tabletten.
  Drittes Entzündungsstadium mit Gewebstrockenheit und beginnender Proliferation.
- Nr. 1 Calcium fluoratum D6
  Anfangs 3- bis 5-mal täglich 2–4 Tabletten oder morgens und mittags 3–4 Tabletten.
  Elastizitätsverlust mit Verminderung der Atemexkursion, fest haftendes Sekret.
- Nr. 11 Silicea D12
  3- bis 5-mal täglich 2 Tabletten oder abends 3–5 Tabletten.
  Proliferation und Trockenheit; befeuchtet und kräftigt.

Emphysem

- Nr. 1 Calcium fluoratum D6
  Anfangs 3- bis 5-mal täglich 2–4 Tabletten, später morgens und mittags 3–4 Tabletten.
  Fibrosierung des Lungengewebes. Zur Verbesserung der elastischen Funktionen. Asthma, Emphysem, Emphysembronchitis, Bronchiektasen.
- Nr. 11 Silicea D12/6
  3- bis 5-mal täglich 2–4 Tabletten oder abends 3–5 Tabletten.
  Proliferation und Trockenheit; befeuchtet und kräftigt.
- Nr. 4 Kalium chloratum D3/6
  3- bis 5-mal täglich 2–4 Tabletten.
  Zäher, fibrinhaltiger Schleim, schwer abhustbar.
- Nr. 10 Natrium sulfuricum D6
  3- bis 5-mal täglich 3–4 Tabletten oder vor- und nachmittags je 3–5 Tabletten.
  Bronchialerkrankungen mit reichlichem grünlich-wässrigem Auswurf, Schwellungskatarrhe.
- Nr. 6 Kalium sulfuricum D6
  3- bis 5-mal täglich 2–4 Tabletten.
  Erleichtert den Gasaustausch im aufgeblähten Lungengewebe durch Befeuchtung der Alveolen. Chronische Emphysembronchitis. Raucherhusten.

Erkältung

Basisrezept:
Hauptmittel:
- Nr. 3 Ferrum phosphoricum D12
  Anfangs viertelstündlich 2 Tabletten, später 5-mal täglich 3 Tabletten.
  Hauptmittel bei allen Erkältungskrankheiten und Infekten; trockene Vorphase und erstes Entzündungsstadium; mit und ohne Gliederschmerzen. Erhöhung der Körpertemperatur bis 39 Grad ohne gravierenden Erschöpfungszustand und Schweißarmut.
- Nr. 10 Natrium sulfuricum D6
  10 Tabletten in einem Glas warmem Wasser auflösen und schluckweise trinken.
  Nach Dr. Schüßler wichtigstes „Grippemittel"; bei allen Erkältungskrankheiten, Influenza und grippoiden Infekten; öffnet die Hautporen, setzt Schwitzen in Gang und senkt die Körpertemperatur. Zur Schleimhautabschwellung.

- Nr. 5 Kalium phosphoricum D6
  Anfangs viertelstündlich 2 Tabletten, später stündlich 2 Tabletten, zum Abschluss 3-mal täglich 3–4 Tabletten.
  Akute Infekte mit Gefäßerregung und großer Erschöpfung; im Allgemeinen bei erhöhter Körpertemperatur über 39 Grad; bewährt hat sich auch die wechselweise Verabreichung von Nr. 3 Ferrum phosphoricum D12 biochemisch mit Nr. 5 Kalium phosphoricum D6 biochemisch.

Wechselmittel:
- Nr. 4 Kalium chloratum D6
  Anfangs viertelstündlich 2 Tabletten, später 5-mal täglich 3 Tabletten.
  Hauptmittel für das zweite Entzündungsstadium, das am weißen Zungenbelag und zähen weißen Absonderungen erkennbar ist.
- Nr. 6 Kalium sulfuricum D6
  Anfangs viertelstündlich 2 Tabletten, später 5-mal täglich 3 Tabletten.
  Hauptmittel für das dritte Entzündungsstadium.
- Nr. 11 Silicea D6
  Abends 4–5 Tabletten.
  So genanntes Abschluss- oder Reinigungsmittel der Biochemie bei allen Entzündungen.
- Nr. 8 Natrium chloratum D6
  3- bis 5-mal täglich, am besten vor- und nachmittags 3–4 Tabletten.
  In der exsudativen Entzündungsphase bei flüssigem Sekret oder bei anhaltender oder wiederkehrender Trockenheit sowie in der Rekonvaleszenz.
- Nr. 2 Calcium phosphoricum D6
  3- bis 5-mal täglich, am besten vor- und nachmittags 3–4 Tabletten.
  Zur Verbesserung oder Beschleunigung der Rekonvaleszenz; hebt den Appetit.

Heiserkeit

Basisrezept:
Hauptmittel:
- Nr. 3 Ferrum phosphoricum D12
  Anfangs viertelstündlich 2 Tabletten, später 5-mal täglich 3 Tabletten.
  Hauptmittel bei allen Erkältungskrankheiten und Infekten; trockene Vorphase und erstes Entzündungsstadium. Akute Laryngitis mit trockenem und schmerzhaftem Husten. Auch nach Überanstrengung der Stimme.
- Nr. 4 Kalium chloratum D6
  Anfangs viertelstündlich 2 Tabletten, später 5-mal täglich 3 Tabletten.

Hauptmittel für das zweite Entzündungsstadium. Trockener Hustenreiz und Kitzelhusten mit schwer lösbarem zähem Auswurf.
Wechselmittel:

* Nr. 5 Kalium phosphoricum D6
  3- bis 5-mal täglich 3–5 Tabletten.
  Bei nervöser Überreizung, Überanstrengung der Stimmbänder und für die chronische Phase der Heiserkeit.
* Nr. 7 Magnesium phosphoricum D6
  3- bis 5-mal täglich 3 Tabletten oder 10 Tabletten in heißem Wasser lösen und schluckweise trinken lassen.
  Bei nervöser Überreizung, Überanstrengung der Stimmbänder und Stimmritzenkrampf.

Heuschnupfen

Siehe auch Allergie (S. 115).

Hauptmittel:

* Nr. 3 Ferrum phosphoricum D12
  Anfangs viertelstündlich 2 Tabletten, später 5-mal täglich 3 Tabletten.
  Hauptmittel bei allen Entzündungen im ersten Stadium, auch bei allergischen.
* Nr. 8 Natrium chloratum D6
  3- bis 5-mal täglich, am besten vor- und nachmittags 3–4 Tabletten.
  In der exsudativen Entzündungsphase bei flüssigem Sekret oder bei anhaltender oder wiederkehrender Trockenheit.
* Nr. 24 Arsenum jodatum D6
  Anfangs stündlich 2 Tabletten, später 3- bis 5-mal täglich 2 Tabletten.
  Bei allen allergischen Reaktionen in der exsudativen Entzündungsphase.

Wechselmittel:

* Nr. 2 Calcium phosphoricum D6
  Anfangs stündlich 2 Tabletten, später 3- bis 5-mal täglich 2 Tabletten.
  Bei allen allergischen Reaktionen zur Abdichtung der Zellmembranen.

Husten

Siehe auch Absonderungen (S. 113), Auswurf (S. 117), Bronchialkatarrh (S. 117).

Basisrezept:
Hauptmittel:

- Nr. 3 Ferrum phosphoricum D12
  Anfangs viertelstündlich 2 Tabletten, später 5-mal täglich 3 Tabletten.
  Hauptmittel bei allen Erkältungskrankheiten und Infekten; trockene Vorphase und erstes Entzündungsstadium. Akute Bronchitis mit trockenem und schmerzhaftem Husten.
- Nr. 4 Kalium chloratum D3
  Anfangs viertelstündlich 2 Tabletten, später 5-mal täglich 3 Tabletten.
  Hauptmittel für das zweite Entzündungsstadium. Trockener Hustenreiz und Kitzelhusten mit schwer lösbarem zähem Auswurf.
- Nr. 8 Natrium chloratum D6
  3- bis 5-mal täglich, am besten vor- und nachmittags 3–4 Tabletten.
  In der exsudativen Entzündungsphase bei flüssigem Sekret oder bei anhaltender oder wiederkehrender Trockenheit mit Kitzelhusten.

Wechselmittel:

- Nr. 10 Natrium sulfuricum D6
  10 Tabletten in einem Glas warmem Wasser auflösen und schluckweise trinken.
  Nach Dr. Schüßler wichtigstes „Grippemittel"; bei allen Erkältungskrankheiten; Husten bevorzugt nachts mit morgendlicher Atemnot.
- Nr. 6 Kalium sulfuricum D6
  Anfangs viertelstündlich 2 Tabletten, später 5-mal täglich 3 Tabletten.
  Hauptmittel für das dritte Entzündungsstadium. Schleimrasseln, gelblich-milder Auswurf, Besserung in frischer Luft.
- Nr. 15 Kalium jodatum D6
  3- bis 5-mal täglich 1–3 Tabletten.
  Große Anfälligkeit für Erkältungen und Katarrhe; chronischer Husten mit Schleimrasseln.
- Nr. 7 Magnesium phosphoricum D6
  3- bis 5-mal täglich 3 Tabletten oder 10 Tabletten in heißem Wasser lösen und schluckweise trinken lassen.
  Akute und chronische Katarrhe mit Krampfhusten.
- Nr. 11 Silicea D6
  Abends 4–5 Tabletten.
  So genanntes Abschluss- oder Reinigungsmittel der Biochemie bei allen Entzündungen.

Keuchhusten

Basisrezept:

- Nr. 3 Ferrum phosphoricum D12
  Anfangs viertelstündlich 2 Tabletten, später 5-mal täglich 3 Tabletten.
  Hauptmittel bei allen Erkältungskrankheiten und Infekten; trockene
  Vorphase und erstes Entzündungsstadium. Keuchhusten im ersten Stadium.
- Nr. 7 Magnesium phosphoricum D6
  3- bis 5-mal täglich 3 Tabletten oder 10 Tabletten in heißem Wasser lösen
  und schluckweise trinken lassen.
  Akute und chronische Katarrhe mit Krampfhusten. Keuchhusten im zwei-
  ten Stadium.
- Nr. 4 Kalium chloratum D3
  Anfangs viertelstündlich 2 Tabletten, später 5-mal täglich 3 Tabletten.
  Hauptmittel für das zweite Entzündungsstadium. Trockener Hustenreiz
  und Kitzelhusten mit schwer lösbarem zähem Auswurf. Keuchhusten im
  zweiten Stadium.
- Nr. 6 Kalium sulfuricum D6
  Anfangs viertelstündlich 2 Tabletten, später 5-mal täglich 3 Tabletten.
  Hauptmittel für das dritte Entzündungsstadium. Schleimrasseln; Keuch-
  husten im dritten Stadium.

Kieferhöhleneiterung

Siehe auch Absonderungen (S. 113).

Basisrezept in der akuten Phase:

- Nr. 9 Natrium phosphoricum D6
  Anfangs viertelstündlich 2 Tabletten, später 5-mal täglich 3 Tabletten.
  Honiggelbe homogene Eiterung, Schärfen enthaltend, mit harten Schwel-
  lungen der regionären Lymphdrüsen.
- Nr. 6 Kalium sulfuricum D6
  Anfangs viertelstündlich 2 Tabletten, später 5-mal täglich 3 Tabletten.
  Gelbliches, schleimiges, eitriges, mildes, nicht fadenziehendes Sekret.
- Nr. 12 Calcium sulfuricum D12
  3- bis 5-mal täglich 2 Tabletten.
  Dickes, eitriges, auch blutgestreiftes Sekret; kann Eiterung zum Abschluss
  bringen.
  Cave: Bei Eiterungsvorgängen muss unbedingt ein Abfluss vorhanden sein!

Basisrezept in der chronischen Phase:
Hauptmittel:
- Nr. 6 Kalium sulfuricum D6
  3- bis 5-mal täglich 3 Tabletten.
  Gelbliches, schleimiges, eitriges, mildes, nicht fadenziehendes Sekret. In der chronischen Phase kommt es anfangs auf der trockenen und zum Teil atrophischen Schleimhaut zu raschem Eintrocknen des Eiters und somit zur Bildung trockener, auch harter Krusten.
- Nr. 11 Silicea D 12
  3- bis 5-mal täglich 3 Tabletten, später abends 3–4 Tabletten.
  Regt die Aktivität des weißen Blutbildes an und kann das proliferierende Gewebe befeuchten. Wirksam bei schleimig-eitrigem, auch übel riechendem Sekret.
  Achtung: Silicea kann latente Eitervorgänge zur Reifung bringen und oft auf der Haut sichtbar machen!

Wechselmittel:
- Nr. 4 Kalium chloratum D3
  Anfangs viertelstündlich 2 Tabletten, später 5-mal täglich 3 Tabletten.
  Wenn das Sekret zähflüssig wird.
- Nr. 1 Calcium fluoratum D12
  Anfangs 3-mal täglich 2–4 Tabletten, später morgens 3–4 Tabletten.
  Chronische Katarrhe mit eintrocknendem, fest haftendem Sekret; wirkt der Faserproliferation entgegen und hält die Fasern weich.

Krupp

Basisrezept in der akuten Phase:
- Nr. 4 Kalium chloratum D3
  Anfangs alle 15 Minuten 2 Tabletten, später 3- bis 5-mal täglich 3–4 Tabletten.
  Akute Katarrhe mit nekrotisierender Pseudomembranbildung; grauweiße Beläge. Atemenge.
- Nr. 5 Kalium phosphoricum D6
  Anfangs alle 15 Minuten 2 Tabletten, später 3- bis 5-mal täglich 3–4 Tabletten.
  Akute Katarrhe mit stinkender Sekretion; mit großer Erschöpfung und Fieber über 39 Grad; drohende Kehlkopflähmung.

Laryngitis

Siehe auch Absonderungen (S. 113), Auswurf (S. 117).

Basisrezept in der akuten Phase:
Hauptmittel:
* Nr. 3 Ferrum phosphoricum D12
  Alle 10 Minuten 2 Tabletten.
  Trockene Vorphase und erstes Entzündungsstadium; mit Räuspern und Brennen im Hals.
* Nr. 4 Kalium chloratum D3
  Anfangs stündlich, später 3- bis 5-mal täglich 2–4 Tabletten.
  Subakutes und zweites Entzündungsstadium, schleimig-fibrinöse Phase, auch Pseudomembranbildung; zum Teil Stimmverlust und bellender und schmerzhafter Husten.
* Nr. 8 Natrium chloratum D6
  Anfangs stündlich, später 2-mal vormittags und 2-mal nachmittags 2–4 Tabletten.
  Wässrige oder trockene Phase; Kitzelhusten, Winterhusten.

Wechselmittel:
* Nr. 2 Calcium phosphoricum D6
  Anfangs stündlich, später 3- bis 5-mal täglich 2–4 Tabletten.
  Weißlicher seröser Auswurf; Schwächegefühl.
* Nr. 14 Kalium bromatum D6
  3- bis 5-mal täglich 2–3 Tabletten.
  Vom Kehlkopf absteigende Katarrhe mit erhöhter Sensibilität der Schleimhäute, unterschiedliche Sekretformen. Kehlkopfreiz durch Atemluft.

Basisrezept in der chronischen Phase:
* Nr. 11 Silicea D12
  3- bis 5-mal täglich 2 Tabletten oder abends 3–5 Tabletten.
  Chronische und verschleppte Katarrhe, mit Neigung zu Proliferation und Trockenheit; befeuchtet und kräftigt.
* Nr. 10 Natrium sulfuricum D6
  3- bis 5-mal täglich 3–4 Tabletten oder morgens und mittags 3–5 Tabletten.
  Schwellungskatarrhe. Infekte und Infektfolgen.
* Nr. 1 Calcium fluoratum D6
  3- bis 5-mal täglich 2–4 Tabletten oder morgens und mittags 3–4 Tabletten.
  Chronische Katarrhe mit Trockenheit.

Pharyngitis

Siehe auch Rhinitis (S. 127), Kieferhöhleneiterung (S. 124).

Basisrezept in der akuten Phase:
- Nr. 3 Ferrum phosphoricum D12
  Anfangs viertelstündlich 2 Tabletten, später 5-mal täglich 3 Tabletten.
  Hauptmittel bei allen Erkältungskrankheiten und Infekten; trockene
  Vorphase und erstes Entzündungsstadium. Akute Pharyngitis mit Rötung
  und Schwellung des Rachens, der Gaumenbögen und des Zäpfchens. Bei
  erhöhter Körpertemperatur bis 39 Grad.
- Nr. 4 Kalium chloratum D6
  Anfangs viertelstündlich 2 Tabletten, später 5-mal täglich 3 Tabletten.
  Hauptmittel für das zweite Entzündungsstadium; subakute Entzündung
  mit zurückgegangener Rötung und Schmerzen; eventuell mit Pseudomem-
  branbildung.
- Nr. 5 Kalium phosphoricum D6
  3- bis 5-mal täglich 3–5 Tabletten.
  Anhaltende entzündliche Reizung mit Schwäche und erhöhter Körpertemperatur über 39 Grad.

Basisrezept in der chronischen Phase:
- Nr. 4 Kalium chloratum D3
  3- bis 5-mal täglich 2–4 Tabletten.
  Subakute bis chronische Phase der Entzündung; anhaltende Schleimhautschwellung mit teigiger Schwellung der regionären Lymphdrüsen; Vorhandensein von zähem weißlichem bis gelblichem Schleim.
- Nr. 6 Kalium sulfuricum D6
  3- bis 5-mal täglich 3 Tabletten.
  Gelbliches, schleimiges, eitriges, mildes, nicht fadenziehendes Sekret.
- Nr. 11 Silicea D12
  3- bis 5-mal täglich 2 Tabletten oder abends 3–5 Tabletten.
  Chronische, verschleppte und rezidivierende Katarrhe. Steigert die Abwehr.

Rhinitis

Siehe auch Absonderungen (S. 113), Heuschnupfen (S. 122), Kieferhöhleneiterung (S. 124).

Basisrezept in der akuten Phase:
- Nr. 3 Ferrum phosphoricum D12
  Anfangs viertelstündlich 2 Tabletten, später 5-mal täglich 3 Tabletten.
  Hauptmittel bei allen Erkältungskrankheiten und Infekten; trockene Vorphase und erstes Entzündungsstadium. Erhöhung der Körpertemperatur bis 39 Grad ohne gravierenden Erschöpfungszustand und Schweißarmut. Nasenschleimhäute gerötet und geschwollen.
- Nr. 8 Natrium chloratum D6
  Anfangs stündlich 2 Tabletten, später 2-mal vormittags und 2-mal nachmittags 2–4 Tabletten.
  Fließ- oder Stockschnupfen. Wund machendes Sekret.
- Nr. 10 Natrium sulfuricum D6
  Anfangs stündlich 2 Tabletten, später 2-mal vormittags und 2-mal nachmittags 2–4 Tabletten.
  Zur Schleimhautabschwellung.
- Nr. 4 Kalium chloratum D3
  3- bis 5-mal täglich 2–4 Tabletten.
  Subakute bis chronische Phase der Entzündung; anhaltende Schleimhautschwellung mit teigiger Schwellung der regionären Lymphdrüsen; Vorhandensein von fadenziehendem weißlichem bis gelblichem Schleim. Stockschnupfen.
- Nr. 6 Kalium sulfuricum D6
  Anfangs viertelstündlich 2 Tabletten, später 5-mal täglich 3 Tabletten.
  Setzt bei Gefahr von Eiterbildung diesen in Gang. Gelbliches, schleimiges, eitriges, mildes, nicht fadenziehendes Sekret.

Basisrezept in der chronischen Phase:
- Nr. 6 Kalium sulfuricum D6
  Anfangs viertelstündlich 2 Tabletten, später 5-mal täglich 3 Tabletten.
  Chronische und chronisch-atrophische Katarrhe mit Schleimhauttrockenheit.
- Nr. 11 Silicea D6
  Abends 4–5 Tabletten.
  So genanntes Abschluss- oder Reinigungsmittel der Biochemie bei allen Entzündungen und Katarrhen.

Sinusitis

Siehe Rhinitis (S. 127), Kieferhöhleneiterung (S. 124).

Auge

Bindehautentzündung

Siehe auch Absonderungen (S. 113).

Basisrezept in der akuten Phase:
Hauptmittel:
- Nr. 3 Ferrum phosphoricum D12
  Alle 10 Minuten 2 Tabletten.
  Trockene Vorphase und erstes Entzündungsstadium; mit Trockenheits-
  gefühl, Brennen und Jucken der Bindehaut. Sandkorngefühl.
- Nr. 4 Kalium chloratum D3
  Anfangs stündlich, später 3- bis 5-mal täglich 2–4 Tabletten.
  Subakutes und zweites Entzündungsstadium, schleimig-fibrinöse Phase
  mit Neigung zur Verklebung; Sandkorngefühl.
- Nr. 8 Natrium chloratum D6
  Anfangs stündlich, später 2-mal vormittags und 2-mal nachmittags 2–4
  Tabletten.
  Nasses oder trockenes Auge. Allergische Reaktionen.
Wechselmittel:
- Nr. 24 Arsenum jodatum D6
  3- bis 5-mal täglich 2 Tabletten.
  Schleimhautkatarrhe und Entzündungen. Allergische Diathese.
  Wechselmittel zur Nr. 8 Natrium chloratum D6.
Basisrezept in der chronischen Phase:
- Nr. 6 Kalium sulfuricum D6
  3- bis 5-mal täglich 3–4 Tabletten oder morgens und mittags 3–5 Tabletten.
  Drittes Entzündungsstadium; chronische und chronisch-eitrige Katarrhe.
- Nr. 11 Silicea D12
  3- bis 5-mal täglich 2 Tabletten oder abends 3–5 Tabletten.
  Chronische und verschleppte Katarrhe, mit Neigung zu Proliferation und
  Trockenheit; befeuchtet und kräftigt.

Ektropium

Basisrezept:
- Nr. 1 Calcium fluoratum D12/6
  Anfangs 3-mal täglich 2–4 Tabletten, später morgens 3–4 Tabletten.
  Hält elastisch und befeuchtet. Narbige Veränderungen.
- Nr. 5 Kalium phosphoricum
  3-mal täglich 3–5 Tabletten.
  Zellerhaltungsmittel. Paretische Zustände.
- Nr. 11 Silicea D12/6
  3- bis 5-mal täglich 2 Tabletten oder abends 3–5 Tabletten.
  Verbessert Nutrition und Turgor. Narbige Veränderungen. Rezidivierende
  Entzündungen.

Entropium

Basisrezept:
- Nr. 1 Calcium fluoratum D12/6
  Anfangs 3-mal täglich 2–4 Tabletten, später morgens 3–4 Tabletten.
  Hält elastisch und befeuchtet. Narbige Veränderungen. Kräftigt die Gewebe.
- Nr. 7 Magnesium phosphoricum D6/3
  Nach 18:00 Uhr 10 Tabletten in einem Glas heißem Wasser auflösen und
  schluckweise trinken.
  Gegen spastische Zustände.
- Nr. 11 Silicea D12/6
  3- bis 5-mal täglich 2 Tabletten oder abends 3–5 Tabletten.
  Verbessert Nutrition und Turgor. Narbige Veränderungen. Rezidivierende
  Entzündungen.

Gerstenkorn

Basisrezept in der akuten Phase:
- Nr. 3 Ferrum phosphoricum D12
  Alle 10 Minuten 2 Tabletten.
  Trockene Vorphase und erstes Entzündungsstadium; mit Trockenheits-
  gefühl und schmerzhaftem Jucken des Augenlides. Fremdkörpergefühl.
- Nr. 9 Natrium phosphoricum D6
  3- bis 5-mal täglich 2–4 Tabletten.

Eitervorgänge bei harnsaurer Diathese.
- Nr. 11 Silicea D12
  3- bis 5-mal täglich 2 Tabletten oder abends 3–5 Tabletten.
  Lässt Eiterungsprozesse reifen oder bringt sie zur Resorption.

Basisrezept in der chronischen Phase:
- Nr. 1 Calcium fluoratum D12/6
  Anfangs 3- bis 5-mal täglich 2–4 Tabletten, später morgens 3–4 Tabletten.
  Chronisch-entzündliche und proliferative Prozesse.
- Nr. 11 Silicea D12/6
  3- bis 5-mal täglich 2 Tabletten oder abends 3–5 Tabletten.
  Chronisch-entzündliche und proliferative Prozesse. Lässt Eiterungsprozesse
  reifen oder bringt sie zur Resorption.

Glaukom

Basisrezept außerhalb des Glaukomanfalls – zur Druckminderung:
- Nr. 3 Ferrum phosphoricum D12
  Alle 10 Minuten 2 Tabletten, später 3- bis 4-mal täglich 3–4 Tabletten.
  Reguliert übermäßigen arteriellen Zustrom und entkrampft.
- Nr. 10 Natrium sulfuricum D6
  Alle 10 Minuten für zwei bis drei Stunden 2 Tabletten, später 2-mal vor-
  mittags und nachmittags 2–4 Tabletten.
  Scheidet überschüssige Feuchtigkeit aus und entstaut.

Hagelkorn

Basisrezept:
- Nr. 9 Natrium phosphoricum D6
  3- bis 5-mal täglich 2–4 Tabletten.
  Eitervorgänge bei harnsaurer Diathese.
- Nr. 11 Silicea D12
  3- bis 5-mal täglich 2 Tabletten oder abends 3–5 Tabletten
  Lässt Eiterungsprozesse reifen oder bringt sie zur Resorption.
- Nr. 1 Calcium fluoratum D12/6
  Anfangs 3- bis 5-mal täglich 2–4 Tabletten, später morgens 3–4 Tabletten.
  Chronisch-entzündliche und proliferative Prozesse.

Katarakt

Basisrezept:
- Nr. 1 Calcium fluoratum D12/6
  Anfangs 3-mal täglich 2–4 Tabletten, später morgens 3–4 Tabletten.
  Hält elastisch und befeuchtet.
- Nr. 5 Kalium phosphoricum
  3-mal täglich 3–5 Tabletten.
  Zellerhaltungsmittel.
- Nr. 11 Silicea D12/6
  3- bis 5-mal täglich 2 Tabletten oder abends 3–5 Tabletten.
  Verbessert die Nutrition und befeuchtet.

Wechselmittel:
- Nr. 10 Natrium sulfuricum
  2-mal vormittags und nachmittags 2–4 Tabletten.
  Reinigungsmittel; fördert den Klärstrom.
- Nr. 9 Natrium phosphoricum
  2-mal vormittags und nachmittags 2–4 Tabletten.
  Stoffwechselmittel; hält Säuren in Lösung, vermindert die Kristallose.

Lidrandentzündung

Siehe auch Absonderungen (S. 113).

Basisrezept:
Hauptmittel:
- Nr. 3 Ferrum phosphoricum D12
  Alle 10 Minuten 2 Tabletten.
  Trockene Vorphase und erstes Entzündungsstadium; Brennen und Jucken des Lidrandes.
- Nr. 4 Kalium chloratum D3
  Anfangs stündlich, später 3- bis 5-mal täglich 2–4 Tabletten.
  Subakutes und zweites Entzündungsstadium, schleimig-fibrinöse Phase mit Neigung zur Verklebung; skrofulöse Entzündungen.
- Nr. 11 Silicea D12
  3- bis 5-mal täglich 2 Tabletten oder abends 3–5 Tabletten.
  Chronische und verschleppte Katarrhe, mit Neigung zu Proliferation und Trockenheit; befeuchtet und kräftigt.

Wechselmittel:
- Nr. 22 Calcium carbonicum D6
  3- bis 5-mal täglich 2 Tabletten.
  Skrofulöse Schleimhautkatarrhe und Entzündungen. Allergische Diathese.
- Nr. 6 Kalium sulfuricum D6
  3- bis 5-mal täglich 3–4 Tabletten oder morgens und mittags 3–5 Tabletten.
  Drittes Entzündungsstadium; chronische und chronisch-eitrige Entzündungen und Katarrhe von Haut und Schleimhäuten.
- Nr. 9 Natrium phosphoricum D6
  3- bis 5-mal täglich 2–4 Tabletten.
  Eitervorgänge bei harnsaurer Diathese.
- Nr. 15 Kalium jodatum D6
  3- bis 5-mal täglich 2 Tabletten.
  Hartnäckige skrofulöse Entzündungen und Katarrhe an Haut und Schleimhäuten.

Nasses Auge

Basisrezept:
Hauptmittel:
- Nr. 8 Natrium chloratum D6
  Anfangs alle halbe Stunde 2 Tabletten, später vor- und nachmittags je 2-mal 2–4 Tabletten.
  Absonderungen mit vermehrter wässriger Sekretion.
- Nr. 10 Natrium sulfuricum D6
  Anfangs alle halbe Stunde 2 Tabletten, später vor- und nachmittags je 2-mal 2–4 Tabletten.
  Absonderungen mit vermehrter wund machender Sekretion. Brennschmerzen.

Wechselmittel:
- Nr. 24 Arsenum jodatum D6
  3- bis 5-mal täglich 2 Tabletten.
  Seröse Schleimhautkatarrhe und Entzündungen. Allergische Diathese.
- Nr. 9 Natrium phosphoricum D6
  3- bis 5-mal täglich 2–4 Tabletten.
  Übermäßig scharfe gallige und harnsaure Absonderungen. Wund machend.

Schielen

- Nr. 5 Kalium phosphoricum D6
  3-mal täglich 2–5 Tabletten.
  Förderung der Koordination der Augenmuskeln.
- Nr. 7 Magnesium phosphoricum D6
  3-mal täglich 2–5 Tabletten oder nach 18.00 Uhr 10 Tabletten in einem
  Glas heißen Wasser auflösen und schluckweise trinken lassen.
  Setzt den Tonus der glatten Muskulatur herab, unterstützt die Koordination und reguliert die Impulsübertragung der Augenmuskeln.
- Nr. 2 Calcium phosphoricum D6
  3-mal täglich 2–5 Tabletten oder morgens 5–7 Tabletten.
  Schielen beim Lymphatiker und Neurolymphatiker; stabilisiert die Impulsübertragung an den Synapsen.

Sehschwäche

Siehe auch Glaukom (S. 131) und Katarakt (S. 132).

- Nr. 5 Kalium phosphoricum D6
  3-mal täglich 2–5 Tabletten oder mittags 2-mal 3–5 Tabletten.
  Reguliert die Augenmuskeltätigkeit und verbessert die sensiblen Anteile
  des Auges.
- Nr. 8 Natrium chloratum D6
  3-mal täglich 2–5 Tabletten oder vor- und nachmittags 3–5 Tabletten.
  Überanstrengung der Augen mit Tränenfluss und unscharfem Sehen.
- Nr. 11 Silicea D6
  3-mal täglich 2–5 Tabletten oder abends 3–5 Tabletten.
  Folgen des trockenen Auges und Sehschwäche.

Trockenes Auge

Basisrezept:
Hauptmittel:
- Nr. 8 Natrium chloratum D6
  Anfangs alle halbe Stunde 2 Tabletten, später vor- und nachmittags je
  2-mal 2–4 Tabletten.
  Verminderte wässrige Absonderung mit Trockenheit. Fremdkörpergefühl.

- Nr. 11 Silicea D12
  3- bis 5-mal täglich 2 Tabletten oder abends 3–5 Tabletten.
  Chronische und verschleppte Katarrhe, mit Neigung zu Proliferation und
  Trockenheit; befeuchtet und kräftigt.

Wechselmittel:

- Nr. 6 Kalium sulfuricum D6
  3- bis 5-mal täglich 3–4 Tabletten oder morgens und mittags 3–5 Tabletten.
  Drittes Entzündungsstadium; chronische und chronisch-eitrige Entzündungen und Katarrhe von Haut und Schleimhäuten. Große Trockenheit.
- Nr. 5 Kalium phosphoricum D6
  3- bis 5-mal täglich 3–5 Tabletten.
  Anhaltende entzündliche Reizung mit Schwäche; Neigung zur Schleimhautatrophie. Zellerhaltungsmittel.

Diagnostik – äußerlich sichtbare Krankheitszeichen

Augen

- Nr. 10 Natrium sulfuricum D6
  3-mal täglich 2–5 Tabletten oder vor- und nachmittags je 3–5 Tabletten.
  Eingefallene Augen; morgendliche Schwellung der Augenlider; bläulich
  halonierte Augen; müder, melancholischer Blick.
- Nr. 3 Ferrum phosphoricum D3/6
  3-mal täglich 2–5 Tabletten oder morgens 2–4 Tabletten.
  Stark schwärzlich halonierte Augen; bläuliche fleckenförmige Partien im
  Augenweiß.
- Nr. 8 Natrium chloratum D6
  3-mal täglich 2–5 Tabletten oder vor- und nachmittags je 3–5 Tabletten.
  Morgens wässrige Schwellung der Unterlider; nasses Auge.
- Nr. 2 Calcium phosphoricum D6
  3-mal täglich 2–5 Tabletten oder morgens 5–7 Tabletten.
  Fieberähnlicher Augenglanz mit Neigung zu Mydriasis; livide Verfärbung
  der Augenumgebung.
- Nr. 22 Calcium carbonicum D6
  3-mal täglich 2–5 Tabletten.
  Teigige Schwellung von Lider und Augenumgebung; Neigung zu exsuda-
  tiv-allergischen Reaktionen der Bindehäute.

- Nr. 11 Silicea D6
  3-mal täglich 2–3 Tabletten oder abends 3–5 Tabletten.
  Skrofulöse Zeichen im Kindesalter; großer Kopf und eingefallene Augen.

Bauch

- Nr. 22 Calcium carbonicum D6
  3-mal täglich 2–5 Tabletten.
  Aufgetriebener vorgewölbter Bauch. Torpide Skrofulose.
- Nr. 2 Calcium phosphoricum D6
  3-mal täglich 2–5 Tabletten oder morgens 5–7 Tabletten.
  Eingesunkener Leib, „Kahnbauch". Erethische Skrofulose.
- Nr. 10 Natrium sulfuricum D6
  3-mal täglich 2–5 Tabletten oder vor- und nachmittags je 3–5 Tabletten.
  Wässrig gedunsener Leib bei Erkrankungen der Verdauungsdrüsen und des
  Lymphsystems.
- Nr. 11 Silicea D6/12
  3- bis 5-mal täglich 2 Tabletten oder abends 3–5 Tabletten.
  Vorgewölbter oder eingesunkener Bauch mit deutlich tastbarem Lymph-
  drüsenkranz. Aufgeblähter, hervortretender Bauch unterhalb des Nabels;
  atonischer Gasbauch; Hängebauch.
- Nr. 1 Calcium fluoratum D6
  3-mal täglich 2–4 Tabletten oder morgens 3–5 Tabletten.
  Erschlaffung von Muskulatur und Bandapparat des Bauches; Hängebauch.

Bleichsucht

- Nr. 5 Kalium phosphoricum D6
  3- bis 5-mal täglich 3–5 Tabletten.
  Verminderung von Nervenkraft bei gleichzeitiger Herabsetzung der plasti-
  schen Kraft des Blutes. Bleichsucht nach Gemütserregungen.
- Nr. 2 Calcium phosphoricum D6
  3-mal täglich 2–5 Tabletten oder morgens 5–7 Tabletten.
  „Wachspuppengesicht"; Blässe und Anämie.
- Nr. 8 Natrium chloratum D6
  3-mal täglich 2–5 Tabletten oder vor- und nachmittags je 3–5 Tabletten.
  Chlorose; gedunsene, blasse Haut in der hydrämischen Phase.
- Nr. 3 Ferrum phosphoricum D3/6

3-mal täglich 2–5 Tabletten oder morgens 2–4 Tabletten.
Anämie mit Verminderung der plastischen Kraft des Blutes, verbunden mit
Blässe oder unnatürlicher Gesichtsröte.

- Nr. 17 Manganum sulfuricum D6
  3-mal täglich 2–3 Tabletten.
  Chlorose und Anämie; blasses anämisches Aussehen mit möglichen Kongestionen.

- Nr. 11 Silicea D6/12
  3- bis 5-mal täglich 2 Tabletten oder abends 3–5 Tabletten.
  Blässe und Anämie; ältliches Aussehen; Nutritionsstörungen. Verbessert
  die Aufnahme von Vitaminen und Mineralstoffen.

Brustkorb

- Nr. 11 Silicea D6/12
  3-mal täglich 2 Tabletten oder abends 3–5 Tabletten.
  Flacher Brustkorb mit Einengung des Atemvolumens, Neigung zur Kyphose.

- Nr. 2 Calcium phosphoricum D6
  3-mal täglich 2 Tabletten oder morgens 5–7 Tabletten.
  Skrofulöse Thoraxverformungen; Hühner- und Trichterbrust. Schmalwüchsigkeit, schlechte Haltung und Kyphose.

- Nr. 1 Calcium fluoratum D6
  3-mal täglich 2–4 Tabletten oder morgens 3–5 Tabletten.
  Haltungsschwäche, hängende Schultern; Wirbelsäulenschwäche mit möglicher Kyphose.

Exostosen

- Nr. 1 Calcium fluoratum D12/6
  3- bis 5-mal täglich 2 Tabletten oder morgens 3–5 Tabletten.
  Knochenhautreizungen mit Verdickungen; Sesambeine.

Extremitäten

- Nr. 14 Kalium bromatum D6
  3- bis 5-mal täglich 2 Tabletten.
  Unruhe der oberen Extremitäten als Beschäftigungsneurose.

- Nr. 8 Natrium chloratum D6
  3-mal täglich 2–4 Tabletten oder vor- und nachmittags je 3–5 Tabletten.
  Neigung zu Frostigkeit mit kalten Extremitäten.
- Nr. 11 Silicea D6/12
  3-mal täglich 2–3 Tabletten oder abends 3–5 Tabletten.
  Schlechter Ernährungszustand mit dünnen Extremitäten und schwacher Muskulatur.

Fingernägel (auch Fußnägel)

- Nr. 3 Ferrum phosphoricum D3/6
  3- bis 5-mal täglich 2–4 Tabletten oder morgens 3–5 Tabletten.
  Dellen- und Furchenbildung; weiß gefleckt, meist mit blassem Nagelbett.
- Nr. 11 Silicea D6
  3-mal täglich 2 Tabletten oder abends 3–5 Tabletten.
  Brüchige und schilfernde Fingernägel.
- Nr. 1 Calcium fluoratum D6/12
  3-mal täglich 2 Tabletten oder morgens 3–5 Tabletten.
  Nagelverdickungen, Nagelbrüchigkeit; schwache, dünne Nägel.
- Nr. 2 Calcium phosphoricum D6
  3-mal täglich 2–4 Tabletten oder morgens 3–5 Tabletten.
  Punktförmige weiße Flecken; Nutritionsstörungen der Hautanhangsgebilde.
- Nr. 8 Natrium chloratum D6
  3- bis 5-mal täglich 2–3 Tabletten oder vor- und nachmittags je 3–5 Tabletten.
  Längsrillen und auch Nageldeformationen, eingewachsene Nägel.
- Nr. 9 Natrium phosphoricum D6
  3- bis 5-mal täglich 2–3 Tabletten oder vor- und nachmittags je 3–5 Tabletten.
  Stark gewölbte, rissige mit Querrillen versehene Nägel mit weißen Punkten.
- Nr. 10 Natrium sulfuricum D6
  3- bis 5-mal täglich 2–3 Tabletten oder vor- und nachmittags je 3–5 Tabletten.
  Seitlich erhöhter Nagel, so genannte hohe Nierennägel.

Gelenke

- Nr. 2 Calcium phosphoricum D6
  3-mal täglich 2–4 Tabletten oder morgens 3–5 Tabletten.
  Leicht überstreckbare Gelenke. Muskelerschlaffung.
- Nr. 1 Calcium fluoratum D6
  3-mal täglich 2–4 Tabletten oder morgens 3–5 Tabletten.
  Allgemeine Bänder- und Gelenkschwäche mit leichter Überstreckbarkeit.
- Nr. 11 Silicea D6
  3-mal täglich 2–4 Tabletten oder abends 3–5 Tabletten.
  Muskel- und Bänderschwäche.
- Nr. 16 Lithium chloratum D6
  3-mal täglich 2–3 Tabletten.
  Gelenkdeformationen, besonders durch Deposition harnpflichtiger Substanzen. Heberden-Knoten.
- Nr. 9 Natrium phosphoricum D6
  3- bis 5-mal täglich 2 Tabletten oder vor- und nachmittags je 3–5 Tabletten.
  Verdickungen, besonders der kleinen Gelenke.
- Nr. 10 Natrium sulfuricum D6
  3- bis 5-mal täglich 2 Tabletten oder vor- und nachmittags je 3–5 Tabletten.
  Wässrige und schleimige Gelenkschwellungen, besonders am Knie.
- Nr. 15 Kalium jodatum D6
  3-mal täglich 2–3 Tabletten.
  Einseitige Gelenkschwellungen, besonders der Knie.
- Nr. 13 Kalium arsenicosum D6
  3-mal täglich 2–4 Tabletten.
  Heberden-Knoten bei Retention harnpflichtiger Stoffe.

Gesicht

- Nr. 1 Calcium fluoratum D6/12
  3-mal täglich 2–4 Tabletten oder morgens 3–5 Tabletten.
  Falten, „Würfelfalten" im Gesicht.
- Nr. 11 Silicea D12/6
  3-mal täglich 2–4 Tabletten oder abends 3–5 Tabletten.
  Ältliches Aussehen; faltige, trockene Gesichtshaut; Krähenfüßchen.
- Nr. 8 Natrium chloratum D12/6
  3-mal täglich 2–4 Tabletten oder vor- und nachmittags je 3–5 Tabletten.
  In der hydrämischen Phase blasse Haut mit Unterlidschwellung (D12).

In der trockenen Phase trockene, faltige Gesichtshaut, anämisches Aussehen. Mundwinkelrhagaden.

- Nr. 2 Calcium phosphoricum D6
3-mal täglich 2–4 Tabletten oder morgens je 3–5 Tabletten.
Blasse Gesichtshaut oder flüchtige hektische Röte; „Wachspuppengesicht".
- Nr. 3 Ferrum phosphoricum D3/6
3- bis 5-mal täglich 2–4 Tabletten.
Blässe des Gesichtes oder hektische Röte; Mundwinkelrhagaden.
- Nr. 4 Kalium chloratum D3/6
3- bis 5-mal täglich 2–4 Tabletten.
Gesicht weiß wie Alabaster.
- Nr. 5 Kalium phosphoricum D6
3- bis 5-mal täglich 2 Tabletten oder mittags 3–5 Tabletten.
Dunkle Gesichtsfarbe mit eingesunkenen Schläfen, Bleichsucht nach Gemütserregungen.
- Nr. 6 Kalium sulfuricum D6
3-mal täglich 2–5 Tabletten.
Gelbbraune Flecken im Gesicht.
- Nr. 7 Magnesium phosphoricum D6/3
3- bis 5-mal täglich 2–5 Tabletten oder nach 18:00 Uhr 10 Tabletten in einem Glas heißen Wasser lösen und schluckweise trinken lassen.
„Magnesiumröte" – Schmetterlingsröte an den Wangen.
- Nr. 9 Natrium phosphoricum D6
3- bis 5-mal täglich 2–4 Tabletten oder vor- und nachmittags je 3–5 Tabletten.
Gesichtsmuskelzucken durch erhöhten Anfall von Säuren; Mitesser.
- Nr. 10 Natrium sulfuricum D6
3- bis 5-mal täglich 2–4 Tabletten oder vor- und nachmittags je 3–5 Tabletten.
Blass-gedunsen, gelblich-grünlich, bräunliche Flecke.

Haare

- Nr. 1 Calcium fluoratum D6/3
3- bis 5-mal täglich 2–4 Tabletten oder mittags 3–5 Tabletten.
Sprödes und sich spaltendes, unkräftiges Haar, Haarausfall.
- Nr. 3 Ferrum phosphoricum D3/6
3- bis 5-mal täglich 2–4 Tabletten oder morgens 3–5 Tabletten.
Haare spröde und splissend; anämischer Haarausfall; Frisuren halten schwer.

- Nr. 9 Natrium phosphoricum D6
  Vor- und nachmittags je 3–5 Tabletten.
  Haare sind immer fettig und schuppend, trotz viel Waschen.
- Nr. 11 Silicea D6/12
  3-mal täglich 2–4 Tabletten oder abends 3–5 Tabletten.
  Haarausfall; glanzloses Haar.
- Nr. 15 Kalium jodatum D6
  3-mal täglich 2–4 Tabletten.
  Haarausfall; Hyperthyreose und Morbus Basedow.
- Nr. 20 Kalium aluminium sulfuricum D6
  3-mal täglich 2–4 Tabletten.
  Haarausfall als extraabdominelles Meteorismussymptom.

Haltungsschwäche

- Nr. 1 Calcium fluoratum D6
  3-mal täglich 2–4 Tabletten oder morgens 3–5 Tabletten.
  Allgemeine Bänder- und Muskelschwäche.
- Nr. 2 Calcium phosphoricum D6
  3-mal täglich 2–4 Tabletten oder morgens 5–7 Tabletten.
  Gebeugte Haltung; "Fiedelbogenrücken"; Adoleszentenkyphose.
- Nr. 3 Ferrum phosphoricum D3/6
  3-mal täglich 2–4 Tabletten oder morgens 3–5 Tabletten.
  Schlaffe Haltung und verminderte Leistung infolge Tonusmangels.
- Nr. 11 Silicea D6
  3-mal täglich 2–4 Tabletten oder abends 3–5 Tabletten.
  Muskel- und Bänderschwäche; schlaffe Hals- und Extremitätenmuskulatur.
- Nr. 8 Natrium chloratum D6
  3-mal täglich 2–4 Tabletten oder vor- und nachmittags je 3–5 Tabletten.
  Allgemeine Turgorverminderung.

Haut

- Nr. 1 Calcium fluoratum D6
  3-mal täglich 2–4 Tabletten oder morgens 3–5 Tabletten.
  Trockene, lederartige und rissige Haut.
- Nr. 3 Ferrum phosphoricum D6
  3-mal täglich 2–4 Tabletten oder morgens 3–5 Tabletten.

Haut bläulich durchscheinend.
- Nr. 2 Calcium phosphoricum D6
  3-mal täglich 2–4 Tabletten oder morgens 3–5 Tabletten.
  Kleine weiß-schuppige Abschilferungen.
- Nr. 6 Kalium sulfuricum D6
  3- bis 5-mal täglich 2–4 Tabletten.
  Haut ölig und fettig.
- Nr. 8 Natrium chloratum D6
  3- bis 5-mal täglich 2–4 Tabletten oder vor- und nachmittags je 3–5 Tabletten.
  Haut gedunsen und blass oder trocken, faltig und rissig.
- Nr. 9 Natrium phosphoricum D6
  3- bis 5-mal täglich 2–4 Tabletten oder vor- und nachmittags je 3–5 Tabletten.
  Weißlich-gelbliche und bräunlich-schwärzliche Mitesser; ölige und fettige Haut.
- Nr. 11 Silicea D12/6
  3-mal täglich 2–4 Tabletten oder abends 3–5 Tabletten.
  Haut trocken, faltig und rissig.
- Nr. 17 Manganum sulfuricum D6
  3-mal täglich 2–3 Tabletten.
  Abnorme Blässe der Haut.

Muskelerschlaffungen

- Nr. 1 Calcium fluoratum D6
  3-mal täglich 2–4 Tabletten oder morgens 3–5 Tabletten.
  Allgemeine Bänder- und Muskelschwäche. Verbessert die Spannkraft der Muskelfasern.
- Nr. 2 Calcium phosphoricum D6
  3-mal täglich 2–4 Tabletten oder morgens 5–7 Tabletten.
  Muskelerschlaffungen, Aufbau- und Kräftigungsmittel.
- Nr. 3 Ferrum phosphoricum D3
  3-mal täglich 2–4 Tabletten oder morgens 3–5 Tabletten.
  Schlaffe Haltung und verminderte Leistung infolge von Tonusmangel.
- Nr. 11 Silicea D6
  3-mal täglich 2–4 Tabletten oder abends 3–5 Tabletten.
  Muskel- und Bänderschwäche; schlaffe Hals- und Extremitätenmuskulatur.

Rhagadenbildung

- Nr. 13 Kalium arsenicosum D6
  3-mal täglich 2–3 Tabletten.
  Chronische Rhagadenbildung.
- Nr. 3 Ferrum phosphoricum D3
  3- bis 5-mal täglich 2–3 Tabletten oder morgens 3–5 Tabletten.
  Rhagadenbildung bei Anämien.
- Nr. 17 Manganum sulfuricum D6
  3-mal täglich 2–3 Tabletten.
  Rhagadenbildung bei Störungen des Eisenhaushaltes.
- Nr. 8 Natrium chloratum D6
  3- bis 5-mal täglich 2–3 Tabletten oder vor- und nachmittags je 3–5 Tabletten.
  Rhagadenbildung bei Blutarmut und Störungen des Wasserhaushaltes.

Xanthelasmen

- Nr. 9 Natrium phosphoricum D6
  3- bis 5-mal täglich 2–3 Tabletten oder vor- und nachmittags je 3–5 Tabletten.
  Stoffwechselstörungen; Fett- und Eiweißstoffwechselstörung.
- Nr. 10 Natrium sulfuricum D6
  3- bis 5-mal täglich 2–3 Tabletten oder vor- und nachmittags je 3–5 Tabletten.
  Leber-Galle-Pankreaserkrankungen.
- Nr. 1 Calcium fluoratum D6
  3-mal täglich 2–3 Tabletten oder morgens 3–5 Tabletten.
  Zur Erweichung verhärteter Gewebe.

Zähne

- Nr. 1 Calcium fluoratum D6
  3-mal täglich 2–4 Tabletten oder morgens 3–5 Tabletten.
  Zahnschmelz mit fleckigen Verfärbungen. Tonnenzähne.
- Nr. 2 Calcium phosphoricum D6
  3-mal täglich 2–3 Tabletten oder morgens 3–5 Tabletten.
  Weiß gefleckt, Schneidezähne in Sägeform.

- Nr. 11 Silicea D6/12
  3-mal täglich 2–3 Tabletten oder abends 3–5 Tabletten.
  Nutritionsmittel. Verhindert Zahnzerfall.

Diagnostik – Augendiagnose

Bei den Hinweisen zur Augendiagnose wurde bewusst auf die Angabe von Dosierungen und Potenzen verzichtet, weil diese wesentlich von zusätzlichen Zeichen abhängen.

Konstitutionen

Die Biochemie nach Dr. Schüßler kennt keine eigentlichen Konstitutionsmittel. Dennoch können mit bestimmten Konstitutionen verbundene physiopathologische Störungen mit biochemischen Mitteln beeinflusst werden.

Aspekte der anämischen Konstitution

- Nr. 3 Ferrum phosphoricum D3
  Allgemeines Tonisierungsmittel; regt die Organe der Blut bereitenden und Blut bildenden Systeme an.
- Nr. 6 Kalium sulfuricum
  Anämie als Sauerstoffmangelsyndrom.
- Nr. 8 Natrium chloratum
  Anämie und Blutverwässerung.
- Nr. 11 Silicea
  Regt die Elektrolytaufnahme an und befeuchtet.
- Nr. 13 Kalium arsenicosum
  Blutarmut, Blutverwässerung, verminderte plastische Kraft des Blutes.
- Nr. 17 Manganum sulfuricum
  Chlorose und Anämie, Blutverwässerung; zur Unterstützung der Eisenwirkung.

Aspekte der atonisch-asthenischen Konstitution

- Nr. 3 Ferrum phosphoricum D3
  Allgemeines Tonisierungsmittel; regt die Organe der Blut bereitenden und Blut bildenden Systeme an.
- Nr. 5 Kalium phosphoricum
  Energieerhaltungsmittel, Kräftigungsmittel.

- Nr. 13 Kalium arsenicosum
  Anabolikum; Stärkungsmittel bei Schwäche und in der Rekonvaleszenz.
- Nr. 17 Manganum sulfuricum
  Verbessert die Eisen- und Sauerstoffversorgung der Zellen und Gewebe
  und regt die oxydativen Stoffwechselprozesse an.

Aspekte der biliösen Konstitution
- Nr. 9 Natrium phosphoricum
  Zur Dämpfung der Erregbarkeit und Harnsäurebildung. Polycholie.
- Nr. 10 Natrium sulfuricum
  Fördert die Ausscheidung galliger Schärfen. Wirkt kühlend.

Aspekte der carbo-nitrogenoiden Konstitution
- Nr. 6 Kalium sulfuricum
  Vermindert die Kohlensäureüberladung des Blutes und verbessert die Sauer-
  stoffaufnahme.
- Nr. 11 Silicea
  Erwärmt und befeuchtet die trockenen Gewebe.
- Nr. 20 Kalium aluminium sulfuricum
  Zur Regulierung des Gewebsturgors; wirkt befeuchtend.

Aspekte der gastrischen Konstitution
- Nr. 20 Kalium aluminium sulfuricum
  Reguliert Tonus und Turgor im Magen-Darm-Trakt; ausgeprägter Meteoris-
  mus mit Kollern.

Aspekte der hämangiotischen Konstitution
- Nr. 9 Natrium phosphoricum
  Vermindert die reizende Wirkung des Blutes auf die Gefäße.

Aspekte der hydrogenoiden Konstitution
- Nr. 8 Natrium chloratum D6/12
  Scheidet überschüssige Feuchtigkeit aus und verbessert den Nährstrom.
- Nr. 10 Natrium sulfuricum
  Scheidet überschüssige Feuchtigkeit aus und verbessert den Klärstrom.

Aspekte der katarrhalisch-rheumatischen Konstitution
- Nr. 6 Kalium sulfuricum
  Fördert zelluläre Ausscheidungs- und Entgiftungsvorgänge; antikatarrha-
  lische Wirkung. Drittes Entzündungsstadium.
- Nr. 10 Natrium sulfuricum
  Zur Ausscheidung galliger und seröser Schärfen.
- Nr. 11 Silicea
  Drainagemittel; wirkt gegen die Gewebstrockenheit.
- Nr. 15 Kalium jodatum
  Entzündungs- und proliferationsmindernde Wirkung auf das Mesenchym.

Aspekte der lymphatisch-hyperplastischen Konstitution
- Nr. 2 Calcium phosphoricum
  Skrofulose mit Zeichen der adenoiden Vegetation.
- Nr. 4 Kalium chloratum
  Weiche, teigige Schwellungen der Lymphknoten mit Stauungszuständen.
- Nr. 9 Natrium phosphoricum
  Kleine und harte Lymphknotenschwellungen.
- Nr. 14 Kalium bromatum
  Torpider Lymphatismus mit Hypertrophie und Hyperplasie.
- Nr. 15 Kalium jodatum
  Schwellungen und Verhärtungen, Proliferation und Induration.

Aspekte der lymphatisch-hypoplastischen Konstitution
- Nr. 1 Calcium fluoratum
  Indurationen und kleine, harte Lymphdrüsen.
- Nr. 4 Kalium chloratum
  Im Anfangsstadium bei weichen, teigigen Lymphdrüsenschwellungen.
- Nr. 9 Natrium phosphoricum
  Kleine und harte Lymphknotenschwellungen.
- Nr. 11 Silicea
  Drüseninsuffizienz mit reduzierter Infektabwehr; Verhärtungen.
- Nr. 15 Kalium jodatum
  Schwellungen und Verhärtungen, Proliferation und Induration.

Aspekte der mesenchymal-hypoplastischen Konstitution
- Nr. 1 Calcium fluoratum
  Wirkt vorwiegend auf die mechanische Kraft der „Faser", steigert die Kraft erschlaffter Gewebe.
- Nr. 11 Silicea
  Nutritionsmittel; „kanalisiert" das Bindegewebe.

Aspekte der nephrogen-lymphatischen Konstitution
- Nr. 10 Natrium sulfuricum
  Fördert Energie und Ausscheidung der Nieren.

Aspekte der neuropathisch-neurolymphatischen Konstitution
- Nr. 2 Calcium phosphoricum
  Erethische Skrofulose. Dämpft übersteigerte dissimilatorische Stoffwechsel-prozesse.
- Nr. 5 Kalium phosphoricum
  Zur Steigerung der Nervenkraft. Energetikum der Zellen und Gewebe.
- Nr. 7 Magnesium phosphoricum
  Mindert die Erregbarkeit der vegetativen Zentren.
- Nr. 14 Kalium bromatum

Zur Herabsetzung der erhöhten Sensibilität.
- Nr. 21 Zincum chloratum
  Nervenstärkend bei allen sensiblen und nervösen Reizzuständen.

Aspekte der oxygenoiden Konstitution
- Nr. 2 Calcium phosphoricum
  Erethische Skrofulose. Dämpft übersteigerte dissimilatorische Stoffwechsel-
  prozesse.
- Nr. 15 Kalium jodatum
  Oxygenoidismus und Hyperthyreose.
- Nr. 18 Calcium sulfuratum
  Wirkt dämpfend bei stark übersteigerten Verbrennungsvorgängen.

Aspekte der phlegmatisch-venösen Konstitution
- Nr. 1 Calcium fluoratum
  Wirkt Erschlaffung und Elastizitätsverlust entgegen.
- Nr. 6 Kalium sulfuricum
  Vermindert die Kohlensäureüberladung des Blutes, verbessert die Sauer-
  stoffaufnahme und regt die Energiebildung an.
- Nr. 10 Natrium sulfuricum
  Scheidet überschüssige Feuchtigkeit aus und verbessert den Klärstrom. Ist
  Elastizitätsbedinger.

Aspekte der psorischen Konstitution
- Nr. 6 Kalium sulfuricum
  Fördert zelluläre Ausscheidungs- und Entgiftungsvorgänge; verbessert die
  Hautatmung.

Aspekte der sykotischen Konstitution
- Nr. 15 Kalium jodatum
  Gichtisch-rheumatische Gelenkserkrankungen, besonders auf sykotischer
  und luetischer Grundlage.

Diathesen

Aspekte der exsudativen Diathese
- Nr. 4 Kalium chloratum
  Exsudative Krankheitsphasen mit teigigen Lymphdrüsenschwellungen.
- Nr. 10 Natrium sulfuricum
  Scheidet Stoffwechselprodukte über die natürlichen Wege aus.
- Nr. 11 Silicea
  Exsudative Diathese mit übermäßiger Schweißbildung; übel riechender
  Schweiß.

- Nr. 13 Kalium arsenicosum
  Exsudative Diathese mit Störungen der Haut- und Nierenfunktion.

Aspekte der exsudativ-allergischen Diathese

- Nr. 2 Calcium phosphoricum
  Erethische Skrofulose mit exsudativ-allergischen Reaktionen; zur Membran-stabilisierung.
- Nr. 8 Natrium chloratum
  Serös-wässrige Exsudate.

Aspekte der harnsauren Diathese

- Nr. 9 Natrium phosphoricum
  Basismittel; hält Säuren in Lösung.
- Nr. 10 Natrium sulfuricum
  Zur Ausscheidung von gelösten Säuren.
- Nr. 11 Silicea
  Löst Säuren. Drainagemittel.
- Nr. 15 Kalium jodatum
  Gichtig-rheumatische Gelenkerkrankungen.
- Nr. 16 Lithium chloratum
  Fortgeschrittene Formen der harnsauren Diathese; Depositionsfolgen harn-saurer Ablagerungen.

Aspekte der spasmophilen Diathese

- Nr. 7 Magnesium phosphoricum
  Krämpfe und Schmerzen; setzt den Tonus der Muskulatur herab.
- Nr. 19 Cuprum arsenicosum
  Umstimmend bei allen Krampfzuständen.
- Nr. 21 Zincum chloratum
  Reguliert sensible und nervöse Reizzustände.

Iriszeichen

Aberrate Fasern

- Nr. 5 Kalium phosphoricum
  Störungen der vegetativen Rhythmik.
- Nr. 21 Zincum chloratum
  Wirkt auf Zerebral- und Spinalnerven, Gehirn und Rückenmarkshäute. Begünstigt die Erholungsfähigkeit des Nervensystems. Gut als Ergänzungs-mittel zur Nr. 5 Kalium phosphoricum.

Abflachungen, kraniale von Pupillensaum und Krause

- Nr. 16 Lithium chloratum

Fortgeschrittene Formen der harnsauren Diathese mit depressiver Verstimmung; wirkt befeuchtend.

Abdunkelungen
- Nr. 17 Manganum sulfuricum
  Wirkt antianämisch, verbessert die Blutqualität und die Sauerstoffverwertung.
- Nr. 20 Kalium aluminium sulfuricum
  Verbessert den Muskeltonus und die Flüssigkeitsverteilung.

Alterspupille
- Nr. 5 Kalium phosphoricum
  „Generator" der Zellen, Energetikum; antidegenerative Wirkung.

Anämiering
- Nr. 2 Calcium phosphoricum
  Vermehrung der plastischen Kraft des Blutes. „Verbrauchsanämie" – Verbesserung der aufsteigenden Lymphe nach Krauß; antiskrofulöse Wirkung.
- Nr. 3 Ferrum phosphoricum D3/6
  Verbesserung der Funktion der Blut bereitenden und Blut bildenden Systeme und der plastischen Kraft des Blutes; Eisenmangelanämie.
- Nr. 8 Natrium chloratum
  Hydrämie, Anämie.
- Nr. 17 Manganum sulfuricum
  Chlorose, Anämie, Blutverwässerung; verbessert die Eisenverwertung; zur Wirkungsverbesserung von Ferrum phosphoricum.

Arcus lipoides/senilis
- Nr. 9 Natrium phosphoricum
  Klassische Stoffwechseltrias: Gicht, Fettsucht, Diabetes.

Ärgerlinie
- Nr. 3 Ferrum phosphoricum D12
  Zur Dämpfung kongestiver Gefäßerregung und der erhöhten Irritabilität allgemein.
- Nr. 5 Kalium phosphoricum D12/6
  Wirkt ausgleichend auf die Funktion der Herznerven bei erhöhter Erregbarkeit und fördert die Nutrition des Herzmuskels.

Atonisch-anämisch-spinale Krausenzone nach Schnabel
- Nr. 17 Manganum sulfuricum
  Tonussteigerung durch Verbesserung der Blutqualität und der Sauerstoffaktivität.
- Nr. 21 Zincum chloratum
  Tonusregulierung durch Stärkung der Nervenkraft.

Atonische Krausenkonfiguration
- Nr. 20 Kalium aluminium sulfuricum
  Verbessert den Muskeltonus und die Flüssigkeitsverteilung.

Aufgefaserte Krause
- Nr. 5 Kalium phosphoricum
  Stabilisierung der vegetativen Schaltzentrale. Witterungsneurosen.

Außenorganzeichen
- Nr. 10 Natrium sulfuricum
  Zur Verbesserung se- und exkretorischer Leistungen.

Bandkrause, auch partiell
- Nr. 3 Ferrum phosphoricum D12/6
  Tonusschwäche der Bauchorgane mit folgender kongestiver Überreizung, besonders am Herzen; zur Anregung der Zottenpumpe.

Begleitschatten
- Nr. 8 Natrium chloratum
  Verbesserung des Nährstromes zu Stoffwechselorganen und Nerven.
- Nr. 13 Kalium arsenicosum
  Anabolikum bei Schwäche und in der Rekonvaleszenz.

Borkenrand
- Nr. 5 Kalium phosphoricum
  Stärkung von Nervenstoffwechsel und -funktion.
- Nr. 21 Zincum chloratum
  Wirkt auf Zerebral- und Spinalnerven, Gehirn und Rückenmarkshäute. Begünstigt die Erholungsfähigkeit des Nervensystems. Gut als Ergänzungsmittel zur Nr. 5 Kalium phosphoricum.

Bündel
- Nr. 4 Kalium chloratum
  Fibrinöse Reizungen.
- Nr. 11 Silicea
  Wirkt befeuchtend und antiphlogistisch bei chronischen Entzündungen.

Büschel
- Nr. 4 Kalium chloratum
  Subakute und fibrinöse Entzündungen.
- Nr. 6 Kalium sulfuricum
  Für die chronische Entzündungsphase.
- Nr. 11 Silicea
  Wirkt befeuchtend und antiphlogistisch bei chronischen Entzündungen.

Cholerische Linie
- Nr. 4 Kalium chloratum
  Ärgersymptomatik. Dicke Galle.

Dilaceratio des Pupillensaums
* Nr. 5 Kalium phosphoricum
Stärkung von Nervenstoffwechsel und -funktion.
Ekzemflocken
* Nr. 2 Calcium phosphoricum
Exsudative Diathese.
* Nr. 4 Kalium chloratum
Exsudative Krankheitsphasen mit teigigen Lymphdrüsenschwellungen.
* Nr. 9 Natrium phosphoricum
Hautreizungen durch saure Stoffwechselendprodukte.
* Nr. 12 Calcium sulfuricum
Skrofulöse Hauteiterungen.
Erethische Kringel
* Nr. 5 Kalium phosphoricum
Störungen der vegetativen Rhythmik und der sensiblen Verrichtungen.
* Nr. 21 Zincum chloratum
Wirkt auf Zerebral- und Spinalnerven, Gehirn und Rückenmarkshäute.
Begünstigt die Erholungsfähigkeit des Nervensystems. Gut als Ergänzungs-
mittel zur Nr. 5 Kalium phosphoricum.
Erschöpfungspupille (Großpupille)
* Nr. 2 Calcium phosphoricum
Folgen der sympathischen Stärke. Dämpft übersteigerte dissimilatorische
Stoffwechselprozesse.
* Nr. 5 Kalium phosphoricum
Folgen der parasympathischen Schwäche. Generator, Energetikum der
Zellen und Gewebe.
* Nr. 21 Zincum chloratum
Wirkt auf Zerebral- und Spinalnerven, Gehirn und Rückenmarkshäute.
Begünstigt die Erholungsfähigkeit des Nervensystems. Gut als Ergänzungs-
mittel zur Nr. 5 Kalium phosphoricum.
Faserverwirrung
* Nr. 12 Calcium sulfuricum
Energiemangel der zellulären Abwehr; wirkt der Gewebsdesorganisation
entgegen.
Gallige Pigmente
* Nr. 10 Natrium sulfuricum
Zur Ausscheidung galliger Schärfen.
Gefäßdornenkrone
* Nr. 2 Calcium phosphoricum
Antiallergische und membranstabilisierende Wirkung.

Gefäßspindel
- Nr. 15 Kalium jodatum
  Antisklerotische Wirkung.

Gekämmtes Haar
- Nr. 12 Calcium sulfuricum
  Energiemangel der zellulären Abwehr; wirkt der Gewebsdesorganisation entgegen.

Gewitterecken
- Nr. 20 Kalium aluminium sulfuricum
  Abdominelle und extraabdominelle Beschwerden bei Wegstörungen des Darminhaltes.

Glomeruligefäß
- Nr. 16 Lithium chloratum
  Fortgeschrittene Formen der harnsauren Diathese; Depositionsfolgen harnsaurer Ablagerungen. Renale Ausscheidungsstörungen.

Graue Flecke
- Nr. 9 Natrium phosphoricum
  Harnsaure Diathese mit Harnsäureüberladung der Gewebe und Säfte.

Hypotone Krausenkonfiguration
- Nr. 1 Calcium fluoratum
  Wirkt Erschlaffungen entgegen und steigert die Gewebskraft.
- Nr. 3 Ferrum phosphoricum D3
  Tonisierung bei Erschlaffungszuständen der Muskulatur.

Irrgarten
- Nr. 16 Lithium chloratum
  Fortgeschrittene Formen der harnsauren Diathese; Depositionsfolgen harnsaurer Ablagerungen. Renale Ausscheidungsstörungen.

Jodlakunen
- Nr. 15 Kalium jodatum
  Regulierende Wirkung auf Drüsen und Drüsensystem.

Kalzium-Knötchen
- Nr. 2 Calcium phosphoricum
  Störungen im Kalziumhaushalt; Knochenskrofulose.

Käsespitzen
- Nr. 9 Natrium phosphoricum
  Klassische Stoffwechseltrias: Gicht, Fettsucht, Diabetes.
- Nr. 15 Kalium jodatum
  Sklerosierung und frühe Senilität.

Keulenfasern
- Nr. 11 Silicea
  Zur Befeuchtung der Gewebe. Allgemeine Sklerosierung.

Kongestionsfurchen
- Nr. 3 Ferrum phosphoricum D12
  Senkt die Gefäßirritabilität.

Korkenzieher
- Nr. 7 Magnesium phosphoricum
  Erhält die physiologische Gewebsatmung.

Krausenausbuchtungen
- Nr. 1 Calcium fluoratum
  Wirkt Erschlaffungen entgegen und steigert die Gewebskraft.
- Nr. 3 Ferrum phosphoricum D3
  Tonisierung bei Erschlaffungszuständen der Muskulatur.

Krausenduplikatur
- Nr. 5 Kalium phosphoricum
  Steigert die sensible Nervenkraft.

Krausenzone/Iris, eingesunken
- Nr. 1 Calcium fluoratum
  Steigert die Kraft erschlaffter Gewebe.
- Nr. 3 Ferrum phosphoricum D3
  Zur Tonussteigerung.

Krausenzone/Iris, vorgewölbt
- Nr. 3 Ferrum phosphoricum D12
  Erhöhte Reizbarkeit der Gewebe. Dämpft die erhöhte Irritabilität.

Krausenzone, eng
- Nr. 2 Calcium phosphoricum
  Dämpft übersteigerte dissimilatorische Stoffwechselprozesse.

Krausenzone, aufgehellt
- Nr. 3 Ferrum phosphoricum D12
  Übererregbarkeit im Bereich der aktiven Verdauung und des aktiven Nervensystems (Regionenlehre).
- Nr. 8 Natrium chloratum D12/6
  Überreizung der assimilatorischen Grundfunktion.

Krausenzone, abgedunkelt
- Nr. 3 Ferrum phosphoricum D3
  Hauptmittel bei jedem Tonusmangel; tonisiert ohne gleichzeitig bestehende Spasmen zu aktivieren.
- Nr. 8 Natrium chloratum
  Verbessert den Anabolismus.

Krausenzone, partiell oder ganz abgedunkelt
- Nr. 13 Kalium arsenicosum
  Anabolikum bei Schwäche und in der Rekonvaleszenz.
- Nr. 18 Calcium sulfuratum
  Verbesserung des Anabolismus durch Dämpfung übersteigerter Verbrennungs-
  vorgänge.

Krypten
- Nr. 20 Kalium aluminium sulfuricum
  Befeuchtend, membranstabilisierend und tonussteigernd bei chronischen
  Erkrankungen.

Leberdreieck
- Nr. 6 Kalium sulfuricum
  Bei Kohlenstoffüberladung und Sauerstoffarmut des Blutes; regt den Leber-
  stoffwechsel an und steigert den Energieumsatz.

Lockerungszeichen
- Nr. 11 Silicea
  Strukturmittel zur Erhaltung der Kraft, Feuchtigkeit und Widerstands-
  fähigkeit der Gewebe.

Lymphstraßen
- Nr. 4 Kalium chloratum
  Zur Verbesserung der Fließeigenschaften der Lymphe.

Maßliebcheniris, pluriglanduläre Insuffizienz
- Nr. 15 Kalium jodatum
  Regulierende Wirkung auf Drüsen und Drüsensystem.

Meerschaumkrause
- Nr. 7 Magnesium phosphoricum
  Zur Verbesserung des Magnesiumhaushaltes.

Neurasthenikerring
- Nr. 5 Kalium phosphoricum
  Störungen der vegetativen Rhythmik und der sensiblen Verrichtungen.
- Nr. 21 Zincum chloratum
  Wirkt auf Zerebral- und Spinalnerven, Gehirn und Rückenmarkshäute.
  Begünstigt die Erholungsfähigkeit des Nervensystems.

Neuritisfasern
- Nr. 5 Kalium phosphoricum
  Zur Verminderung der übersteigerten Sensibilität.
- Nr. 14 Kalium bromatum
  Zur Verminderung der übersteigerten Sensibilität.
- Nr. 19 Cuprum arsenicosum
  Umstimmend bei allen Krampfzuständen.

Neuroblitz
- Nr. 5 Kalium phosphoricum
  Störungen der vegetativen Rhythmik und der sensiblen Verrichtungen.
- Nr. 21 Zincum chloratum
  Wirkt auf Zerebral- und Spinalnerven, Gehirn und Rückenmarkshäute. Begünstigt die Erholungsfähigkeit des Nervensystems. Gut als Ergänzungsmittel zur Nr. 5 Kalium phosphoricum.

Neurohäckchen
- Nr. 14 Kalium bromatum
  Zur Verminderung der übersteigerten Sensibilität.

Neuronennetze
- Nr. 5 Kalium phosphoricum
  Störungen der vegetativen Rhythmik und der sensiblen Verrichtungen.
- Nr. 21 Zincum chloratum
  Wirkt auf Zerebral- und Spinalnerven, Gehirn und Rückenmarkshäute. Begünstigt die Erholungsfähigkeit des Nervensystems. Gut als Ergänzungsmittel zur Nr. 5 Kalium phosphoricum.

Pfefferkornpigmente
- Nr. 9 Natrium phosphoricum
  Harnsäurevermehrung in Blut und Säften.

Pigmente
- Nr. 6 Kalium sulfuricum
  Verbessert die kalorische Grundfunktion, die Pneumaverwertung und stellt ausreichend Energie zur Aufrechterhaltung der eliminatorischen Grundfunktion im Bereich des Intermediärstoffwechsels zur Verfügung.

Pinguecula
- Nr. 10 Natrium sulfuricum
  Entstaut die Leber und verbessert deren Entgiftungsfunktion.

Plaques
- Nr. 4 Kalium chloratum
  Verminderung pathologischen Schleimes.
- Nr. 11 Silicea
  Störungen im Mineralhaushalt.
- Nr. 15 Kalium jodatum
  Regulierende Wirkung auf Drüsen und Drüsensystem.

Pneumaachse
- Nr. 6 Kalium sulfuricum
  Zur Verbesserung der Pneumaaufnahme.

Porzellangefäße
- Nr. 15 Kalium jodatum
  Antisklerotische Wirkung.

Rarefikationen
- Nr. 1 Calcium fluoratum
  Zur Verbesserung der Gewebskohäsion.
- Nr. 3 Ferrum phosphoricum D3/6
  Tonisierungsmittel und Sauerstoffüberträger.
- Nr. 6 Kalium sulfuricum
  Sauerstoff-, Substrat- und Energiemangel.
- Nr. 17 Manganum sulfuricum
  Tonussteigerung durch Verbesserung der Blutqualität und der Sauerstoffaktivität.
- Nr. 20 Kalium aluminium sulfuricum
  Befeuchtend, membranstabilisierend und tonussteigernd bei chronischen Erkrankungen.

Reizradiären, hell
- Nr. 3 Ferrum phosphoricum D12
  Zur Verminderung der erhöhten Erregbarkeit; bei akuten Entzündungen und Katarrhen.
- Nr. 5 Kalium phosphoricum
  Bei nervöser Überreizung.

Reizradiären, verdickt und verquollen
- Nr. 11 Silicea
  Verquollene, verdickte und geschlängelte Radiären. „Kanalisiert" das Bindegewebe und befeuchtet.

Reizradiären, verquollen und geschlängelt
- Nr. 13 Kalium arsenicosum
  Chronisch entzündliche Prozesse.

Rheumaflocken
- Nr. 9 Natrium phosphoricum
  Harnsaure und rheumatische Erkrankungen.

Schwellungszeichen
- Nr. 4 Kalium chloratum
  Phlegmatische Drüsen- und Gewebsschwellung. Subakute Entzündungen und Katarrhe.
- Nr. 6 Kalium sulfuricum
  Chronische Entzündungen mit Hautbeteiligung.
- Nr. 10 Natrium sulfuricum
  Wässrige Schwellungen der Gewebe.

Sklera mit bläulich-schwärzlicher fleckenförmigen Verfärbung
- Nr. 3 Ferrum phosphoricum D3
  Anämiesyndrom mit Tonusmangel.

Sklera, subikterisch
- Nr. 10 Natrium sulfuricum
  Störungen der Blut-Gallen-Schranke; gallige Schärfen.

Solarstrahlen
- Nr. 3 Ferrum phosphoricum D3/6
  Allgemeines Tonisierungsmittel.
- Nr. 5 Kalium phosphoricum
  Zur Stärkung der sensiblen Nervenkraft.

Sphinkterring, durchscheinend
- Nr. 8 Natrium chloratum
  Anämiesyndrom. Hydrämie.

Stauungstransversalen
- Nr. 1 Calcium fluoratum
  Steigert die Kraft erschlaffter Gewebe.
- Nr. 10 Natrium sulfuricum
  Bringt überschüssiges Wasser und darin gelöste Stoffe zur Ausscheidung.
- Nr. 13 Kalium arsenicosum
  Stauungstransversalen im Nierensektor: chronische Nierenerkrankungen
  mit Stauungserscheinungen.

Substanzverlustzeichen
- Nr. 5 Kalium phosphoricum
  Substanzerhaltungsmittel, Zellerhaltungsmittel.

Thyreosenpigment
- Nr. 15 Kalium jodatum
  Dysthyreose mit harten und weichen Vergrößerungen der Schilddrüse.

Tophi
- Nr. 2 Calcium phosphoricum
  Aspekte der lymphatisch-hyperplastischen, neuropathisch-neurolymphati-
  schen und oxygenoiden Konstitution.
  Kalzium-Knötchen.
- Nr. 4 Kalium chloratum
  Aspekte der lymphatisch-hyper- und hypoplastischen Konstitution.
  Zeichen der exsudativen Diathese.
  Diffuse milchig-weiße Tophi.
- Nr. 9 Natrium phosphoricum
  Aspekte der lymphatisch-hyper- und hypoplastischen Konstitution und
  Zeichen der harnsauren Diathese.

Rheumaflocken und verschmolzene pigmentierte Tophi.
- Nr. 10 Natrium sulfuricum
  Aspekte der hydrogenoiden, katarrhalisch-rheumatischen und nephrogen-lymphatischen Konstitution. Zeichen der exsudativen und harnsauren Diathese.
  Diffuse Tophi und Rheumaflocken.
- Nr. 11 Silicea
  Aspekte der lymphatisch-hypoplastischen, katarrhalisch-rheumatischen und mesenchymal-hypoplastischen Konstitution. Zeichen der exsudativen und harnsauren Diathese.
  Scharf abgegrenzte Tophi.
- Nr. 15 Kalium jodatum
  Aspekte der lymphatisch-hyperplastischen und -hypoplastischen, der katarrhalisch-rheumatischen und oxygenoiden Konstitution. Zeichen der harnsauren Diathese.
  Zarte diffuse Tophi und Rheumaflocken.

Torweg
- Nr. 1 Calcium fluoratum
  Nutritionsstörungen und Bindegewebsschwäche.

Transversalen
- Nr. 7 Magnesium phosphoricum
  Stauungen mit Störungen der Sauerstoffversorgung.
- Nr. 11 Silicea
  Bei Verlängerung der Transitstrecke.

V-Linien
- Nr. 5 Kalium phosphoricum
  Störungen der vegetativen Rhythmik.
- Nr. 14 Kalium bromatum
  Erhöhte Sensibilität des Plexus solaris und des intramuralen Systems.
- Nr. 21 Zincum chloratum
  Allgemeines Nervenregulans.

Wellenlinie
- Nr. 3 Ferrum phosphoricum D12
  Vermindert die Anschoppung des Blutes in der Endstrombahn.

Wische, weiße
- Nr. 3 Ferrum phosphoricum D12
  Antiphlogistische Wirkung; erstes Entzündungsstadium.

Wolken
- Nr. 10 Natrium sulfuricum
  Scheidet überschüssiges Wasser aus den Geweben aus.

Wolken, dunkle
- Nr. 3 Ferrum phosphoricum D3/6
  Wirkt Stockungen des Blutes entgegen und verbessert die Sauerstoffversorgung der Gewebe.

Wolken, helle und weiße
- Nr. 8 Natrium chloratum D12
  Wässrige Krankheitsphasen. Zur Regulierung des Säure-Basen-Haushaltes.
- Nr. 4 Kalium chloratum
  Schleimige Krankheitsphasen; Neigung zu Katarrhen und teigigen Lymphdrüsenschwellungen.

Wurzelradiären
- Nr. 5 Kalium phosphoricum
  Zur Dämpfung der erhöhten Sensibilität und Steigerung der Nervenkraft.
- Nr. 7 Magnesium phosphoricum
  Zur Dämpfung der erhöhten peripheren Sensibilität und Irritabilität.
- Nr. 14 Kalium bromatum
  Zur Regulierung der krankhaft erhöhten Sensibilität der Nerven.
- Nr. 21 Zincum chloratum
  Nerven regulierend bei allen sensiblen und nervösen Reizzuständen.

Zickzack-Radiären
- Nr. 5 Kalium phosphoricum
  Zur Dämpfung der erhöhten Sensibilität und Steigerung der Nervenkraft.
- Nr. 7 Magnesium phosphoricum
  Zur Dämpfung der erhöhten peripheren Sensibilität und Irritabilität.
- Nr. 14 Kalium bromatum
  Zur Regulierung der krankhaft erhöhten Sensibilität der Nerven.
- Nr. 19 Cuprum arsenicosum
  Umstimmend bei allen Krampfzuständen.
- Nr. 21 Zincum chloratum
  Nerven regulierend bei allen sensiblen und nervösen Reizzuständen.

Zirkulärfurchen, helle
- Nr. 7 Magnesium phosphoricum
  Wirkt an den Synapsen; zur Senkung des erhöhten Muskeltonus.
- Nr. 19 Cuprum arsenicosum
  Umstimmend bei allen Krampfzuständen.

Zirkulärfurchen, ausgebuchtete
- Nr. 1 Calcium fluoratum
  Gegen Erschlaffungszustände der Gewebe.

Diagnostik – Pulsdiagnose

Es werden nur häufige Pulse genannt. Bei verschiedenen Pulsen (z. B. Pulsus rarus) müssen Herzerkrankungen ausgeschlossen werden.

Pulsus mollis

Der weiche Puls.
Geringer Tonus der Gefäßwand, wenig kruorhaltiges, wässriges Blut, leicht unterdrückbar. Geringere plastische Kraft des Blutes; Abwesenheit von Entzündung und Krampf; Anämiesyndrom, lymphatische Stauungen und Schwellungen; Verschleimung.

- Nr. 3 Ferrum phosphoricum D3
  Verbesserung der Funktion der Blut bereitenden und Blut bildenden Systeme und der plastischen Kraft des Blutes.
- Nr. 4 Kalium chloratum D3/6
  Lymphatische Stauungen und Verschleimungszustände; teigige Lymphdrüsenschwellungen.
- Nr. 8 Natrium chloratum D6
  Hydrämie, Anämie.
- Nr. 17 Manganum sulfuricum D6
  Chlorose, Anämie, Blutverwässerung, verbessert die Eisenverwertung.
- Nr. 22 Calcium carbonicum D6
  Lymphatische Hyperplasie, Verschleimungszustände, Skrofulose, Störungen im Säure-Basen-Haushalt.

Pulsus durus

Der harte Puls.
Erhöhte Gefäßwandspannung bei erhöhter Irritabilität, gereizte Arterie; kruor- und schärfenhaltiges Blut, Anwesenheit von Entzündungsstoffen und Krampf, Vermehrung der plastischen Kraft des Blutes. Neigung zu Trockenheit.

- Nr. 3 Ferrum phosphoricum D12
  Senkt die erhöhte Irritabilität; Mittel für das erste Entzündungsstadium.
- Nr. 7 Magnesium phosphoricum D3/6
  Alle Krampfzustände.
- Nr. 9 Natrium phosphoricum D6

Allgemeines Stoffwechselmittel, wirkt gegen Schärfen; gegen Entzündungen und Säurekrämpfe; erhält die physiologische Zusammensetzung und Homöostase des Blutes.
- Nr. 10 Natrium sulfuricum D6
  Fördert die Ausscheidung galliger Schärfen, wirkt kühlend; wirkt entzündungswidrig durch Anregung des Lymphflusses.
- Nr. 19 Cuprum arsenicosum D6
  Umstimmend bei allen Krampfzuständen.

Pulsus fortis

Der starke Puls.
Der Puls ist hart (durus) und schwer unterdrückbar (difficile comprimendus). Reichlich vorhandene Lebenskraft, die auf starke Reize adäquat reagiert. Hohe Irritabilität des Gefäßsystems. Puls akuter Entzündungen.
- Nr. 3 Ferrum phosphoricum D12
  Senkt die erhöhte Irritabilität; Mittel für das erste Entzündungsstadium.
- Nr. 9 Natrium phosphoricum D6
  Allgemeines Stoffwechselmittel, wirkt gegen Schärfen; gegen Entzündungen; Mittel der harnsauren Diathese.
- Nr. 5 Kalium phosphoricum D12
  Dämpft übersteigerte Reaktionen; macht Fieber und Entzündungen erträglich.

Pulsus debilis

Der schwache Puls.
Schwacher Tonus der Gefäßwand und schwacher Turgor des Blutes; leicht, beziehungsweise ganz unterdrückbar (facile comprimendus). Verringerte Lebenskraft, Anämiesyndrom mit verringerter plastischen Kraft des Blutes; Puls nach chronischen oder fortschreitenden Erkrankungen; auch zu Beginn der Rekonvaleszenz.
- Nr. 1 Calcium fluoratum D6
  Hebt die Kraft der Faser.
- Nr. 2 Calcium phosphoricum D6
  Rekonvaleszenzmittel.
- Nr. 3 Ferrum phosphoricum D3
  Verbesserung der Funktion der Blut bereitenden und Blut bildenden Systeme und der plastischen Kraft des Blutes.

- Nr. 5 Kalium phosphoricum D6
  Stärkt die Lebenskraft.
- Nr. 11 Silicea D6
  Verbessert die physiologische Feuchtigkeit und den Turgor der Säfte.
- Nr. 17 Manganum sulfuricum D6
  Chlorose, Anämie, Blutverwässerung, verbessert die Eisenverwertung.

Pulsus frequens

Der schnelle oder frequente Puls.
Ausdruck erhöhter Schwingung der Lebenskraft, Reizstoffe im Blut, Fieberzustände und Erscheinungen mit erhöhter Sensibilität.
- Nr. 3 Ferrum phosphoricum D12/6
  Regelt die Erregbarkeit von Gefäßen und Geweben.
- Nr. 5 Kalium phosphoricum D12
  Dämpft übersteigerte Reaktionen; macht Fieber und Entzündungen erträglich.
- Nr. 14 Kalium bromatum D6
  Dämpft die krankhaft erhöhte Sensibilität.
- Nr. 21 Zincum chloratum D6
  Regelt alle nervösen und sensiblen Reizzustände.

Pulsus rarus

Der seltene/verlangsamte Puls.
Weniger als 56 Schläge pro Minute, bzw. weniger als 4 Pulsschläge pro Atemzug. Reizbarkeit, Irritabilität und Sensibilität verringert; Kälte, erhöhter Hirndruck; oft bei abdominellen Entzündungen; hypothyreote Stoffwechsellage.
- Nr. 3 Ferrum phosphoricum D3
  Verbesserung der Funktion der Blut bereitenden und Blut bildenden Systeme und der plastischen Kraft des Blutes. Erhöht die Erregbarkeit der Gewebe.
- Nr. 5 Kalium phosphoricum D3
  Zur Vermehrung der Nervenkraft.
- Nr. 10 Natrium sulfuricum D6
  Folgen zerebraler Traumata.
- Nr. 21 Zincum chloratum D6
  Nervenstärkend bei allen sensiblen und nervösen Zuständen.

Pulsus magnus

Der große Puls.
Arterie breit, groß und elastisch tastbar; große Pulsamplitude. Bei vorher pathologischen Pulsen Zeichen einer vollkommenen Krisis und guter Rekonvaleszenz.

- Nr. 10 Natrium sulfuricum D6
  Zur Ausscheidung von Reststoffen nach Entzündungen und Infektionen.
- Nr. 11 Silicea D6
  Abschlussmittel. Mesenchymale Reinigung nach akuten und chronischen Zuständen.
- Nr. 6 Kalium sulfuricum D6
  Abschlussmittel. Zur Beseitigung von Gewebstrümmern nach Entzündungen.

Pulsus parvus

Der kleine Puls.
a) klein und hart: abdominelle Stauungszustände
- Nr. 10 Natrium sulfuricum D6
  Phlegmatisch-venöse abdominelle Stauungen. Pfortaderstauungen.
- Nr. 20 Kalium aluminium sulfuricum D6
  Abdominelle Stauungen mit ausgeprägtem Meteorismus.
- Nr. 3 Ferrum phosphoricum D12
  Zur Anregung der Zottenpumpe.
b) klein und schwach: verminderte Lebenskraft, Anämie, verminderte Reizbarkeit
- Nr. 3 Ferrum phosphoricum D3
  Verbesserung der Funktion der Blut bereitenden und Blut bildenden Systeme und der plastischen Kraft des Blutes. Erhöht die Erregbarkeit der Gewebe.
- Nr. 5 Kalium phosphoricum D3
  Zur Vermehrung der Nervenkraft.
- Nr. 8 Natrium chloratum D6
  Hydrämie, Anämie.

Pulsus inaequalis

Der ungleiche Puls.
Wechselhaftigkeit von Länge, Breite, Höhe, Stärke und Frequenz. Hauptzeichen des nervösen Zustandes, Zirkulations- und Verteilungsstörungen des Blutes.
- Nr. 5 Kalium phosphoricum D6
  Zur Regulierung der Nervenkraft.
- Nr. 7 Magnesium phosphoricum D6
  Zur Rhythmisierung der Nerven- und Organtätigkeit.
- Nr. 3 Ferrum phosphoricum D6
  Zur Regulierung der Blutverteilung.
- Nr. 14 Kalium bromatum D6
  Dämpft die krankhaft erhöhte Sensibilität der Nerven und den pathologischen Consensus.

Endokrinum

Diabetes mellitus

- Nr. 10 Natrium sulfuricum D6
  3- bis 5-mal täglich 3–5 Tabletten.
  Schüßlers Hauptmittel bei Diabetes mellitus.
- Nr. 9 Natrium phosphoricum D6
  Anfangs stündlich 2 Tabletten, später 3- bis 5-mal täglich 3–5 Tabletten.
  Trias Gicht, Fettsucht, Diabetes.
- Nr. 11 Silicea D6/12
  Anfangs 3- bis 5-mal täglich 3–5 Tabletten, später abends 3–5 Tabletten.
  Exo- und endokrine Pankreasstörungen. Befeuchtet die Gewebe; verhindert frühzeitiges Altern.
- Nr. 21 Zincum chloratum D6
  3- bis 5-mal täglich 2–4 Tabletten.
  Unterstützend bei Diabetes, besonders Altersdiabetes.

Nebennniereninsuffizienz

- Nr. 8 Natrium chloratum D6
  3-mal täglich 2–4 Tabletten oder vor- und nachmittags je 2–4 Tabletten.
  Antriebsstörung. Stressbedingte Störungen im Mineralhaushalt. Reguliert
  die Zellerregbarkeit.
- Nr. 10 Natrium sulfuricum D6
  3-mal täglich 2–4 Tabletten oder vor- und nachmittags je 2–4 Tabletten.
  Antriebsstörung mit depressiver Verstimmung. Lebensüberdruss.
- Nr. 7 Magnesium phosphoricum D3/6
  3-mal täglich 2–4 Tabletten oder abends 10 Tabletten in heißem Wasser
  auflösen und schluckweise trinken lassen.
  Stressfolgen. Rhythmusgeber und Katalysator des Zellstoffwechsels.

Struma

- Nr. 1 Calcium fluoratum D12
  3-mal täglich 2–5 Tabletten oder morgens 5–7 Tabletten.
  Bindegewebsstruma; Jodmangelkropf; juvenile Hyperthyreose.
- Nr. 2 Calcium phosphoricum D6/12
  3-mal täglich 2–5 Tabletten oder morgens 5–7 Tabletten.
  Vegetative Formen der Hyperthyreose; erhöhter Grundumsatz (Oxygenoi-
  dismus).
- Nr. 15 Kalium jodatum D6
  3-mal täglich 2–4 Tabletten.
  Harte und weiche Vergrößerungen der Schilddrüse.
- Nr. 5 Kalium phosphoricum D6
  3-mal täglich 2–4 Tabletten oder mittags 3–5 Tabletten.
  Zellerhaltungsmittel; antidegenerative Wirkung. Folgen von Erregung.
- Nr. 7 Magnesium phosphoricum D6
  3-mal täglich 2–4 Tabletten oder abends 10 Tabletten in heißem Wasser
  auflösen und schluckweise trinken lassen.
  Senkt den Grundumsatz. Reguliert biologische Rhythmen.
- Nr. 21 Zincum chloratum D6
  3-mal täglich 2–4 Tabletten.
  Membranstabilisierung. Versuchsweise bei Dysthyreose.

Wechseljahrsbeschwerden

- Nr. 3 Ferrum phosphoricum D12
  3- bis 5-mal täglich 2–4 Tabletten.
  Kopfkongestionen durch endokrine Störungen. Reguliert die Gefäßirritabilität.
- Nr. 7 Magnesium phosphoricum D6
  3- bis 5-mal täglich 2–4 Tabletten oder abends 10 Tabletten in heißem
  Wasser auflösen und schluckweise trinken lassen.
  Reguliert die Gefäßtätigkeit; vermindert die überhöhte Gefäßspannung.

Entzündungen

Erstes Entzündungsstadium
- Nr. 3 Ferrum phosphoricum D12
  Anfangs stündlich 2 Tabletten, später 3- bis 5-mal täglich 3 Tabletten.
  Beeinflussung der kongestiven Gefäßreaktion der Entzündung; trockenes
  Vorstadium; akute Entzündungen und Katarrhe mit überwiegenden exsudativen Prozessen, überwiegend seröse Absonderungen.
- Nr. 8 Natrium chloratum D6
  Anfangs stündlich 2 Tabletten, später vor- und nachmittags je 2-mal 3
  Tabletten.
  Trockene Phase akuter Entzündungen sowie Entzündungen und Katarrhe
  mit vorwiegend wässrigem Sekret.

Zweites Entzündungsstadium
- Nr. 4 Kalium chloratum D6
  Anfangs stündlich 2 Tabletten, später 3- bis 5-mal täglich 3 Tabletten.
  Beeinflussung der exsudativen Phase mit Lymphdrüsenaffektion. Fibrinöse
  Katarrhe – Pseudomembranbildung und Nekrotisierung.

Drittes Entzündungsstadium
- Nr. 6 Kalium sulfuricum D6
  Anfangs stündlich 2 Tabletten, später 3- bis 5-mal täglich 3 Tabletten.
  Beeinflussung der proliferativen Phase mit gelb-schleimiger Absonderung.
  Chronische und chronisch-atrophische Katarrhe. Vorherrschende Trockenheit. Krustenbildung.

Entzündungen mit serösem Exsudat:
- Nr. 2 Calcium phosphoricum D6

Anfangs stündlich 2 Tabletten, später 3- bis 5-mal täglich 3 Tabletten.
Serös-eiweißhaltige klare Absonderungen; Membranstörungen; Zystenbildung.
Phlegmonöse Entzündungen:
* Nr. 5 Kalium phosphoricum D6
  Anfangs stündlich 2 Tabletten, später 3- bis 5-mal täglich 3 Tabletten.
  Zellerhaltungsmittel; Energetikum; antinekrotische Wirkung.
Chronisch-proliferatives Stadium:
* Nr. 1 Calcium fluoratum D12/6
  3- bis 5-mal täglich 3 Tabletten, später morgens 3–5 Tabletten.
  Chronische Katarrhe mit eintrocknendem fest haftendem Sekret; prolife-
  rative Bindegewebsreizungen mit Fibrosierung und Neigung zur Verhär-
  tung. Befeuchtet und erweicht trockene und verhärtete Gewebe.
* Nr. 11 Silicea D6
  3- bis 5-mal täglich 3 Tabletten, später abends 3–5 Tabletten.
  Verbessert Turgor und Kolloidstruktur des Bindegewebes; vermehrt die
  Abwehrfunktion, wirkt leuko- und lymphotrop und vermehrt die Makrophagenaktivität.

Fieber / erhöhte Körpertemperatur

Fieber bis 39 Grad:
* Nr. 3 Ferrum phosphoricum D12
  Anfangs stündlich 2 Tabletten, später 3- bis 5-mal täglich 3 Tabletten.
  Entspricht der granulozytären Kampfphase des Blutes mit Reaktion der
  Gefäße im Sinne des Rickerschen Stufengesetzes. Erhöhte Gefäßirrita-
  bilität. Fieberzustand ohne wesentliche Beeinträchtigung des Allgemein-
  befindens.
Fieber über 39 Grad:
* Nr. 5 Kalium phosphoricum D6
  Anfangs stündlich 2 Tabletten, später 3- bis 5-mal täglich 3 Tabletten.
  Zur Erhaltung der Energie bei höheren Fiebergraden; Zellerhaltungsmittel,
  zur Vermeidung des Übermaßes der trüben Schwellung im Fieber. Fieber-
  zustand mit starker Beeinträchtigung des Allgemeinbefindens (auch bei
  Fieber bis 39 Grad).

Gastrointestinaltrakt

Abmagerung

Nach der Ursache suchen! Cave Krebskachexie!

- Nr. 8 Natrium chloratum D6
  Vor- und nachmittags je 2-mal 3–4 Tabletten.
  Verminderte anabol-assimilatorische Grundfunktion; Verminderung des Nährstromes; Abmagerung trotz guten Appetits.
- Nr. 3 Ferrum phosphoricum D3
  3- bis 5-mal täglich 3 Tabletten, später morgens 3–4 Tabletten.
  Verdauungs- und Nutritionsstörungen bei herabgesetztem Tonus des Blut bereitenden und Blut bildenden Systems. Verbessert die Blutverteilung.
- Nr. 18 Calcium sulfuricum D6
  3- bis 5-mal täglich 2–3 Tabletten.
  Dämpft übersteigerte oxygenoide Prozesse mit Abmagerung trotz guten Appetits.
- Nr. 2 Calcium phosphoricum D6
  3- bis 5-mal täglich 5–7 Tabletten, später morgens 7–10 Tabletten.
  Vermindert Verbrennungsvorgänge und unterstützt dadurch die anabol-assimilatorische Grundfunktion. Aufbau- und Kräftigungsmittel. Rekonvaleszenz und Folgen akuter Leiden.
- Silicea D6/12
  3- bis 5-mal täglich 3 Tabletten, später abends 3–4 Tabletten.
  Erhöht die Absorption in den Assimilationsorganen, die Nutrition und Elimination der Zellen, Gewebe und Organe. Es fördert die Energie- und Wärmebildung.
- Nr. 13 Kalium arsenicosum D6
  3-mal täglich 2–3 Tabletten.
  Anabolikum bei vermehrten Verbrennungsprozessen; wirkt stärkend bei Schwächezuständen und in der Rekonvaleszenz.

Afterjucken

- Nr. 7 Magnesium phosphoricum D6
  Nach 18:00 Uhr 10 Tabletten in einem Glas heißem Wasser auflösen und schluckweise trinken.
  Nervöses Jucken und „Hautkrampf".

- Nr. 9 Natrium phosphoricum D6
  Vor- und nachmittags 3–5 Tabletten.
  Wurmbefall und Störungen des Säure-Basen-Haushaltes im Magen-Darm-Trakt.
- Nr. 8 Natrium chloratum D6
  Vor- und nachmittags 2–4 Tabletten.
  Haut- und Schleimhauttrockenheit mit Fissuren im Anusbereich.
- Nr. 11 Silicea D6
  3- bis 5-mal täglich 3 Tabletten, später abends 3–4 Tabletten.
  Folgen von Obstipation, Tonusminderung und Trockenheit im Analkanal.
- Nr. 1 Calcium fluoratum D6
  3- bis 5-mal täglich 3 Tabletten, später morgens 3–5 Tabletten.
  Gewebsschwäche, Verhärtung mit Erschlaffung und Fissuren.

Analekzem

- Nr. 6 Kalium sulfuricum D6
  3- bis 5-mal täglich 3 Tabletten.
  Zellerhaltungsmittel für die Parenchymzellen der Haut; chronische Hauterkrankungen mit dünner trockener Haut. Nächtliches Hautjucken als Zeichen verstärkter Entgiftungsprozesse.
- Nr. 7 Magnesium phosphoricum D6
  Nach 18:00 Uhr 10 Tabletten in einem Glas heißem Wasser auflösen und schluckweise trinken.
  Hautkrampf mit Neigung zu Ekzemen.
- Nr. 8 Natrium chloratum D6
  Vor- und nachmittags 2–4 Tabletten.
  Ekzemneigung bei Trockenheit; reguliert den Säure-Basen-Haushalt.
- Nr. 11 Silicea D6/12
  3- bis 5-mal täglich 3 Tabletten, später abends 3–4 Tabletten.
  Hautjucken durch Trockenheit; gestörte Bildung von Granulationsgewebe bei Haut- und Schleimhauterkrankungen.
- Nr. 13 Kalium arsenicosum D6
  3-mal täglich 2–3 Tabletten.
  Alle schwer zu behandelnden Hauterkrankungen mit Juckreiz, Rötung und Schuppung.
- Nr. 19 Cuprum arsenicosum D6
  3-mal täglich 2–3 Tabletten.
  Akute und chronische nässende Ekzeme.

Analfissuren

- Nr. 8 Natrium chloratum D6
  Vor- und nachmittags 2–4 Tabletten.
  Haut- und Schleimhauttrockenheit mit Fissuren im Anusbereich.
- Nr. 1 Calcium fluoratum D3/6
  3-mal täglich 3 Tabletten, später morgens 3–5 Tabletten.
  Gewebsschwäche, Verhärtung mit Erschlaffung und Fissuren.

Anazidität

- Nr. 5 Kalium phosphoricum D6
  3- bis 5-mal täglich 3 Tabletten, später mittags 3–7 Tabletten.
  Zellerhaltungsmittel; Aufrechterhaltung der physiologischen Funktionen der Magendrüsen.
- Nr. 13 Kalium arsenicosum D6
  3-mal täglich 2–3 Tabletten.
  Tonusschwäche im Magen-Darm-Trakt mit herabgesetzter anaboler Leistung.
- Nr. 3 Ferrum phosphoricum D3
  3- bis 5-mal täglich 3 Tabletten, später morgens 3–4 Tabletten.
  Verdauungs- und Nutritionsstörungen bei herabgesetztem Tonus des Blut bereitenden und Blut bildenden Systems. Verbessert die Blutverteilung. „Kalter Magen".
- Nr. 8 Natrium chloratum D6
  Vor- und nachmittags 2–4 Tabletten.
  Zur Befeuchtung chronisch-atrophischer Schleimhautprozesse im Magen.

Angina abdominalis

- Nr. 3 Ferrum phosphoricum D12
  Anfangs stündlich 2 Tabletten, später 3- bis 5-mal täglich 3–5 Tabletten.
  Erhöhte Reizbarkeit der Bauchgefäße. Vasomotorenspasmus.
- Nr. 7 Magnesium phosphoricum D3/6
  Nach 18:00 Uhr 10 Tabletten in einem Glas heißem Wasser auflösen und schluckweise trinken.
  Vasomotorenspasmus. Schmerzhafte Gefäßkrämpfe.
- Nr. 15 Kalium jodatum D6

3-mal täglich 3 Tabletten
Antisklerotische Wirkung. Organische Gefäßreaktionen.
- Nr. 19 Cuprum arsenicosum D6
3-mal täglich 3 Tabletten.
Umstimmend bei allen Krampfzuständen. Intermittierende Gefäßspasmen.

Aphthen

- Nr. 4 Kalium chloratum D6/3
Anfangs stündlich 2 Tabletten, später 3- bis 5-mal täglich 3 Tabletten.
Schleimhautaffektionen mit Pseudomembranbildung. Stomatitis aphthosa.
- Nr. 5 Kalium phosphoricum D6
Anfangs stündlich 2 Tabletten, später 3- bis 5-mal täglich 3 Tabletten.
Schleimhautschädigungen mit übel riechendem Sekret und Mundgeruch.

Appendicitis chronica

- Nr. 4 Kalium chloratum D3/6
3- bis 5-mal täglich 3–5 Tabletten.
Subakute, chronische und fibrinöse Katarrhe durch lymphatische Stauungszustände. Adhäsionen. Verklebungen.
- Nr. 10 Natrium sulfuricum D6
3- bis 5-mal täglich 3–5 Tabletten, später vor- und nachmittags je 3–4 Tabletten.
Gestockter Lymphfluss mit Lymphdrüsenstauungen; Wechsel von Durchfall und Verstopfung.
- Nr. 11 Silicea D12/6
3- bis 5-mal täglich 3–5 Tabletten, später abends 3–4 Tabletten.
Chronische Appendizitis; tastbarer Lymphdrüsenkranz im Abdomen.
- Nr. 1 Calcium fluoratum D12/6
3- bis 5-mal täglich 3–5 Tabletten, später morgens 3–4 Tabletten.
Chronisch-proliferative Appendizitis.

Appetitlosigkeit

- Nr. 8 Natrium chloratum D6
  5-mal täglich 3 Tabletten, später vor- und nachmittags 2–4 Tabletten.
  Bei Hypazidität des Magens mit herabgesetztem Tonus und Salzsäure-produktion.
- Nr. 2 Calcium phosphoricum D6
  3- bis 5-mal täglich 5–7 Tabletten, später morgens 7–10 Tabletten.
  Skrofulöse Reaktionen im Bereich der assimilatorischen Grundfunktion;
  sorgt für ein ausgewogenes Verhältnis zwischen Dissimilation und Assimila-
  tion. Höhere Dosierung ist angezeigt.
- Nr. 11 Silicea D6
  3- bis 5-mal täglich 3 Tabletten, später abends 3–4 Tabletten.
  Assimilations- und Absorptionsstörungen; verbessert Energie- und
  Wärmebildung.
- Nr. 13 Kalium arsenicosum D6
  3-mal täglich 2–3 Tabletten.
  Herabgesetzte anabole Leistungen; Tonusschwäche im Magen-Darm-
  Trakt.

Aszites

Verursachende Bedingungen siehe unter den entsprechenden Indikationen.
- Nr. 8 Natrium chloratum D12/6
  Anfangs stündlich 2 Tabletten, später vor- und nachmittags je 2-mal 3
  Tabletten.
  Erstes Mittel bei übermäßigen Wasseransammlungen.
- Nr. 10 Natrium sulfuricum D6
  Anfangs stündlich 2 Tabletten, später 3- bis 5-mal täglich 3 Tabletten.
  Mittel des Klärstromes. Scheidet übermäßige Wasseransammlungen aus.

Aufstoßen

Verursachende Bedingungen siehe unter den entsprechenden Indikationen;
denn Aufstoßen ist ein Symptom anderer zu Grunde liegender Erkrankungen,
wie zum Beispiel bei Leiden von Magen, Leber/Galle und Pankreas.

Cholangitis

- Nr. 3 Ferrum phosphoricum D12
  Anfangs stündlich 2 Tabletten, später 3- bis 5-mal täglich 3–5 Tabletten.
  Beeinflussung der kongestiven Gefäßreaktion der Entzündung; trockenes
  Vorstadium; akute Entzündungen und Katarrhe mit überwiegenden exsu-
  dativen Prozessen, überwiegend seröse Absonderungen.
- Nr. 4 Kalium chloratum D6
  Anfangs stündlich 2 Tabletten, später 3- bis 5-mal täglich 3 Tabletten.
  Subakute bis chronische Katarrhe mit Fibrinausschwitzung; Cholangitis
  mit Ärgersymptomatik.
- Nr. 10 Natrium sulfuricum D6
  Anfangs stündlich 2 Tabletten, später 3- bis 5-mal täglich 3 Tabletten.
  Zur Verminderung der Schwellungen bei Entzündungen. Wirksam bei der
  Trias Stauung, Entzündung, Steinbildung.

Cholelithiasis

Siehe auch Cholezystitis (S. 174), Koliken (S. 181) und Kristallose (S. 259).

Basisrezept:
- Nr. 9 Natrium phosphoricum D6
  3-mal täglich 3–5 Tabletten.
  Hauptmittel der Kristallose. Störungen im Fett-, Eiweiß- und Zuckerstoff-
  wechsel. Neigung zu Gries- und Steinbildung.
- Nr. 16 Lithium chloratum D6
  3-mal täglich 2–3 Tabletten.
  Neigung zu Säureretention und Kristallose.
- Nr. 1 Calcium fluoratum D12/6
  2-mal täglich 3–5 Tabletten.
  Schrumpfungsprozesse der Gallenblase.
- Nr. 11 Silicea D12/6
  Abends 3–5 Tabletten.
  Befeuchtet die Gewebe; antikristallotische Wirkung.
- Nr. 10 Natrium sulfuricum D6
  3-mal täglich 3–5 Tabletten.
  Cholagoge Wirkung bei Stauungsgallenblase, Gries- und Steinbildung.
  Gegen die Dyscholie.

Cholezystitis

- Nr. 3 Ferrum phosphoricum D12
  Anfangs stündlich 2 Tabletten, später 3- bis 5-mal täglich 3–5 Tabletten.
  Beeinflussung der kongestiven Gefäßreaktion der Entzündung; trockenes
  Vorstadium; akute Entzündungen und Katarrhe mit überwiegenden exsu-
  dativen Prozessen, überwiegend seröse Absonderungen.
- Nr. 4 Kalium chloratum D6
  Anfangs stündlich 2 Tabletten, später 3- bis 5-mal täglich 3 Tabletten.
  Subakute bis chronische Katarrhe mit Fibrinausschwitzung; Cholangitis
  mit Ärgersymptomatik.
- Nr. 10 Natrium sulfuricum D6
  Anfangs stündlich 2 Tabletten, später 3- bis 5-mal täglich 3 Tabletten.
  Zur Verminderung der Schwellungen bei Entzündungen. Wirksam bei der
  Trias Stauung, Entzündung, Steinbildung.

Colitis ulcerosa

Hauptmittel:
- Nr. 5 Kalium phosphoricum D6/3
  3- bis 5-mal täglich 3–5 Tabletten.
  Erkrankungen mit Gewebsdefekten; Ulzera.
- Nr. 3 Ferrum phosphoricum D12/6
  3- bis 5-mal täglich 3–5 Tabletten.
  Blutige Durchfälle. Akute Entzündung.
- Nr. 11 Silicea D12/6
  3- bis 5-mal täglich 2–3 Tabletten, später abends 3–5 Tabletten.
  Katarrhe mit Nutritionsstörungen. Kanalisierung des Bindegewebes bei
  chronischen Katarrhen.
Wechselmittel:
- Nr. 6 Kalium sulfuricum D6
  3- bis 5-mal täglich 3–5 Tabletten.
  Chronische Katarrhe mit Sequesterbildung. Parenchymerhaltungsmittel.
- Nr. 19 Cuprum arsenicosum D6
  3- bis 5-mal täglich 2–3 Tabletten.
  Katarrhalische Reizungen des Magen-Darm-Traktes mit Krämpfen und
  wässrig-schleimigen Durchfällen.
- Nr. 20 Kalium aluminium sulfuricum D6
  3- bis 5-mal täglich 2–3 Tabletten.

Magen-Darm-Erkrankungen mit exsudativer Gastroenteropathie und Kollern im Leib.

- Nr. 9 Natrium phosphoricum D6
3- bis 5-mal täglich 3–5 Tabletten, später vor- und nachmittags 3–5 Tabletten.
Colitis ulcerosa bei harnsaurer Diathese.
- Nr. 10 Natrium sulfuricum D6
3- bis 5-mal täglich 3–5 Tabletten, später vor- und nachmittags 3–5 Tabletten.
Durchfallerkrankungen. Colitis ulcerosa beim Vorhandensein galliger Schärfen.
- Nr. 1 Calcium fluoratum D12/6
3- bis 5-mal täglich 3–5 Tabletten, später morgens 3–5 Tabletten.
Chronisch-proliferative Prozesse.
- Nr. 2 Calcium phosphoricum D6
3- bis 5-mal täglich 3–5 Tabletten, später morgens 3–5 Tabletten.
Durchfälle mit Schwäche und Anämie. Antiallergische und antiskrofulöse Wirkung.
- Nr. 7 Magnesium phosphoricum D3/6
3- bis 5-mal täglich 3–5 Tabletten, später abends 10 Tabletten in heißem Wasser lösen und schluckweise trinken lassen.
Krämpfe und Schmerzen. Desensibilisierung allergischer Begleitreaktionen.

Darmatonie

- Nr. 3 Ferrum phosphoricum D3/6
Anfangs 5-mal täglich, später 3-mal täglich 2–5 Tabletten.
Zur Tonisierung der Darmmuskulatur.
- Nr. 8 Natrium chloratum D6/3
Anfangs 5-mal täglich, später 3-mal täglich 2–5 Tabletten.
Atonische Obstipation.
- Nr. 20 Kalium aluminium sulfuricum D6
3-mal täglich 2–3 Tabletten.
Reguliert Turgor und Tonus der Darmmuskulatur.
- Nr. 11 Silicea D6
Abends 5 Tabletten.
Atonische Obstipation; befeuchtet die Gewebe; zurücktretender Stuhl; mechanische Unterstützung notwendig.
- Nr. 22 Calcium carbonicum D6
3-mal täglich 2–3 Tabletten.
Obstipation ohne Störung des Allgemeinbefindens.

Diarrhö

- Nr. 3 Ferrum phosphoricum D12/6
Anfangs 5-mal täglich, später 3-mal täglich 2–5 Tabletten.
Akute katarrhalische und entzündliche Zustände. Reguliert Zottenpumpe und Darmmotorik.
- Nr. 5 Kalium phosphoricum D6
Anfangs 5-mal täglich, später 3-mal täglich 2–5 Tabletten.
Gärungsstühle, schaumig, faulig stinkend, schwächend. Malabsorptionssyndrom. Vegetative Reizübersprünge auf das intramurale System.
- Nr. 8 Natrium chloratum D6
Anfangs 5-mal täglich, später 3-mal täglich 2–5 Tabletten.
Geruchlose wässrige Durchfälle, morgens aus dem Bett treibend, vermehrte Flüssigkeitsansammlungen. Wässriger, schleimiger und wund machender Stuhl.
- Nr. 10 Natrium sulfuricum D6
Anfangs 5-mal täglich, später 3-mal täglich 2–5 Tabletten.
Gallige Durchfälle, gelblich grün, wässrig.
- Nr. 9 Natrium phosphoricum D6
Anfangs 5-mal täglich, später 3-mal täglich 2–5 Tabletten.
Gärungsdyspepsie mit gelb-schaumigem Durchfall, sauer riechend.
- Nr. 6 Kalium sulfuricum D6
Anfangs 5-mal täglich, später 3-mal täglich 2–5 Tabletten.
Morgendliche Durchfälle; Fäulnis- und Gärungsdyspepsie.
- Nr. 7 Magnesium phosphoricum D3/6
Anfangs 5-mal täglich, später 3-mal täglich 2–5 Tabletten oder nach 18:00 Uhr 10 Tabletten in einem Glas heißem Wasser auflösen und schluckweise trinken.
Schmerzhafte Durchfälle.
- Nr. 21 Zincum chloratum D6
Anfangs 5-mal täglich, später 3-mal täglich 2–3 Tabletten.
Nervöse Durchfälle; Verbesserung von Absorption und Sekretion durch Membranstabilisierung.
- Nr. 19 Cuprum arsenicosum D6
Anfangs 5-mal täglich, später 3-mal täglich 2–3 Tabletten.
Katarrhalische Reizungen des Magen-Darm-Traktes mit Krämpfen und wässrig-schleimigen Durchfällen.
- Nr. 13 Kalium arsenicosum D6
Anfangs 5-mal täglich, später 3-mal täglich 2–3 Tabletten.
Magen- und Darmkatarrhe mit brennenden Schmerzen; wässrige und schwächende Durchfälle.

Durstlosigkeit

- Nr. 8 Natrium chloratum D12/6
  Anfangs 5-mal täglich, später 3-mal täglich 2–5 Tabletten.
  Bei Gewebstrockenheit und Verlängerung der Transitstrecke mit Flüssigkeitsstauung.
- Nr. 9 Natrium phosphoricum D6
  Anfangs 5-mal täglich, später 3-mal täglich 2–5 Tabletten.
  Kristallose und harnsaure Diathese. Stoffwechselstörungen.
- Nr. 10 Natrium sulfuricum D6
  Anfangs 5-mal täglich, später 3-mal täglich 2–5 Tabletten.
  Wasseransammlungen im Interstitium, gestörte Flüssigkeitsverteilung.
- Nr. 11 Silicea D6
  Anfangs 3-mal täglich 2–5 Tabletten, später abends 2–5 Tabletten.
  Befeuchtet die Gewebe, „kanalisiert" das Bindegewebe.

Dyspepsie

Siehe Grundkrankheiten, wie z. B. bei Magen-, Leber-Galle- und Pankreaserkrankungen.

Erbrechen

Grundkrankheiten sind zu beachten.
- Nr. 3 Ferrum phosphoricum D12
  Anfangs stündlich 2 Tabletten, später 3- bis 5-mal täglich 3–5 Tabletten.
  Erbrechen von unverdauten Speisen.
- Nr. 8 Natrium chloratum D6
  Anfangs stündlich 2 Tabletten, später 3- bis 5-mal täglich 3–5 Tabletten.
  Wässriges Erbrechen.
- Nr. 10 Natrium sulfuricum D6
  Anfangs stündlich 2 Tabletten, später 3- bis 5-mal täglich 3–5 Tabletten.
  Erbrechen von Galle und Schleim.
- Nr. 5 Kalium phosphoricum D6
  Anfangs stündlich 2 Tabletten, später 3- bis 5-mal täglich 3–5 Tabletten.
  Nervöses Erbrechen, auch in der Schwangerschaft.

Gastroduodenitis

Basisrezept in der akuten Phase:
- Nr. 3 Ferrum phosphoricum D12
  Anfangs stündlich 2 Tabletten, später 3- bis 5-mal täglich 3–5 Tabletten.
  Beeinflussung der kongestiven Gefäßreaktion der Entzündung; trockenes
  Vorstadium; akute Entzündungen und Katarrhe mit überwiegenden exsu-
  dativen Prozessen, überwiegend seröse Absonderungen.
- Nr. 8 Natrium chloratum D6
  Anfangs stündlich 2 Tabletten, später vor- und nachmittags je 2-mal 3–4
  Tabletten.
  Trockene Phase akuter Entzündungen sowie Entzündungen und Katarrhe
  mit vorwiegend wässrigem Sekret.
- Nr. 5 Kalium phosphoricum D6
  Anfangs stündlich 2 Tabletten, später 3- bis 5-mal täglich 3–5 Tabletten.
  Gastropathia nervosa.

Basisrezept in der chronischen Phase:
- Nr. 6 Kalium sulfuricum D6
  Anfangs stündlich 2 Tabletten, später 3- bis 5-mal täglich 3 Tabletten.
  Beeinflussung der proliferativen Phase. Chronische und chronisch-atro-
  phische Katarrhe. „Kalter Magen".
- Nr. 8 Natrium chloratum D6
  Anfangs 3- bis 5-mal täglich 3–5 Tabletten, später abends 3–5 Tabletten.
  Chronische und trockene Katarrhe; generell herabgesetzte Sekretbildung.
- Nr. 11 Silicea D6
  Anfangs 3- bis 5-mal täglich 3–5 Tabletten, später abends 3–5 Tabletten.
  Chronisch proliferative und trockene Krankheitsphase.
- Nr. 20 Kalium aluminium sulfuricum D6
  3-mal täglich 2–4 Tabletten.
  Chronische Katarrhe mit starkem Meteorismus und Pankreasbeteiligung.

Ausscheidungsgastritis

- Nr. 10 Natrium sulfuricum D6/3
  Anfangs stündlich 2–3 Tabletten, später 2-mal täglich 2–5 Tabletten.
  Zur Anregung aller Ausscheidungsvorgänge.
- Nr. 9 Natrium phosphoricum D6
  Anfangs stündlich 2–3 Tabletten, später 2-mal täglich 2–5 Tabletten.
  Alle Stoffwechselstörungen, insbesondere harnsaure Diathese.

- Nr. 11 Silicea D12/6
  2- bis 3-mal täglich 2–3 Tabletten, später abends 3–4 Tabletten.
  Zur Drainage von Vorniere und Lymphsystem; „kanalisiert" das Binde-
  gewebe.
- Nr. 16 Lithium chloratum D6
  Anfangs stündlich 2–3 Tabletten, später 2-mal täglich 2–5 Tabletten.
  Ausscheidungskatarrhe von Magen und Darm („Magen- und Darmgicht"
  = viszerale Gicht).
- Nr. 23 Natrium bicarbonicum D6
  Anfangs stündlich 2–3 Tabletten, später 2-mal täglich 2–5 Tabletten.
  Puffersubstanz für flüchtige und nicht flüchtige Säuren; träger Stoffwechsel
  mit ungenügender Ausscheidung; vermindert die Bildung von Harnsäure.
- Nr. 13 Kalium arsenicosum D6
  3- bis 5-mal täglich 2–3 Tabletten.
  Fördert die renale Elimination.

Begleitgastritis

- Nr. 10 Natrium sulfuricum D6/3
  Anfangs stündlich 2–3 Tabletten, später 2-mal täglich 2–5 Tabletten.
  Vermindert den Consensus morbosus (= Mitreaktion des Magens bei den
  genannten Erkrankungen) bei Erkrankungen von Leber/Galle, Bauchspeicheldrüse und Darm.
- Nr. 21 Zincum chloratum D6
  3- bis 5-mal täglich 2–3 Tabletten.
  Membranstärkend für Nervenhüllen und Schleimhäute, besonders im Verdauungstrakt. Vermindert die Neigung zu sympathischen Mitreaktionen
  eines Organs.
- Nr. 5 Kalium phosphoricum D6
  3- bis 5-mal täglich 3–5 Tabletten.
  Alle nervösen Reaktionen und Begleitreaktionen.

Stauungsgastritis

- Nr. 3 Ferrum phosphoricum D12/6/3
  Anfangs stündlich 2–3 Tabletten, später 3-mal täglich 2–5 Tabletten.
  Aktive und passive Stauungszustände im Gefäßsystem des Magens auf der
  Basis von Störungen der Blutverteilung.

- Nr. 10 Natrium sulfuricum D6/3
  Anfangs stündlich 2–3 Tabletten, später 2-mal täglich 2–5 Tabletten.
  Verminderung wässriger und lymphatischer Stauungen; auch als Folge von
  Blutverteilungsstörungen; Elastizitätsbedinger.

Gastropathia nervosa

- Nr. 5 Kalium phosphoricum D6
  3- bis 5-mal täglich 3–5 Tabletten.
  Alle nervösen Reaktionen und Begleitreaktionen. Neurasthenische Erkran-
  kungen mit veränderter Reizschwelle.
- Nr. 21 Zincum chloratum D6
  3- bis 5-mal täglich 2–3 Tabletten.
  Membranstärkend für Nervenhüllen und Schleimhäute, besonders im Ver-
  dauungstrakt. Stabilisiert die Magennerven.
- Nr. 14 Kalium bromatum D6
  3- bis 5-mal täglich 2–3 Tabletten.
  Dämpft die krankhaft erhöhte Sensibilität der Nerven; nervös-konsensuelle
  Erkrankungen des Magen-Darm-Traktes.

Exsudativ-allergische Gastritis (Gastritis allergica)

- Nr. 3 Ferrum phosphoricum D12/6
  Anfangs stündlich 2–3 Tabletten, später 3-mal täglich 2–5 Tabletten.
  Beeinflussung der kongestiven Gefäßreaktion der Entzündung; akute
  Entzündungen und Katarrhe mit überwiegenden exsudativen Prozessen.
- Nr. 8 Natrium chloratum D6
  Anfangs stündlich 2–3 Tabletten, später vor- und nachmittags 2–5
  Tabletten.
  Wässrig-exsudative Entzündungsphasen. Normalisiert die Zellarbeit durch
  Beeinflussung der Natriumpumpe.
- Nr. 24 Arsenum jodatum D6
  3- bis 5-mal täglich 2–3 Tabletten.
  Alle Formen der allergischen Diathese.
- Nr. 22 Calcium carbonicum D6
  3- bis 5-mal täglich 2–3 Tabletten.
  Alle Formen der exsudativ-allergischen Diathese.

Gingivitis

- Nr. 3 Ferrum phosphoricum D12
  Anfangs stündlich 2–3 Tabletten, später 3-mal täglich 2–5 Tabletten.
  Beeinflussung der kongestiven Gefäßreaktion der Entzündung; akute Entzündungen und Katarrhe mit überwiegenden exsudativen Prozessen.
- Nr. 4 Kalium chloratum D3/6
  Anfangs stündlich 2–3 Tabletten, später 3-mal täglich 2–5 Tabletten.
  Subakute bis chronische Entzündungen mit und ohne Pseudomembranbildung.
- Nr. 5 Kalium phosphoricum D6
  Anfangs stündlich 2–3 Tabletten, später 3-mal täglich 2–5 Tabletten.
  Schellungskatarrhe und Ulzerationen der Mundschleimhäute.
- Kalium sulfuricum D6
  Anfangs stündlich 2–3 Tabletten, später 3-mal täglich 2–5 Tabletten.
  Chronische Entzündungen und Katarrhe; drittes Entzündungsstadium.

Ikterus

Grundkrankheiten sind zu beachten und Verschlussikterus auszuschließen.
- Nr. 10 Natrium sulfuricum D6/3
  Anfangs stündlich 2–3 Tabletten, später 2-mal täglich 2–5 Tabletten.
  Entstauend bei Stauungsleber, Ikterus und Subikterus; cholagoge Wirkung bei Stauungsgallenblase, Gries- und Steinbildung.
- Nr. 4 Kalium chloratum D3/6
  Anfangs stündlich 2–3 Tabletten, später 3-mal täglich 2–5 Tabletten.
  Subakute bis chronische Entzündungen der Gallenwege; Ärgersymptomatik; „dicke Galle".
- Nr. 6 Kalium sulfuricum D6
  3- bis 5-mal täglich 2–5 Tabletten.
  Hypo- und Dyscholie; Leberparenchymmittel.

Koliken

Grundkrankheiten sind zu beachten.
- Nr. 7 Magnesium phosphoricum D3/6
  3- bis 7-mal täglich 3–5 Tabletten, später abends 10 Tabletten in heißem Wasser lösen und schluckweise trinken lassen.

Alle Schmerzen, die durch Krampf, Kolik und Entzündung verursacht werden.
* Nr. 19 Cuprum arsenicosum D6
  3- bis 5-mal täglich 2–3 Tabletten.
  Vermindert die Erregbarkeit der Muskulatur.

Leberkrankheiten

Amyloidose
* Nr. 1 Calcium fluoratum D6
  3-mal täglich 2–3 Tabletten.
  Vermindert die Vermehrung fibrillärer Strukturen mit bindegewebiger und perivaskulärer Ablagerung.
* Nr. 9 Natrium phosphoricum D6
  3- bis 5-mal täglich 2–5 Tabletten.
  Wichtigstes Stoffwechselmittel; verbessert die Proteinsynthese der Zellen.
* Nr. 7 Magnesium phosphoricum D3/6
  3- bis 5-mal täglich 2–5 Tabletten.
  Katalysator und Rhythmusgeber des Zellstoffwechsels; fördert die Sauerstoffverwertung der Leberzellen.

Chronische Hepatitis
* Nr. 6 Kalium sulfuricum D6
  3- bis 5-mal täglich 2–5 Tabletten.
  Leberzellerhaltungsmittel. Antidegenerative Wirkung. Fördert zelluläre Ausscheidungs- und Entgiftungsvorgänge.
* Nr. 10 Natrium sulfuricum D6
  3- bis 5-mal täglich 2–5 Tabletten.
  Entstauend bei Stauungsleber, Minderung des erhöhten Drucks im Pfortadersystem und im gesamten venösen Abschnitt des Bauchraumes.
* Nr. 4 Kalium chloratum D3/6
  3- bis 5-mal täglich 2–5 Tabletten.
  Chronische Hepatitisformen, bei denen zu dicke Galle produziert wird. Subakute katarrhalische und entzündliche Reaktionen.
* Nr. 11 Silicea D12
  2- bis 3-mal täglich 2–3 Tabletten.
  Chronische entzündliche Reizungen mit mesenchymaler Schwäche. Vorsichtige Dosierung wegen der Möglichkeit mesenchymaler Überreizung!

Fettleber
* Nr. 6 Kalium sulfuricum D6
  3- bis 5-mal täglich 2–5 Tabletten.

Fettleber bis zum Beginn der kleintropfigen Verfettung. Leberzellerhaltungs-
mittel. Regt den Leberstoffwechsel an und steigert den Energieumsatz.
- Nr. 9 Natrium phosphoricum D6
  3- bis 5-mal täglich 2–5 Tabletten.
  Neigung zu Fettleber, Sauerstoffarmut des Lebergewebes.
- Nr. 10 Natrium sulfuricum D6
  3- bis 5-mal täglich 2–5 Tabletten.
  Wirkt zentrifugal bei Fettleber und steigert die Eliminationsrate.
- Nr. 7 Magnesium phosphoricum D3/6
  3- bis 5-mal täglich 2–5 Tabletten, später abends 10 Tabletten in heißem
  Wasser lösen und schluckweise trinken lassen.
  Katalysator und Rhythmusgeber des Zellstoffwechsels; fördert die Sauer-
  stoffverwertung der Leberzellen.

Fibrose und Zirrhose
- Nr. 1 Calcium fluoratum D12/6
  3- bis 5-mal täglich 2–5 Tabletten, später morgens 3–5 Tabletten.
  Neigung zur Faservermehrung mit nachfolgender Schrumpfung und
  Verhärtung.
- Nr. 11 Silicea D12/6
  3-mal täglich 2–4 Tabletten, später abends 2–4 Tabletten.
  Zur Verminderung mesenchymaler Reizungen.
- Nr. 5 Kalium phosphoricum D6
  3- bis 5-mal täglich 2–5 Tabletten.
  Zellerhaltungsmittel mit antidegenerativer Wirkung; immer angezeigt bei
  Erkrankungen mit drohendem Untergang von Funktionszellen und -gewebe.

Portale Hypertension
- Nr. 10 Natrium sulfuricum D6/3
  Anfangs stündlich 2–3 Tabletten, später 2-mal täglich 2–5 Tabletten.
  Entstauend bei Stauungsleber, Minderung des erhöhten Drucks im
  Pfortadersystem und im gesamten venösen Abschnitt des Bauchraumes.
- Nr. 3 Ferrum phosphoricum D12/6/3
  Anfangs stündlich 2–3 Tabletten, später 3-mal täglich 2–5 Tabletten.
  Aktive und passive Stauungszustände im Gefäßsystem der Leber auf der
  Basis von Störungen der Blutverteilung.

Stauungsleber
Auf Herzerkrankungen achten.
- Nr. 10 Natrium sulfuricum D6/3
  Anfangs stündlich 2–3 Tabletten, später 2-mal täglich 2–5 Tabletten.
  Entstauend bei Stauungsleber, Ikterus und Subikterus; cholagoge Wirkung
  bei Stauungsgallenblase, Gries- und Steinbildung. Fördert den Klärstrom.

- Nr. 3 Ferrum phosphoricum D12/6/3
  Anfangs stündlich 2–3 Tabletten, später 3-mal täglich 2–5 Tabletten.
  Aktive und passive Stauungszustände im Gefäßsystem der Leber auf der Basis von Störungen der Blutverteilung.
- Nr. 2 Calcium phosphoricum D6
  3-mal täglich 2–5 Tabletten.
  Stabilisierung der Membransysteme und damit Aufrechterhaltung des Energiehaushaltes der Leber.

Trübe Schwellung

Siehe auch Fettleber (S. 182), Stauungsleber (S. 183), Lymphsystem (S. 220).

- Natrium sulfuricum D6
  3- bis 5-mal täglich 2–5 Tabletten.
  Scheidet überschüssiges Wasser aus Zellen und Geweben aus.
- Natrium chloratum D6
  3- bis 5-mal täglich 2–5 Tabletten.
  Verlängerung der Transitstrecke mit Flüssigkeitsstauung. Trübe Schwellung infolge von Anämie.
- Nr. 4 Kalium chloratum D3/6
  3- bis 5-mal täglich 2–5 Tabletten.
  Phlegmatische Drüsen- und Gewebsschwellung mit Stauungszuständen.
- Manganum sulfuricum D6
  3- bis 5-mal täglich 2–3 Tabletten.
  Leberstauung und trübe Schwellung mit Sauerstoffverarmung.
- Ferrum phosphoricum D3
  3- bis 5-mal täglich 2–5 Tabletten.
  Blutstockung und anämischer Zustand der Leber mit trüber Schwellung.

Magenerweiterung

- Nr. 1 Calcium fluoratum D12/6
  3- bis 5-mal täglich 2–5 Tabletten, später morgens 3–5 Tabletten.
  Straffungsmittel. Erhöht die mechanische Kraft der Faser.
- Nr. 5 Kalium phosphoricum D6
  3- bis 5-mal täglich 2–5 Tabletten.
  Vermehrt die Nervenkraft der Gewebe und verleiht physiologische Reizbarkeit.

- Nr. 11 Silicea D12
  3- bis 5-mal täglich 2–5 Tabletten, später abends 3–5 Tabletten.
  Strukturerhaltungsmittel, welches den Geweben Kraft und Widerstandsfähigkeit verleiht.

Meteorismus

- Nr. 3 Ferrum phosphoricum D12
  3- bis 7-mal täglich 3–5 Tabletten.
  Verbessert die Funktion der Zottenpumpe und wirkt somit druckmindernd und entstauend.
- Nr. 7 Magnesium phosphoricum D6/3
  3- bis 7-mal täglich 3–5 Tabletten, später abends 10 Tabletten in heißem Wasser lösen und schluckweise trinken lassen.
  Meteorismus durch muskuläre Druckerhöhung. Krampfhafte Peristaltikstörungen.
- Nr. 9 Natrium phosphoricum D6
  3- bis 5-mal täglich 2–5 Tabletten.
  Gärungsdyspepsie mit gelb-schaumigem Durchfall; Wurmbefall; gestörte Fettverdauung.
- Nr. 6 Kalium sulfuricum D6
  3- bis 5-mal täglich 2–5 Tabletten.
  Fäulnis- und Gärungsdyspepsie als Folge verminderter Verdauungsdrüsenfunktion. Atonischer Gasbauch.
- Nr. 20 Kalium aluminium sulfuricum D6
  3- bis 5-mal täglich 2–3 Tabletten.
  Hartnäckiger Meteorismus mit Kollern im Leib. Tonus- und Sekretionsstörungen im Bereich von Galle und Pankreas.
- Nr. 10 Natrium sulfuricum D6
  3- bis 7-mal täglich 3–5 Tabletten.
  Verbessert die sekretorische Leistung der Verdauungsdrüsen und dient der Erhaltung der Elastizität der Verdauungsorgane. Entspannt durch Verbesserung der Ausscheidung. Versetzte Winde.
- Nr. 19 Cuprum arsenicosum D6
  3- bis 5-mal täglich 2–3 Tabletten.
  Vermindert die Erregbarkeit der Muskulatur.

Morbus Crohn

- Nr. 2 Calcium phosphoricum D6
  3- bis 5-mal täglich 3–5 Tabletten, später morgens 3–5 Tabletten.
  Exsudative Gastroenteropathie; zur Stabilisierung der Zellmembranen.
- Nr. 4 Kalium chloratum D6
  3- bis 5-mal täglich 3–5 Tabletten.
  Subakute und chronische Katarrhe mit und ohne Verklebungen; exsudative
  Diathese; Durchfälle mit weißgrauem Schleim.
- Nr. 5 Kalium phosphoricum D6
  Verbessert die Leistung der Mukosamembran; Zellerhaltungsmittel.
- Nr. 24 Arsenum jodatum D6
  Bei allen allergischen Reaktionen in der exsudativen Entzündungsphase.
  Absorbiert übermäßige Exsudationen.
- Nr. 1 Calcium fluoratum D12
  Verhindert die beim Morbus Crohn üblicherweise auftretenden Proliferationen.
- Nr. 11 Silicea D12
  Chronische Entzündungsphase mit kleinen und harten Mesenterialdrüsen.
- Nr. 19 Cuprum arsenicosum D6
  Katarrhalische Reizungen des Magen-Darm-Traktes mit schleimigen und
  wässrigen Durchfällen.

Obstipation

Grundkrankheiten sind zu beachten.
- Nr. 10 Natrium sulfuricum D6
  3- bis 7-mal täglich 3–5 Tabletten oder abends 10 Tabletten in heißem
  Wasser lösen und schluckweise trinken lassen.
  Verstopfung bei Sekretstau und Ansammlung von galligen Schärfen mit
  Peristaltikstopp.
- Nr. 8 Natrium chloratum D6
  3- bis 7-mal täglich 3–5 Tabletten.
  Atonische Obstipation mit Schleimhauttrockenheit.
- Nr. 7 Magnesium phosphoricum D3/6
  3- bis 7-mal täglich 3–5 Tabletten.
  Spastische Obstipation; Reizkolonsyndrom mit Wechsel von Durchfall
  und Verstopfung.
- Nr. 11 Silicea D12/6
  3-mal täglich 3–5 Tabletten.

Mastdarmschwäche mit Zurückgleiten des Stuhles. Motilitätsstörungen durch Atonie.

- Nr. 3 Ferrum phosphoricum D3
  3- bis 7-mal täglich 3–5 Tabletten.
  Atonische Obstipation. Muskuläre Schwäche.
- Nr. 20 Kalium aluminium sulfuricum D6
  3- bis 5-mal täglich 2–3 Tabletten.
  Schwer zu entleerende Stühle mit Kollern im Leib.

Pankreaserkrankungen

- Nr. 10 Natrium sulfuricum D6
  3- bis 5-mal täglich 3–5 Tabletten.
  Sekretionsstörungen der Bauchspeicheldrüse; Drüsenschwellung; Stuhlunregelmäßigkeiten; Stauungen der Bauchlymphe. Unterstützend bei Diabetes mellitus.
- Nr. 4 Kalium chloratum D3/6
  3- bis 5-mal täglich 3–5 Tabletten.
  Schleimverstopfung im Ausführungsgang der Bauchspeicheldrüse; Drüsenschwellung.
  Consensus morbosus Galle – Pankreas.
- Nr. 1 Calcium fluoratum D12
  Morgens und mittags 2–3 Tabletten.
  Pankreasfibrose. Folge von chronischen Entzündungen.
- Nr. 11 Silicea D12
  Abends 3–4 Tabletten.
  Pankreasfibrose; Altersatrophie der Bauchspeicheldrüse; unterstützend bei Diabetes mellitus.
- Nr. 20 Kalium aluminium sulfuricum D6
  3- bis 5-mal täglich 2–3 Tabletten.
  Hartnäckiger Meteorismus bei Pankreaserkrankungen. Ausgeprägte extraabdominelle Meteorismussymptomatik.
- Nr. 15 Kalium jodatum D6
  3- bis 5-mal täglich 2–3 Tabletten.
  Formen der chronischen Pankreatitis; Pankreasinsuffizienz.
- Nr. 21 Zincum chloratum D6
  3- bis 5-mal täglich 2–3 Tabletten.
  Altersdiabetes; Pankreasbeteiligung bei exsudativer Gastroenteropathie.
- Nr. 23 Natrium bicarbonicum D6

3- bis 5-mal täglich 3–5 Tabletten.
Anregung der Produktion von hydrocholytischem Bauchspeichel. Regulierung des Säure-Basen-Milieus im Darm.

Ptosen

- Nr. 1 Calcium fluoratum D12/6
  3- bis 5-mal täglich 2–5 Tabletten, später morgens 3–5 Tabletten.
  Straffungsmittel. Erhöht die mechanische Kraft der Faser.
- Nr. 3 Ferrum phosphoricum D3
  Anfangs 5-mal täglich 3–4 Tabletten, später morgens 3–4 Tabletten.
  Erhöht die Muskelkraft.
- Nr. 11 Silicea D6
  3- bis 5-mal täglich 2–5 Tabletten, später abends 3–5 Tabletten.
  Strukturerhaltungsmittel, welches den Geweben Kraft und Widerstandsfähigkeit verleiht.

Refluxkrankheit

Siehe auch Gastritisformen (S. 178), Hernien (S. 244), Leberkrankheiten (S. 182).

- Nr. 3 Ferrum phosphoricum D3
  Anfangs 5-mal täglich 3–4 Tabletten, später morgens 3–4 Tabletten.
  Tonusschwäche des Magens und des unteren Ösophagussphinkters.
- Nr. 8 Natrium chloratum D6
  Anfangs 5-mal täglich 3–4 Tabletten, später vor- und nachmittags 3–4 Tabletten.
  Normalisiert die Magensaftverhältnisse und vermindert den zum Reflux führenden Druck im Magen; hyper- und hypazide Gastritisformen.
- Nr. 9 Natrium phosphoricum D6
  Anfangs 5-mal täglich 3–4 Tabletten, später vor- und nachmittags 3–4 Tabletten.
  Hyperazide Gastritisformen; harnsaure Diathese. Druckminderung durch Abbau der Säuren.
- Nr. 1 Calcium fluoratum D6
  3- bis 5-mal täglich 2–5 Tabletten, später morgens 3–5 Tabletten.
  Straffungsmittel. Erhöht die mechanische Kraft der Faser. Hiatushernie.

- Nr. 5 Kalium phosphoricum D6
  3- bis 5-mal täglich 2–5 Tabletten, später morgens 3–5 Tabletten.
  Zellerhaltungsmittel. Antinekrotische Wirkung bei ulzerösen Erkrankungen
  und Atrophien. Bei Umbau des ösophagealen Plattenepithels in zylindrische
  Zellen (intestinale Metaplasie) als Folge der Refluxösophagitis.

Reizkolon

- Nr. 7 Magnesium phosphoricum D3/6
  3- bis 5-mal täglich 3–5 Tabletten, später abends 10 Tabletten in heißem
  Wasser lösen und schluckweise trinken lassen.
  Krämpfe und Schmerzen. Desensibilisierung allergischer Begleitreaktionen.
- Nr. 21 Zincum chloratum D6
  3- bis 5-mal täglich 2–3 Tabletten.
  Verbesserung von Absorption und Sekretion durch Membranstabilisierung.
- Nr. 20 Kalium aluminium sulfuricum D6
  3- bis 5-mal täglich 2–3 Tabletten.
  Magen-Darm-Erkrankungen mit exsudativer Gastroenteropathie und
  Kollern im Leib.
- Nr. 19 Cuprum arsenicosum D6
  3- bis 5-mal täglich 2–3 Tabletten.
  Katarrhalische Reizungen des Magen-Darm-Traktes mit Krämpfen und
  wässrig-schleimigen Durchfällen.
- Nr. 6 Kalium sulfuricum D6
  3- bis 5-mal täglich 3–5 Tabletten.
  Chronische Katarrhe mit Sequesterbildung. Parenchymerhaltungsmittel.

Roemheld-Syndrom

Siehe auch Meteorismus (S. 185).

- Nr. 5 Kalium phosphoricum D6
  3- bis 7-mal täglich 3–5 Tabletten.
  Beeinflusst die Sensibilisierung des Herzens.
- Nr. 3 Ferrum phosphoricum D12
  3- bis 7-mal täglich 3–5 Tabletten.
  Vermindert die Irritabilität der Herzgefäße.
- Nr. 7 Magnesium phosphoricum D6/3

3- bis 7-mal täglich 3–5 Tabletten, später abends 10 Tabletten in heißem Wasser lösen und schluckweise trinken lassen.
Stimmt die Erregbarkeit der Herzgefäße herab.
- Nr. 20 Kalium aluminium sulfuricum D6
  3- bis 5-mal täglich 2–3 Tabletten.
  Hartnäckiger Meteorismus mit Kollern im Leib.
- Nr. 10 Natrium sulfuricum D6
  3- bis 7-mal täglich 3–5 Tabletten.
  Verbessert die sekretorische Leistung der Verdauungsdrüsen.
- Nr. 19 Cuprum arsenicosum D6
  3- bis 5-mal täglich 2–3 Tabletten.
  Vermindert die Erregbarkeit der Muskulatur.

Soor

- Nr. 4 Kalium chloratum D3/6
  Anfangs stündlich 2 Tabletten, später 3- bis 5-mal täglich 2–5 Tabletten.
  Katarrhe mit Pseudomembranbildung.
- Nr. 3 Ferrum phosphoricum D12
  Anfangs stündlich 2 Tabletten, später 3- bis 5-mal täglich 2–5 Tabletten.
  Katarrhe und Entzündungen mit Rötung und Schwellung.
- Nr. 5 Kalium phosphoricum D6
  Anfangs stündlich 2 Tabletten, später 3- bis 5-mal täglich 2–5 Tabletten.
  Hartnäckige Entzündungen bei Soorbefall, mit Neigung zur Ulzeration.

Speichelfluss

- Nr. 8 Natrium chloratum D6
  Anfangs 5-mal täglich 3–4 Tabletten, später vor- und nachmittags 3–4 Tabletten.
  Übermäßiger Speichelfluss.

Übelkeit

- Nr. 8 Natrium chloratum D6
  3- bis 5-mal täglich 3–4 Tabletten, später vor- und nachmittags je 3–4 Tabletten.

Morgendliche Übelkeit, Erbrechen von salzig-wässrigem Sekret.
- Nr. 4 Kalium chloratum D6
3- bis 5-mal täglich 3–4 Tabletten.
Unverträglichkeit von fetten und schweren Speisen.
- Nr. 3 Ferrum phosphoricum D12/6
3- bis 5-mal täglich 3–4 Tabletten.
Übelkeit und Erbrechen nach dem Essen; besonders von unverdauten Speisen.
- Nr. 2 Calcium phosphoricum D6
3- bis 5-mal täglich 3–4 Tabletten, später morgens 4–7 Tabletten.
Übelkeit und Erbrechen in der Schwangerschaft.
- Nr. 9 Natrium phosphoricum D6
3- bis 5-mal täglich 3–4 Tabletten, später vor- und nachmittags 3–5 Tabletten.
Übelkeit mit saurem Aufstoßen und Erbrechen. Harnsaure Diathese und andere Stoffwechselstörungen.
- Nr. 14 Kalium bromatum D6
3-mal täglich 2–3 Tabletten.
Nervöses Erbrechen. Übelkeit und Erbrechen in der Schwangerschaft. Hyperästhesie des intramuralen Systems.
- Nr. 21 Zincum chloratum D6
3-mal täglich 2–3 Tabletten.
Nervöse Übelkeit und Erbrechen bei Kindern.

Ulcus ventriculi et duodeni

- Nr. 3 Ferrum phosphoricum D12
Anfangs stündlich 2–3 Tabletten, später 3-mal täglich 3–4 Tabletten.
Hyperkinetisches Magen-Darm-Syndrom. Schmerzen mit Übelkeit, Brechreiz und Erbrechen. Akut-entzündliche Ulkusphase.
- Nr. 5 Kalium phosphoricum D6/12
3- bis 5-mal täglich 3–4 Tabletten.
Wirkt parasympathisch, verbessert die Leistung der Mukosamembran; antinekrotische Wirkung bei ulzerösen Erkrankungen und atrophischen Katarrhen. Zellerhaltungsmittel.
- Nr. 8 Natrium chloratum D6
3- bis 5-mal täglich 3–4 Tabletten, später vor- und nachmittags je 2–4 Tabletten.
Reguliert den Säure-Basen-Haushalt. Übermäßiger Speichelfluss.

- Nr. 1 Calcium fluoratum D12/6
  3- bis 5-mal täglich 3–4 Tabletten, später morgens 3–5 Tabletten.
  Chronisches schwer heilbares Ulkus mit harten, aufgeworfenen Rändern.
- Nr. 23 Natrium bicarbonicum D6
  3- bis 5-mal täglich 3–4 Tabletten.
  Hyperazide Gastritis mit Ulkusneigung.

Zahnfleischbluten

Grundkrankheiten beachten, wie z. B. bei Verletzungen und Entzündungen der Mundhöhle und Krankheiten von Blut, Gefäßen und des Gastrointestinaltraktes (besonders der Leber).

Zahnungsbeschwerden

- Nr. 1 Calcium fluoratum D12
  Je nach Alter des Kindes mehrmals täglich 1–2 Tabletten.
  Fördert den Durchbruch des Zahnes; skrofulöse und kariöse Zähne.
- Nr. 2 Calcium phosphoricum D6
  Je nach Alter des Kindes mehrmals täglich 1–2 Tabletten.
  Langsames und schmerzhaftes Zahnen; rascher Zahnzerfall.
- Nr. 3 Ferrum phosphoricum D12
  Je nach Alter des Kindes mehrmals täglich 1–2 Tabletten.
  Fieberhafte Beschwerden beim Zahnen, mit katarrhalischen Erscheinungen und Ohrenschmerzen.

Zunge und Zungenbelag

Wichtig für die Zungendiagnose; Grundkrankheiten und dort die Dosierung beachten.
- Nr. 3 Ferrum phosphoricum D12/6/3
  Geschwollen und gerötet. Zungenränder stärker gerötet. Zungenbrennen bei Anämie. Bei Fieber getrocknet, fader Geschmack und weißer Belag, besonders im Bereich der Zungengrundmandel.
- Nr. 4 Kalium chloratum D3/6
  Gedunsener Zungenkörper, trockener Gaumen. Zunge weiß bis weißgrau belegt. Schleimig-klebriger Belag.

- Nr. 5 Kalium phosphoricum D6
  Schwellung mit möglicher Ulzeration der Mundschleimhaut. Mundgeruch und schlechter Geschmack. Gelblicher, senfartiger Zungenbelag.
- Nr. 6 Kalium sulfuricum D6
  Trockenheit und Trockenheitsgefühl der Zunge. Zunge mit gelb-schleimigem Belag; pappiger Mundgeschmack.
- Nr. 8 Natrium chloratum D6
  Wässrige Phase: feuchte Zunge mit Zahneindrücken; vermehrter Speichelfluss; Salzgeschmack. Gläsern-schleimiger Zungenbelag.
  Trockene Phase: Zunge erscheint kleiner, trocken und geschrumpft; mit Brennen und Trockenheit; viel Durst auf Wasser. Zungenoberfläche trocken und rissig.
- Nr. 9 Natrium phosphoricum D6
  Zunge feucht, mit saurem Geschmack und übermäßigem Speichelfluss. Goldgelber Belag an der Zungenbasis.
- Nr. 10 Natrium sulfuricum D6
  Verquollene und gedunsene Zunge mit Zahneindrücken. Bitterer Mundgeschmack mit Speichelfluss. Zungenbelag dicht, grünlich, gelb, bräunlich.
- Nr. 1 Calcium fluoratum D12/6
  Trockene, rissige Zunge. Bräunlicher Zungenbelag.
- Nr. 7 Magnesium phosphoricum D6/3
  Erhöhte Sensibilität der Zunge. Meist ohne Belag.
- Nr. 13 Kalium arsenicosum D6
  Zunge gerötet und brennend. Taubheitsgefühl.
- Nr. 17 Manganum sulfuricum D6
  Zungenbrennen bei Anämie. Trockenheit in Mund und Rachen. Belag untypisch.

Haut/Hautanhangsgebilde

Ekzeme

Siehe Absonderungen (S. 113). Für die Wahl des biochemischen Mittels ist die Art und Weise der Absonderung entscheidend!

Fissuren

- Nr. 1 Calcium fluoratum D6
  Anfangs 3-mal täglich 2–5 Tabletten, später morgens oder mittags 3–5 Tabletten.
  Trockene, rissige Haut. Schmerzhafte Einrisse.
- Nr. 11 Silicea D12/6
  Anfangs 3-mal täglich 2–5 Tabletten, später morgens oder mittags 3–5 Tabletten.
  Befeuchtet die betroffenen Stellen; faltige, trockene, rissige Haut.
- Nr. 8 Natrium chloratum D6
  Anfangs 3-mal täglich 2–5 Tabletten, später vor- und nachmittags je 3–5 Tabletten.
  Befeuchtet die betroffenen Stellen; trockene, raue und rissige Haut, besonders an den Übergangsstellen von Schleimhaut zur Haut.
- Nr. 3 Ferrum phosphoricum D3/6
  3- bis 5-mal täglich 2–4 Tabletten oder morgens 3–5 Tabletten.
  Fissuren bei Anämie.
- Nr. 13 Kalium arsenicosum D6
  3-mal täglich 2–3 Tabletten.
  Alle chronischen und resistenten Hauterkrankungen.

Frostbeulen

- Nr. 3 Ferrum phosphoricum D12
  Stündlich bis 5-mal täglich 2–3 Tabletten.
  Antihyperämisch bei Erfrierungen ersten Grades (Congelatio erythematosa).
- Nr. 11 Silicea D12
  5-mal täglich 2–3 Tabletten, später abends 3–4 Tabletten.
  Gewebsverhärtung; zur Kanalisierung des Bindegewebes und Resorption von Gewebstrümmern und alten Hämatomen – bei Erfrierung ersten Grades mit zentralem Hämatom. Zur Verbesserung der Bildung von Granulationsgewebe bei Erfrierungen im dritten Grad.
- Nr. 1 Calcium fluoratum D6
  5-mal täglich 2–3 Tabletten, später morgens 3–4 Tabletten.
  Gewebsverhärtung durch unelastische Fasern; „macht Hartes weich und elastisch und Weiches hart und elastisch". Teleangiektasien. Zur Narbenpflege als Folge von Erfrierungen im dritten Grad (Congelatio escharotica).
- Nr. 4 Kalium chloratum D6/3

5-mal täglich 2–3 Tabletten.
Gewebsveränderungen mit teigigen Schwellungen; Erfrierungen zweiten Grades (Congelatio bullosa) mit dem Auftreten von Blasen.

Haarausfall

- Nr. 5 Kalium phosphoricum D6
  5-mal täglich 2–3 Tabletten, später mittags 3–5 Tabletten.
  Runder bzw. ovaler oder diffuser Haarausfall (Alopecia areata und diffusa).
- Nr. 11 Silicea D12
  5-mal täglich 2–3 Tabletten, später abends 3–5 Tabletten.
  Fördert Ernährung und Reinigung der Haarwurzeln; „gibt dem Haar Glanz".
- Nr. 1 Calcium fluoratum D3/6
  5-mal täglich 2–3 Tabletten, später morgens 3–5 Tabletten.
  Mittel für die Hautanhangsgebilde; „gibt dem Haar Kraft".
- Nr. 3 Ferrum phosphoricum D3
  3- bis 5-mal täglich 2–3 Tabletten.
  Haarausfall bei Störungen des Eisenhaushaltes. Spröde Haare und gespaltene Haarspitzen.
- Nr. 17 Manganum sulfuricum D6
  3- bis 5-mal täglich 2–3 Tabletten.
  Bei Störungen des Eisenhaushaltes und zur Sauerstoffversorgung.
- Nr. 15 Kalium jodatum D6
  3- bis 5-mal täglich 2 Tabletten.
  Hyperthyreotischer Haarausfall.

Herpes zoster

- Nr. 7 Magnesium phosphoricum D6
  Stündlich bis 5-mal täglich 2–3 Tabletten.
  Vorstadium ohne Hauteruptionen; starke Schmerzen mit erhöhter Sensibilität der betroffenen Hautbezirke.
- Nr. 3 Ferrum phosphoricum D12
  Stündlich bis 5-mal täglich 2–3 Tabletten.
  Akute entzündliche Phase.
- Nr. 8 Natrium chloratum D6
  Stündlich bis 5-mal täglich 2–3 Tabletten.
  Exsudative Phase mit wässrigen Blasen.

- Nr. 9 Natrium phosphoricum D6
  Stündlich bis 5-mal täglich 2–3 Tabletten.
  Eitriges Stadium der Hauterscheinungen.
- Nr. 5 Kalium phosphoricum D6
  Stündlich bis 5-mal täglich 2–3 Tabletten.
  Blutige Bläschenbildung und Schmerzhaftigkeit. Nervale Folgen von
  Herpes zoster.
- Nr. 11 Silicea D12/6
  5-mal täglich 2–3 Tabletten, später abends 3–5 Tabletten.
  „Kanalisiert" das Bindegewebe; Resorption von Gewebstrümmern; Abschlussmittel nach akuten Infektionen. Narbenstadium. Neuralgierezidive
  nach Herpes zoster.
- Nr. 21 Zincum chloratum D6
  3- bis 5-mal täglich 2–3 Tabletten.
  Nervenmittel; Zosterneuralgie.

Hyperkeratosen

- Nr. 1 Calcium fluoratum D3
  5-mal täglich 2–3 Tabletten, später morgens 3–5 Tabletten.
  Gewebsvermehrung, -verdickung und -verhärtung; Trockenheit mit Neigung
  zu Einrissen.
- Nr. 11 Silicea D12/6
  5-mal täglich 2–3 Tabletten, später abends 3–5 Tabletten.
  Befeuchtet das Gewebe; macht die Haut geschmeidig.

Juckreiz

Siehe auch Schärfen (S. 259). Entsprechende Grundkrankheit beachten.

- Nr. 1 Calcium fluoratum D6/12
  3-mal täglich 2–3 Tabletten, später morgens 3–5 Tabletten.
  Dünne, trockene, rissige Haut; seniles Jucken.
- Nr. 2 Calcium phosphoricum D6
  3-mal täglich 2–3 Tabletten, später morgens 3–5 Tabletten.
  Exsudativ-allergische Diathese; durch unterdrückte Hautatmung. Parästhesien mit Juckreiz. Urtikaria.
- Nr. 5 Kalium phosphoricum D6/12

3-mal täglich 2–3 Tabletten, später mittags 3–5 Tabletten.
Nervöser Juckreiz.
- Nr. 6 Kalium sulfuricum D6
  3- bis 5-mal täglich 2–3 Tabletten.
  Hepatogener Juckreiz, bevorzugt nachts.
- Nr. 7 Magnesium phosphoricum D6
  3-mal täglich 3–5 Tabletten, später abends 3–5 Tabletten oder 10 Tabletten
  auf ein Glas warmes Wasser, schluckweise trinken lassen.
  Jucken bei „Hautkrampf". Erhöhte Hautsensibilität. Altersjucken.
- Nr. 8 Natrium chloratum D6
  3-mal täglich 2–3 Tabletten, später vor- und nachmittags je 3–5 Tabletten.
  Jucken bei trockener Haut; Bläschen mit wasserhellem Inhalt. After-
  jucken.
- Nr. 9 Natrium phosphoricum D6
  3-mal täglich 2–3 Tabletten, später vor- und nachmittags je 3–5 Tabletten.
  Jucken bei harnsaurer Diathese und anderen Stoffwechselstörungen; „inne-
  res Jucken".
- Nr. 10 Natrium sulfuricum D6
  3-mal täglich 2–3 Tabletten, später vor- und nachmittags je 3–5 Tabletten.
  Aspekte der hydrogenoiden Konstitution; bei Leber-Galle-Pankreasleiden;
  Hautjucken durch Schärfen.
- Nr. 11 Silicea D12
  3-mal täglich 2–3 Tabletten, später abends 3–5 Tabletten.
  Hautjucken bei harnsaurer Diathese; Altersjucken; mesenchymale Ver-
  schlackung; durch trockene Haut.
- Nr. 13 Kalium arsenicosum D6
  3-mal täglich 2–3 Tabletten.
  Alle schwer zu beeinflussenden Hauterkrankungen mit Juckreiz, Rötung
  und Schuppung.

Lupus erythematodes

Unterstützende Behandlung mit der Biochemie.
- Nr. 3 Ferrum phosphoricum D12
  Anfangs stündlich 2–3 Tabletten, später 3-mal täglich 2–5 Tabletten.
  Akute entzündliche Phase mit und ohne Hauterscheinungen.
- Nr. 1 Calcium fluoratum D12/6
  3- bis 5-mal täglich 2–5 Tabletten, später morgens 3–5 Tabletten.
  Antiproliferative Wirkung bei der Immunreaktion.

- Nr. 11 Silicea D12
  3-mal täglich 2–3 Tabletten, später abends 3–5 Tabletten.
  Strukturmittel für das Bindegewebe; vermehrt die Abwehrfunktion, wirkt leuko- und lymphotrop.
- Nr. 2 Calcium phosphoricum D6
  3- bis 5-mal täglich 2–5 Tabletten, später morgens 3–5 Tabletten.
  Stabilisiert die Zellmembranen und verbessert dadurch die Immunlage.
- Nr. 7 Magnesium phosphoricum D6/3
  3- bis 5-mal täglich 2–5 Tabletten, später abends 10 Tabletten in heißem Wasser auflösen und schluckweise trinken lassen.
  Vermindert die erhöhte Sensibilität der Gewebe und hat umstimmende Wirkung.

Milchschorf

Siehe auch Absonderungen (S. 113).

- Nr. 22 Calcium carbonicum D6
  3- bis 5-mal täglich 1–2 Tabletten.
  Skrofulöse und allergische Hautreaktionen.
- Nr. 9 Natrium phosphoricum D6
  3- bis 5-mal täglich 1–2 Tabletten.
  Milchschorf mit honiggelben Borken.
- Nr. 6 Kalium sulfuricum D6
  3- bis 5-mal täglich 1–2 Tabletten.
  Alle Hauterkrankungen mit vermehrter Abschuppung.

Mitesser

Siehe auch Absonderungen (S. 113).

- Nr. 9 Natrium phosphoricum D6
  5-mal täglich 2–3 Tabletten, später vor- und nachmittags je 3–5 Tabletten.
  Abnorme Talgdrüsensekretion; Störungen im Fettstoffwechsel; harnsaure Diathese.

Psoriasis vulgaris

Für die Wahl der biochemischen Mittel ist die Art und Weise der Absonderung entscheidend! Siehe Absonderungen (S. 113).

Rosazea

- Nr. 3 Ferrum phosphoricum D12/6
  Anfangs stündlich 2–3 Tabletten, später 3-mal täglich 3–4 Tabletten.
  Erstes Entzündungsstadium; Hautauschläge mit vorwiegend geröteter Haut.
- Nr. 9 Natrium phosphoricum D6
  Anfangs stündlich 2–3 Tabletten, später vor- und nachmittags je 3–4 Tabletten.
  Trockene, gerötete und fettige Ausschläge; konsensuelle und/oder antagonistische Ausscheidungen infolge von Harnsäure als Ausscheidungsversuch.
- Nr. 11 Silicea D12/6
  3-mal täglich 2–3 Tabletten, später abends 3–4 Tabletten.
  Chronische Phase mit Eiterungstendenz.

Schweiß

- Nr. 2 Calcium phosphoricum D6
  3- bis 5-mal täglich 2–3 Tabletten, später morgens 3–5 Tabletten.
  Skrofulöse Schweiße; nächtliches Schwitzen; geruchloser Schweiß; Kopfschweiße bei Kindern. Schwächende Schweiße.
- Nr. 5 Kalium phosphoricum D6
  3- bis 5-mal täglich 2–3 Tabletten, später mittags 3–5 Tabletten.
  Nervöse Schweiße; Schwitzen beim Essen; Angstschweiß. Schweißanregung bei Schwächezuständen.
- Nr. 6 Kalium sulfuricum D6
  3- bis 5-mal täglich 2–3 Tabletten.
  Klebrige, partielle Schweiße; die Wäsche gelbgrün färbend. Ölige Schweiße.
- Nr. 7 Magnesium phosphoricum D6
  3- bis 5-mal täglich 2–3 Tabletten, später abends 10 Tabletten in einem Glas heißen Wasser gelöst und schluckweise trinken lassen.
  Kalte und feuchte Schweiße an Händen und Füßen als Zeichen der vegetativen Stigmatisation.
- Nr. 8 Natrium chloratum D6

3- bis 5-mal täglich 3–5 Tabletten, später vor- und nachmittags je 3–5 Tabletten.
Reguliert den Wasserhaushalt, wirkt feuchtigkeitsverteilend; Schweiß beim Essen, in der ersten Nachthälfte, bei geringer Anstrengung, mit Durst, bei Erregung; wässrig, zum Teil wund machend, farblos.

- Nr. 9 Natrium phosphoricum D6
  3- bis 5-mal täglich 3–5 Tabletten, später vor- und nachmittags je 3–5 Tabletten.
  Saure Schweiße, scharfe und fettige Schweiße, bei geringster Anstrengung; ölige Schweiße.
- Nr. 10 Natrium sulfuricum D6
  3- bis 5-mal täglich 3–5 Tabletten, später vor- und nachmittags je 3–5 Tabletten.
  Alle Hautausscheidungen durch Schärfen; übel riechende Schweiße, besonders in der Achsel- und Leistengegend; die Wäsche gelbgrün färbend; bei Leber-, Milz- und Nierenerkrankungen. Schweißanregung bei Infekten.
- Nr. 11 Silicea D12
  3- bis 5-mal täglich 2–3 Tabletten, später abends 3–5 Tabletten.
  Stinkende Schweiße, besonders an Kopf und Füßen, verbunden mit Kältegefühl. Unterdrückte Hautatmung. Nachts.
- Nr. 15 Kalium jodatum D6
  3-mal täglich 2 Tabletten.
  Übermäßige Schweiße bei Hyperthyreose.

Ulcus cruris

Grundkrankheiten beachten.

- Nr. 5 Kalium phosphoricum D6
  3- bis 5-mal täglich 2–3 Tabletten, später mittags 3–5 Tabletten.
  Antinekrotische Wirkung bei ulzerösen Erkrankungen. Zellerhaltungsmittel.
- Nr. 1 Calcium fluoratum D12
  3- bis 5-mal täglich 2–3 Tabletten, später morgens 3–5 Tabletten.
  Befeuchtet und erweicht trockene und verhärtete Gewebe; zur Weichhaltung der Ulkusränder.
- Nr. 11 Silicea D12
  3- bis 5-mal täglich 2–3 Tabletten, später abends 3–5 Tabletten.
  Reinigung des Bindegewebes; zur Anregung der Bildung von Granulationsgewebe; Aktivierung der Phagozytose.

- Nr. 10 Natrium sulfuricum D6
  3- bis 5-mal täglich 2–3 Tabletten, später vor- und nachmittags je 3–5 Tabletten.
  Alle Hauterscheinungen, die durch scharfe, vikariierende Absonderungen hervorgerufen oder verschlimmert werden. Diabetes.
- Nr. 9 Natrium phosphoricum D6
  3- bis 5-mal täglich 2–3 Tabletten, später vor- und nachmittags je 3–5 Tabletten.
  Stoffwechselmittel; bei vermehrter Säurebildung, Adipositas und Diabetes.

Urtikaria

Siehe auch Absonderungen (S. 113).

- Nr. 24 Arsenum jodatum D6
  3-mal täglich 2–3 Tabletten.
  Exsudativ-allergische Diathese.
- Nr. 3 Ferrum phosphoricum D12
  Stündlich bis 5-mal täglich 2–3 Tabletten.
  Akute entzündliche Phase.
- Nr. 8 Natrium chloratum D6
  5-mal täglich 3–4 Tabletten, später vor- und nachmittags je 3–5 Tabletten.
  Allergische Hautschwellungen. Wässrige Einlagerungen in die Haut. Bläschenbildungen in der Epidermis mit klarem Inhalt.
- Nr. 2 Calcium phosphoricum D6
  Stündlich bis 5-mal täglich 2–3 Tabletten, später morgens 3–5 Tabletten.
  Stabilisiert die Zellmembranen; exsudativ-allergische Reaktionen.

Herz/Gefäße/Blut

Altersherz

- Nr. 1 Calcium fluoratum D6
  3-mal täglich 3–5 Tabletten.
  Dynamikum und Energetikum für das alte Herz. Verlust der Elastizität des Herzskelettes, verminderte Vorspannung.

- Nr. 5 Kalium phosphoricum D6
  3-mal täglich 3–5 Tabletten.
  Diastolische Wirkung, fördert die Nutrition des Herzmuskels (kardiogene Hypoxie) und erhöht die Schlagkraft.
- Nr. 11 Silicea D6
  3-mal täglich 3–4 Tabletten, später abends 3–5 Tabletten.
  Strukturmittel, das dem Gewebe Kraft und Feuchtigkeit sowie Widerstandsfähigkeit verleiht.

Anämiesyndrom

- Nr. 2 Calcium phosphoricum D6
  Morgens 5–7 Tabletten.
  Anämie und Anämiesyndrom, besonders bei Lymphatismus und Skrofulose. Wirkt assimilatorisch und verbessert den Appetit.
- Nr. 3 Ferrum phosphoricum D3
  Anfangs 3- bis 5-mal 3 Tabletten, später morgens 5–7 Tabletten.
  Eisenmangelanämie; Eisenverwertungsstörungen. Anämie mit Verminderung der plastischen Kraft des Blutes. Wirkt auf die Organe der Blutbereitung und Blutbildung.
- Nr. 6 Kalium sulfuricum D6
  3-mal täglich 3–4 Tabletten.
  Sauerstoff-, Substrat-, Energiemangel; Anämie als Sauerstoffmangelsyndrom.
- Nr. 8 Natrium chloratum D3/6
  Vor- und nachmittags je 3–5 Tabletten.
  Anabolikum, Hydrämie – Anämie. Verbesserung der Funktion der Blut bereitenden Organe.
- Nr. 11 Silicea D6/12
  3-mal täglich 3–4 Tabletten, später abends 3–5 Tabletten.
  Verbessert die Aufnahme von Mineralstoffen.
- Nr. 13 Kalium arsenicosum D6
  3-mal täglich 2–3 Tabletten.
  Blutarmut, verminderte plastische Kraft des Blutes, Blutverwässerung. Renale Anämie.
- Nr. 17 Manganum sulfuricum D6
  3-mal täglich 2–3 Tabletten.
  Chlorose und Anämie. Zur Unterstützung der Eisenwirkung.

Angina pectoris

- Nr. 3 Ferrum phosphoricum D12
  Anfangs jede halbe Stunde 2 Tabletten, später 3-mal täglich 3–5 Tabletten.
  Herzkongestion; vermindert die erhöhte Erregbarkeit der Herzgefäße.
- Nr. 4 Kalium chloratum D3/6
  Anfangs jede halbe Stunde 2 Tabletten, später 3-mal täglich 3–5 Tabletten.
  Thromboseprophylaxe; hemmt die Umwandlung von Fibrinogen zu Fibrin.
  Erhält die physiologische Viskosität des Blutes.
- Nr. 5 Kalium phosphoricum D6/12
  Anfangs jede halbe Stunde 2 Tabletten, später 3-mal täglich 3–5 Tabletten.
  Angina pectoris nervosa. Hat diastolische Wirkung, fördert die Nutrition
  des Herzmuskels (kardiogene Hypoxie) und erhöht die Schlagkraft.
- Nr. 6 Kalium sulfuricum D6
  Anfangs jede halbe Stunde 2 Tabletten, später 3-mal täglich 3–5 Tabletten.
  Stenokardische Beschwerden mit herabgesetzter Sauerstoffversorgung des
  Herzmuskels. Roemheld-Syndrom, besonders bei Magenmeteorismus.
  „Lufthunger".
- Nr. 7 Magnesium phosphoricum D3
  Anfangs 5-mal täglich 3–5 Tabletten, später 10 Tabletten in einem Glas
  heißem Wasser gelöst schluckweise trinken lassen.
  Engegefühl in der Herzgegend, Stenokardien, Herzklopfen mit Angst.
  Infarktprophylaxe („Blutverschleimung", erhöhte Viskosität).
- Nr. 20 Kalium aluminium sulfuricum D6
  3- bis 5-mal täglich 2–3 Tabletten.
  Angina pectoris als extraabdominelles Meteorismussymptom. Roemheld-
  Syndrom. Reguliert Tonus und Turgor.

Apoplexia cerebri

Die biochemische Behandlung eignet sich gut zur Vor- und Nachsorge dieser
Erkrankung.
- Nr. 3 Ferrum phosphoricum D12
  Anfangs jede halbe Stunde 2 Tabletten, später 3-mal täglich 3–5 Tabletten.
  Kopfkongestion; vermindert die erhöhte Erregbarkeit der Kopfgefäße.
- Nr. 4 Kalium chloratum D3/6
  Anfangs jede halbe Stunde 2 Tabletten, später 3-mal täglich 3–5 Tabletten.
  Thromboseprophylaxe; hemmt die Umwandlung von Fibrinogen zu
  Fibrin. Erhält die physiologische Viskosität des Blutes.

- Nr. 5 Kalium phosphoricum D6/12
  3- bis 5-mal täglich 3–5 Tabletten.
  Hauptnervenmittel. Dient der Energieerhaltung und wirkt gegen Zellzerfall.
  Paresen.
- Nr. 21 Zincum chloratum D6
  3- bis 5-mal täglich 2–3 Tabletten.
  Alle zerebralen und spinalen Reizerscheinungen. Lähmungen.
- Nr. 7 Magnesium phosphoricum D3
  Anfangs 5-mal täglich 3–5 Tabletten, später abends 10 Tabletten in einem
  Glas heißem Wasser gelöst schluckweise trinken lassen.
  Präapoplektische Zustände, Infarktprophylaxe („Blutverschleimung",
  erhöhte Viskosität). Gegen Schmerzen und spastische Zustände.
- Nr. 11 Silicea D12/6
  3-mal täglich 3–4 Tabletten, später abends 3–5 Tabletten.
  Resorption von alten Hämatomen. Arteriosklerose. Gegen erhöhte Blut-
  viskosität.
- Nr. 1 Calcium fluoratum D12/6
  3-mal täglich 3–4 Tabletten, später morgens 3–5 Tabletten.
  Verlust der Gefäßelastizität. Arteriosklerose.

Arteriosklerose

- Nr. 1 Calcium fluoratum D12/6
  3-mal täglich 3–4 Tabletten, später morgens 3–5 Tabletten.
  Verlust der Gefäßelastizität. Arteriosklerose.
- Nr. 15 Kalium jodatum D6
  3-mal täglich 2–3 Tabletten.
  Gefäßspasmen und Arteriosklerose.
- Nr. 4 Kalium chloratum D3/6
  3-mal täglich 3–5 Tabletten.
  Thromboseprophylaxe; hemmt die Umwandlung von Fibrinogen zu
  Fibrin. Erhält die physiologische Viskosität des Blutes.
- Nr. 11 Silicea D12/6
  3-mal täglich 3–4 Tabletten, später abends 3–5 Tabletten.
  Arteriosklerose. Gegen erhöhte Blutviskosität. Erhält den physiologischen
  Turgor, auch der Gefäße.
- Nr. 7 Magnesium phosphoricum D3
  Abends 10 Tabletten in einem Glas heißem Wasser gelöst schluckweise
  trinken lassen.

Zur Gefäßpflege, bei „Blutverschleimung" und erhöhter Viskosität.
- Nr. 16 Lithium chloratum D6
3-mal täglich 2–3 Tabletten.
Arteriosklerose und Kollämie.

Claudicatio intermittens

Siehe auch Arteriosklerose (S. 204).

- Nr. 19 Cuprum arsenicosum D6
3- bis 5-mal täglich 2–3 Tabletten.
Neigung zu Gefäßkrämpfen mit Unterversorgung der Beinmuskulatur.
- Nr. 7 Magnesium phosphoricum D3
Anfangs 5-mal täglich 3–5 Tabletten, später 10 Tabletten in einem Glas
heißem Wasser gelöst schluckweise trinken lassen.
Gegen Gefäßspasmen, „Blutverschleimung" mit erhöhter Viskosität.

Durchblutungsstörungen

Siehe Arteriosklerose (S. 204), Claudicatio intermittens (S. 205), Morbus
Raynaud (S. 210).

Hämorrhoidalleiden

Basisrezept in der akuten Phase:
- Nr. 3 Ferrum phosphoricum D12
Anfangs jede halbe Stunde 2 Tabletten, später 3-mal täglich 3–5 Tabletten.
Proktitis, unter Umständen blutend, mit Hämorrhoidalknoten.
- Nr. 4 Kalium chloratum D6
Anfangs jede halbe Stunde 2 Tabletten, später 3-mal täglich 3–5 Tabletten.
Thromboseprophylaxe; hemmt die Umwandlung von Fibrinogen zu
Fibrin. Erhält die physiologische Viskosität des Blutes.
Basisrezept in der chronischen Phase:
- Nr. 1 Calcium fluoratum D12
3-mal täglich 3–4 Tabletten, später morgens 3–5 Tabletten.
Verlust der Gefäßelastizität mit Erschlaffung. Chronisches Hämorrhoidal-
leiden.

- Nr. 11 Silicea D12/6
  3-mal täglich 3–4 Tabletten, später abends 3–5 Tabletten.
  Gegen erhöhte Blutviskosität. Erhält den physiologischen Turgor. Chronische Proktitis.
- Nr. 4 Kalium chloratum D6
  3-mal täglich 3–5 Tabletten.
  Thromboseprophylaxe; hemmt die Umwandlung von Fibrinogen zu Fibrin. Erhält die physiologische Viskosität des Blutes. Neigung zu Hämorrhoidalblutung.
- Nr. 6 Kalium sulfuricum D6
  3-mal täglich 3–5 Tabletten.
  Chronische Proktitis mit Hämorrhoidalknoten.

Herzrasen/-klopfen

Siehe auch Angina pectoris (S. 203).

- Nr. 3 Ferrum phosphoricum D12
  3- bis 5-mal täglich 3–5 Tabletten.
  Blutandrang zum Herzen mit Druck und Unbehagen; Herzklopfen mit Angst.
- Nr. 5 Kalium phosphoricum D6
  3- bis 5-mal täglich 3–5 Tabletten.
  Nervöse Herzbeschwerden mit Klopfen und Angst.
- Nr. 7 Magnesium phosphoricum D6
  Anfangs 5-mal täglich 3–5 Tabletten, später 10 Tabletten in einem Glas heißem Wasser lösen und schluckweise trinken lassen.
  Engegefühl in der Herzgegend; dämpft die erhöhte Irritabilität und vermindert dadurch den Blutandrang.
- Nr. 9 Natrium phosphoricum D6
  3- bis 5-mal täglich 2–3 Tabletten, später vor- und nachmittags je 3–5 Tabletten.
  Reizung der Gefäße durch Harnsäure mit Erhöhung der Irritabilität und hypertoner Regulationsstörung. Herzklopfen und Blutzudrang infolge vermehrt im Blut befindlicher Metaboliten.
- Nr. 15 Kalium jodatum D6
  3- bis 5-mal täglich 2–3 Tabletten.
  Herzpalpitation bei Hyperthyreose und Arteriosklerose.
- Nr. 21 Zincum chloratum D6

3- bis 5-mal täglich 2–3 Tabletten.
Unterstützend beim hyperkinetischen Herz-Kreislauf-Syndrom; vermindert den Consensus morbosus des Herzens.

Hypertonie

Siehe auch Arteriosklerose (S. 204).

- Nr. 3 Ferrum phosphoricum D12
  Anfangs jede halbe Stunde 2 Tabletten, später 3-mal täglich 3–5 Tabletten.
  Reguliert die erhöhte Erregbarkeit der Gefäße; Hypertonie und hypertone Regulationsstörungen.
- Nr. 5 Kalium phosphoricum D6/12
  Anfangs jede halbe Stunde 2 Tabletten, später 3-mal täglich 3–5 Tabletten.
  Regulierend beim hyperkinetischen Herz-Kreislauf-Syndrom. Nervöse Hypertonie.
- Nr. 7 Magnesium phosphoricum D6/3
  Anfangs jede halbe Stunde 2 Tabletten, später 3-mal täglich 3–5 Tabletten.
  Rhythmisiert die Gefäßfunktion und vermindert den erhöhten Gefäßtonus.
- Nr. 1 Calcium fluoratum D12
  3-mal täglich 3–4 Tabletten, später morgens 3–5 Tabletten.
  Verlust der Gefäßelastizität. Arteriosklerose.
- Nr. 11 Silicea D12
  3-mal täglich 3–4 Tabletten, später abends 3–5 Tabletten.
  Arteriosklerose. Gegen erhöhte Blutviskosität. Erhält den physiologischen Turgor, auch der Gefäße.
- Nr. 9 Natrium phosphoricum D6
  3- bis 5-mal täglich 2–3 Tabletten, später vor- und nachmittags je 3–5 Tabletten.
  Reizung der Gefäße durch Harnsäure mit Erhöhung der Irritabilität und hypertoner Regulationsstörung.
- Nr. 16 Lithium chloratum D6
  3-mal täglich 2–3 Tabletten.
  Kristallose; Kollämie und Arteriosklerose. Reizung der Gefäßnerven durch Harnsäure.
- Nr. 15 Kalium jodatum D6
  3-mal täglich 2–3 Tabletten.
  Gefäßspasmen und Arteriosklerose.
- Nr. 13 Kalium arsenicosum D6

3-mal täglich 2–3 Tabletten.
Renale Hypertonie.

- Nr. 10 Natrium sulfuricum D6
3- bis 5-mal täglich 2–3 Tabletten, später vor- und nachmittags je 3–5 Tabletten.
Reizung der Gefäße durch gallige und urinöse Schärfen. Diastolische Hypertonie bei Stauungen im Bauchraum und bei Nierenerkrankungen.

- Nr. 20 Kalium aluminium sulfuricum D6
3- bis 5-mal täglich 2–3 Tabletten.
Meteorismusbedingte abdominelle Stauungen; Blutverteilungsstörungen mit der Möglichkeit einer abdominellen Hypertonie.

Hypotonie

- Nr. 3 Ferrum phosphoricum D3
Anfangs jede halbe Stunde 2 Tabletten, später 3-mal täglich 3–5 Tabletten.
Hebt den Gefäßtonus.

- Nr. 17 Manganum sulfuricum D6
3- bis 5-mal täglich 2–3 Tabletten.
Anämische Herz- und Gefäßsymptomatik mit hypotoner Regulationsstörung. Antagonistische kongestive Gefäßreaktion.

- Nr. 2 Calcium phosphoricum D3
3-mal täglich 3–4 Tabletten, später morgens 3–5 Tabletten.
Hypotonie und hypotone Regulationsstörung; erniedrigte Erregbarkeit der Gefäße.

- Nr. 5 Kalium phosphoricum D3
3- bis 5-mal täglich 3–5 Tabletten.
Reguliert den Energiehaushalt des Herzmuskels. Hypokinetisches Herz-Kreislauf-Syndrom.

Kopfkongestion

- Nr. 3 Ferrum phosphoricum D12
Anfangs jede halbe Stunde 2 Tabletten, später 3-mal täglich 3–5 Tabletten.
Kopfkongestion; vermindert die erhöhte Erregbarkeit der Kopfgefäße.

- Nr. 5 Kalium phosphoricum D12
Anfangs jede halbe Stunde 2 Tabletten, später 3-mal täglich 3–5 Tabletten.
Kongestionen infolge erhöhter Sensibilität der Kopfgefäße.

- Nr. 7 Magnesium phosphoricum D6/3
  Anfangs jede halbe Stunde 2 Tabletten, später 3-mal täglich 3–5 Tabletten.
  Rhythmisiert die Gefäßfunktion und vermindert den erhöhten Gefäßtonus.

Koronarinsuffizienz

Siehe auch Arteriosklerose (S. 204).

- Nr. 5 Kalium phosphoricum D6/3
  3- bis 5-mal täglich 3–5 Tabletten.
  Angina pectoris nervosa; fördert die Nutrition des Herzmuskels (kardio-
  gene Hypoxie) und erhöht die Schlagkraft.
- Nr. 3 Ferrum phosphoricum D6/3
  Anfangs 3- bis 5-mal täglich 3–5 Tabletten, später morgens 3–4 Tabletten.
  Verbessert die plastische Kraft des Blutes; reguliert die Erregbarkeit der
  Gefäße.
- Nr. 6 Kalium sulfuricum D6
  3- bis 5-mal täglich 3–5 Tabletten.
  Stenokardische Beschwerden mit herabgesetzter Sauerstoffversorgung des
  Herzmuskels.
- Nr. 7 Magnesium phosphoricum D6
  3- bis 5-mal täglich 3–5 Tabletten, später abends 10 Tabletten in heißem
  Wasser lösen und schluckweise trinken lassen.
  Angina pectoris nervosa, Krampfneigung der Gefäße, rhythmisiert die
  Gefäßfunktion. Infarktprophylaxe.
- Nr. 9 Natrium phosphoricum D6
  3- bis 5-mal täglich 3–5 Tabletten, später vor- und nachmittags je 3–5
  Tabletten.
  Erhöhte Irritabilität von Herz und Gefäßen, Palpitatio cordis; harnsaure
  Diathese.
- Nr. 16 Lithium chloratum D6
  3- bis 5-mal täglich 2–4 Tabletten.
  Palpitatio cordis; konsensuelle und antagonistische Gefäßreizungen bei
  gichtisch-rheumatischen Erkrankungen.
- Nr. 17 Manganum sulfuricum D6
  3- bis 5-mal täglich 3–5 Tabletten.
  Anämische Herz- und Gefäßsymptomatik. Stenokardische Beschwerden
  durch herabgesetzte Sauerstoffverwertung.

Krampfadern

- Nr. 1 Calcium fluoratum D6
  3- bis 5-mal täglich 3–5 Tabletten, morgens oder mittags 3–4 Tabletten.
  Venenerschlaffung und Krampfadern.
- Nr. 11 Silicea D12/6
  3- bis 5-mal täglich 2–3 Tabletten, später abends 3–4 Tabletten.
  Stabilisiert die Gefäßwände bei herabgesetzter Gefäßelastizität und erhöhter Blutviskosität.
- Nr. 4 Kalium chloratum D3/6
  3- bis 5-mal täglich 2–3 Tabletten.
  Dickes Blut, Phlegmavermehrung, Thrombophlebitis.
- Nr. 9 Natrium phosphoricum D6
  3- bis 5-mal täglich 2–3 Tabletten, später vor- und nachmittags je 3–4 Tabletten.
  Gefäßreizung durch metabole Substanzen bei Stoffwechselstörungen. Harnsaure Diathese.
- Nr. 10 Natrium sulfuricum D6
  3- bis 5-mal täglich 2–3 Tabletten, später vor- und nachmittags je 3–4 Tabletten.
  Reizung der Gefäße durch gallige Schärfen; allgemeine und lokale Venosität.

Morbus Raynaud

Siehe auch Claudicatio intermittens (S. 205) und Arteriosklerose (S. 204).

- Nr. 5 Kalium phosphoricum D6
  Anfangs jede halbe Stunde 2 Tabletten, später 3-mal täglich 3–5 Tabletten.
  Vasoneurosen.
- Nr. 19 Cuprum arsenicosum D6
  3- bis 5-mal täglich 2–3 Tabletten.
  Neigung zu Gefäßkrämpfen mit Blässe der Haut.
- Nr. 7 Magnesium phosphoricum D6/3
  Anfangs 5-mal täglich 3–5 Tabletten, später 10 Tabletten in einem Glas heißem Wasser gelöst schluckweise trinken lassen.
  Gegen Gefäßspasmen, „Blutverschleimung" mit erhöhter Viskosität.

Schwindel

Siehe auch Menière-Krankheit (S. 236). Grundkrankheiten beachten, Hirntumor ausschließen.

- Nr. 2 Calcium phosphoricum D6
  3- bis 5-mal täglich 3–5 Tabletten, später morgens 5–7 Tabletten.
  Bei anämischem Schwindel und in der Rekonvaleszenz.
- Nr. 3 Ferrum phosphoricum D3/12
  3- bis 5-mal täglich 3–5 Tabletten, später morgens 3–5 Tabletten.
  D3: bei anämischem Schwindel und bei hypotonen Regulationsstörungen.
  D12: bei kongestivem Schwindel und bei hypertonen Regulationsstörungen.
- Nr. 5 Kalium phosphoricum D6
  3- bis 5-mal täglich 3–5 Tabletten.
  Nervöser Schwindel mit Angst und Unruhe.
- Nr. 6 Kalium sulfuricum D6
  3- bis 5-mal täglich 3–5 Tabletten.
  Schwindel bei Sauerstoffarmut in geschlossenen Räumen.
- Nr. 7 Magnesium phosphoricum D6
  3- bis 5-mal täglich 3–5 Tabletten, später abends 10 Tabletten in heißem Wasser lösen und schluckweise trinken lassen.
  Nervöser Schwindel; bei Gefäßverkrampfungen; bei Witterungslagen mit erhöhter Luftelektrizität.
- Nr. 8 Natrium chloratum D6
  3- bis 5-mal täglich 3–5 Tabletten, später vor- und nachmittags je 3–4 Tabletten.
  Anämischer Schwindel; bei Chlorose.
- Nr. 10 Natrium sulfuricum D6
  3- bis 5-mal täglich 3–5 Tabletten, später vor- und nachmittags je 3–4 Tabletten.
  Hepatogener und gastrischer Schwindel, bei erhöhtem Kopf- und Ohrendruck.
- Nr. 11 Silicea D12/6
  3- bis 5-mal täglich 2–3 Tabletten, später abends 3–4 Tabletten.
  Seniler Schwindel; bei erhöhter Blutviskosität; Zervikalschwindel.
- Nr. 20 Kalium aluminium sulfuricum D6
  3- bis 5-mal täglich 2–4 Tabletten.
  Schwindel als extraabdominelle Meteorismussymptomatik.

Venenentzündung

- Nr. 4 Kalium chloratum D6/3
  3- bis 5-mal täglich 2–3 Tabletten.
  Dickes Blut, Phlegmavermehrung, Thrombophlebitis.
- Nr. 3 Ferrum phosphoricum D12
  Anfangs stündlich 2–3 Tabletten, dann 3- bis 5-mal täglich 3–5 Tabletten,
  später morgens 3–5 Tabletten.
  Akute Phase der Venenentzündung.
- Nr. 1 Calcium fluoratum D12
  3- bis 5-mal täglich 3–5 Tabletten, später morgens 3–5 Tabletten.
  Venenerschlaffung und Bindegewebsproliferation nach akuten und rezidi-
  vierenden entzündlichen Phasen. Chronische venöse und lymphatische
  Ödeme; Insuffizienz der Venenklappen.
- Nr. 10 Natrium sulfuricum D6
  3- bis 5-mal täglich 2–3 Tabletten, später vor- und nachmittags je 3–4
  Tabletten.
  Reizung der Gefäße durch gallige Schärfen; allgemeine und lokale
  Venosität. Wässrige Gewebsschwellungen.

Kopfschmerzsyndrome

Abdominell

Meteorismus/Oberbauchsyndrom
- Nr. 4 Kalium chloratum D6
  3- bis 5-mal täglich 3–4 Tabletten.
  Katarrhe durch gallige Schärfen; Ärgersymptomatik; Neigung zu zähen
  Sekreten; abdominelle Verschleimungszustände.
- Nr. 7 Magnesium phosphoricum D3/6
  3- bis 5-mal täglich 3–5 Tabletten, später abends 10 Tabletten in heißem
  Wasser lösen und schluckweise trinken lassen.
  Tonusschwankungen im gesamten Verdauungstrakt, besonders Dyskinesien
  der Gallenwege.
- Nr. 10 Natrium sulfuricum D6
  3- bis 5-mal täglich 3–4 Tabletten, später vor- und nachmittags je 3–4
  Tabletten.

Verminderte Drüsenabsonderungen mit Sekretstauungen; Stauungen von
Leber, Gallenblase, Pankreas und Milz.
- Nr. 19 Cuprum arsenicosum D6
  3- bis 5-mal täglich 2–3 Tabletten.
  Spastische Störungen im Bauchraum.
- Nr. 20 Kalium aluminium sulfuricum D6
  3- bis 5-mal täglich 2–3 Tabletten.
  Ausgeprägter Meteorismus mit Kollern, oft verbunden mit Kolikschmerzen
  und extraabdomineller Symptomatik.

Blut- und Gefäßsystem

Anämisch
Siehe Anämiesyndrom (S. 202).
Harnsaurer Kopfschmerz
- Nr. 9 Natrium phosphoricum D6
  3- bis 5-mal täglich 2–3 Tabletten, später vor- und nachmittags je 3–4
  Tabletten.
  Basismittel; hält Säuren in Lösung; vermehrte Gefäßreizung durch Harn-
  säureüberladung des Blutes.
- Nr. 10 Natrium sulfuricum D6
  3- bis 5-mal täglich 2–3 Tabletten, später vor- und nachmittags je 3–4
  Tabletten.
  Zur Ausscheidung gelöster Säuren.
- Nr. 16 Lithium chloratum D6
  3- bis 5-mal täglich 2–3 Tabletten.
  Harnsaure Diathese; zur Ausscheidung harnpflichtiger Stoffe.
- Nr. 23 Natrium bicarbonicum D6
  3- bis 5-mal täglich 2–3 Tabletten.
  Zur Regulierung des Säure-Basen-Gleichgewichtes.
Hyperkinetisch
Migräne, Kongestionen, Blutverteilungsstörungen, Hypertonie
- Nr. 3 Ferrum phosphoricum D12
  3- bis 5-mal täglich 2–4 Tabletten.
  Zur Dämpfung kongestiver Gefäßerregung.
- Nr. 14 Kalium bromatum D6
  3- bis 5-mal täglich 2–3 Tabletten.
  Vermindert die krankhaft erhöhte Sensibilität der Gefäßnerven.
- Nr. 15 Kalium jodatum D12

3- bis 5-mal täglich 2–3 Tabletten.
Hypertone Regulationsstörungen; Hyperthyreose.
- Nr. 2 Calcium phosphoricum D12
  3- bis 5-mal täglich 2–3 Tabletten.
  Gefäßerethismen mit Hitzegefühl.
- Nr. 5 Kalium phosphoricum D12
  3- bis 5-mal täglich 2–3 Tabletten.
  Regulierend beim hyperkinetischen Herz-Kreislauf-Syndrom.
- Nr. 7 Magnesium phosphoricum D3
  3- bis 5-mal täglich 3–5 Tabletten, später abends 10 Tabletten in heißem
  Wasser lösen und schluckweise trinken lassen.
  Rhythmisiert die Gefäßfunktion; verbessert die Füllung und bewirkt eine
  Erweiterung.

Hypokinetisch – Migräne, Blutverteilungsstörungen, Hypotonie
- Nr. 3 Ferrum phosphoricum D3
  3- bis 5-mal täglich 2–4 Tabletten, später morgens 2–4 Tabletten.
  Zur Tonussteigerung der Gefäße.
- Nr. 2 Calcium phosphoricum D3
  3- bis 5-mal täglich 2–3 Tabletten, später morgens 3–5 Tabletten.
  Aufbau- und Kräftigungsmittel; hypotone Regulationsstörungen mit
  Kollapsneigung.
- Nr. 5 Kalium phosphoricum D3
  3- bis 5-mal täglich 3–5 Tabletten, später mittags 3–5 Tabletten.
  Hypokinetisches Herz-Kreislauf-Syndrom.
- Nr. 17 Manganum sulfuricum D6
  3- bis 5-mal täglich 2–3 Tabletten.
  Anämische Herz- und Gefäßsymptomatik.

Hormonelle Dysregulation

- Nr. 3 Ferrum phosphoricum D12
  3- bis 5-mal täglich 2–4 Tabletten.
  Kopfkongestionen und Gesichtsröte durch endokrine Störungen. Symptomatikum.
- Nr. 5 Kalium phosphoricum D12
  3- bis 5-mal täglich 2–4 Tabletten.
  Vegetative Begleiterscheinungen bei hormonellen Störungen.

Nervös-neuralgisch

Neuro-vegetative Dysregulation, Witterungsneurosen
- Nr. 2 Calcium phosphoricum D6
  3- bis 5-mal täglich 3–5 Tabletten, später morgens 3–5 Tabletten.
  Einwirkung auf den Zustand der Vasomotoren mit Parästhesien.
- Nr. 5 Kalium phosphoricum D6
  3- bis 5-mal täglich 3–5 Tabletten.
  Fördert die Anpassung der Vasomotoren und des vegetativen Systems an unterschiedliche Witterungsbedingungen.
- Nr. 7 Magnesium phosphoricum D6
  3- bis 5-mal täglich 3–5 Tabletten, später abends 10 Tabletten in heißem Wasser lösen und schluckweise trinken lassen.
  Reguliert die Erregbarkeit der vegetativen Zentren und verbessert die Anpassungsfähigkeit von Nerven und Gefäßen.
- Nr. 21 Zincum chloratum D6
  3- bis 5-mal täglich 2–3 Tabletten.
  Nervenstärkend bei allen sensiblen und nervösen Reizzuständen; gut in Verbindung mit Nr. 5 Kalium phosphoricum.

Renale Kopfschmerzen

- Nr. 10 Natrium sulfuricum D6
  3- bis 5-mal täglich 2–3 Tabletten, später vor- und nachmittags je 3–4 Tabletten.
  Fördert die renale Ausscheidung ohne Minderung des Energiehaushaltes der Nieren.
- Nr. 2 Calcium phosphoricum D6
  3- bis 5-mal täglich 3–5 Tabletten, später morgens 3–5 Tabletten.
  Wirkt entzündungswidrig, verringert die pathologische Eiweißausscheidung und stabilisiert den Energiehaushalt durch positive Einwirkung auf die Membransysteme.
- Nr. 13 Kalium arsenicosum D6
  3- bis 5-mal täglich 2–3 Tabletten.
  Hirndruckerscheinungen infolge von chronischen Nierenerkrankungen.

Sinugen/grippoid/fokal

mit Reaktionen im Bauchraum
* Nr. 10 Natrium sulfuricum D6
  3- bis 5-mal täglich 3–4 Tabletten, später vor- und nachmittags je 3–4 Tabletten.
  Lymphatische Entstauung der Schleimhäute; Schwellungsminderung. Durchfallneigung.
* Nr. 3 Ferrum phosphoricum D6/12
  3- bis 5-mal täglich 2–4 Tabletten.
  Akute Schleimhautkatarrhe; Regulierung der Zottenpumpe.

mit Reaktionen der Kopf- und Atemwegsschleimhäute
* Nr. 3 Ferrum phosphoricum D12
  Anfangs stündlich 2–3 Tabletten, später 3- bis 5-mal täglich 2–4 Tabletten.
  Erstes Entzündungsstadium; akute Katarrhe und Entzündungen.
* Nr. 4 Kalium chloratum D3
  Anfangs stündlich 2–3 Tabletten, später 3- bis 5-mal täglich 2–4 Tabletten.
  Zweites Entzündungsstadium; subakute und fibrinöse Katarrhe mit zähweißlichem Sekret.
* Nr. 5 Kalium phosphoricum D6
  Anfangs stündlich 2–3 Tabletten, später 3- bis 5-mal täglich 2–4 Tabletten.
  Hämorrhagische Katarrhe. Akute Katarrhe mit großem Krankheitsgefühl und Temperatur über 39 Grad.
* Nr. 10 Natrium sulfuricum D6
  3- bis 5-mal täglich 3–4 Tabletten, später vor- und nachmittags je 3–4 Tabletten.
  Schwellungskatarrhe im akuten und chronischen Stadium.

Sinusitis, akut
* Nr. 3 Ferrum phosphoricum D12
  Anfangs stündlich 2–3 Tabletten, später 3- bis 5-mal täglich 2–4 Tabletten.
  Erstes Entzündungsstadium; akute Katarrhe und Entzündungen.
* Nr. 10 Natrium sulfuricum D6
  3- bis 5-mal täglich 3–4 Tabletten, später vor- und nachmittags je 3–4 Tabletten.
  Schwellungskatarrhe im akuten und chronischen Stadium.
* Nr. 8 Natrium chloratum D6
  3- bis 5-mal täglich 3–4 Tabletten, später vor- und nachmittags je 3–4 Tabletten.
  Erstes Entzündungsstadium; akute Katarrhe mit vorwiegend wässrigem Sekret.

Sinusitis, chronisch
- Nr. 6 Kalium sulfuricum D6
  3- bis 5-mal täglich 3–4 Tabletten.
  Drittes Entzündungsstadium; chronisch-eitrige Katarrhe. Abschlussmittel nach akuten Entzündungen.
- Nr. 11 Silicea D12
  3- bis 5-mal täglich 3–4 Tabletten, später abends 3–4 Tabletten.
  Proliferative Katarrhe; Gewebsreinigung.

Fokalgeschehen im Kopf- und Halsbereich
- Nr. 12 Calcium sulfuricum D6
  3-mal täglich 2–3 Tabletten.
  Chronisch-eitrige Katarrhe mit freiem Abfluss; Herddiagnostikum, lässt Eiterherde aufflackern.
- Nr. 6 Kalium sulfuricum D6
  3- bis 5-mal täglich 3–4 Tabletten.
  Drittes Entzündungsstadium; chronisch-eitrige Katarrhe. Abschlussmittel nach akuten Entzündungen.
- Nr. 11 Silicea D12
  3- bis 5-mal täglich 3–4 Tabletten, später abends 3–4 Tabletten.
  Proliferative Katarrhe; Gewebsreinigung.
- Nr. 1 Calcium fluoratum D12
  3- bis 5-mal täglich 3–4 Tabletten, später morgens 3–4 Tabletten.
  Chronische und proliferative Entzündungsprozesse mit eintrocknendem, fest haftendem Sekret.

Statisch-traumatisch

Bindegewebsschwäche
- Nr. 1 Calcium fluoratum D6
  3- bis 5-mal täglich 3–5 Tabletten, später morgens 3–5 Tabletten.
  Steigert die Kraft erschlaffter Gewebe.
- Nr. 8 Natrium chloratum D6
  3- bis 5-mal täglich 2–3 Tabletten, später vor- und nachmittags je 3–4 Tabletten.
  Kopfschmerzen durch Bänderschwäche an Füßen und Fußgelenken.
- Nr. 11 Silicea D6/12
  3- bis 5-mal täglich 2–3 Tabletten, später abends 3–4 Tabletten.
  Muskel- und Bänderschwäche; schlaffe Hals- und Extremitätenmuskulatur.

Folgen von Commotio, Contusio, Schädel-Hirn-Trauma
- Nr. 10 Natrium sulfuricum D6
  3- bis 5-mal täglich 2–3 Tabletten, später vor- und nachmittags je 3–4 Tabletten.
  Alte Schädel-Hirn-Traumen; vermindert den Druck in den Hirnkammern.
- Nr. 5 Kalium phosphoricum D6
  3- bis 5-mal täglich 3–5 Tabletten.
  Gehirnerschütterung und deren Folgen. Verbessert den Stoffwechsel der Nervenzellen.
- Nr. 3 Ferrum phosphoricum D12
  3- bis 5-mal täglich 3–5 Tabletten.
  Zur Dämpfung kongestiver Gefäßerregung.
- Nr. 21 Zincum chloratum D6
  3- bis 5-mal täglich 2–3 Tabletten.
  Traumatische Nervenreizung; zur Unterstützung von Nr. 5 Kalium phosphoricum.

Knochenernährungsstörungen (Osteoporose, Arthrose)
- Nr. 1 Calcium fluoratum D6
  3- bis 5-mal täglich 3–5 Tabletten, später morgens 3–5 Tabletten.
  Nutritionsmittel für Knochen, Bänder, Gelenke. Bewährt in Verbindung mit Nr. 2 Calcium phosphoricum.
- Nr. 2 Calcium phosphoricum D6
  3- bis 5-mal täglich 3–5 Tabletten, später morgens 3–5 Tabletten.
  Skrofulöse Knochenerkrankungen und deren Folgezustände. Bewährt in Verbindung mit Nr. 1 Calcium fluoratum, welches den Einbau von phosphorsaurem Kalk fördert.
- Nr. 11 Silicea D12
  3- bis 5-mal täglich 2–3 Tabletten, später abends 3–4 Tabletten.
  Fördert und stabilisiert den Knochenstoffwechsel und seine Nutrition durch seine befeuchtenden Eigenschaften.
- Nr. 8 Natrium chloratum D6
  3- bis 5-mal täglich 2–3 Tabletten, später vor- und nachmittags je 3–4 Tabletten.
  Fördert und erleichtert die Ernährung von Knochen und Gelenken.

Schleudertrauma
- Nr. 4 Kalium chloratum D6
  Anfangs stündlich 2–3 Tabletten, später 3- bis 5-mal täglich 2–3 Tabletten.
  Zur Abschwellung der Bandscheiben nach akuten Traumen und zur Lösung von fibrinösen Muskelreaktionen.
- Nr. 7 Magnesium phosphoricum D6

3- bis 5-mal täglich 3–5 Tabletten, später abends 10 Tabletten in heißem Wasser lösen und schluckweise trinken lassen.
Zur Lösung von posttraumatischen Muskelverkrampfungen.
- Nr. 5 Kalium phosphoricum D6
3- bis 5-mal täglich 3–5 Tabletten.
Verbessert den Stoffwechsel der Nervenzellen. Folgen von Traumen und Nervenreizungen.

Verhaltensbedingt

Sauerstoffmangel, sitzende Lebensweise
- Nr. 3 Ferrum phosphoricum D3
3- bis 5-mal täglich 3–5 Tabletten.
Dient der Sauerstoffübertragung und der oxydativen Vorgänge, die auch für die Zellentgiftung förderlich sind.
- Nr. 6 Kalium sulfuricum D6
3- bis 5-mal täglich 3–5 Tabletten.
Fördert zelluläre Ausscheidungs- und Entgiftungsvorgänge; bringt Sauerstoff in die Zellen.
- Nr. 10 Natrium sulfuricum D6
3- bis 5-mal täglich 2–3 Tabletten, später vor- und nachmittags je 3–4 Tabletten.
Energieerhaltung durch Förderung aller Ausscheidungsvorgänge. Reinigt Leber und Milz.
- Nr. 17 Manganum sulfuricum D6
3- bis 5-mal täglich 2–3 Tabletten.
Wirkt auf die Blutbildung und verbessert die Blutzirkulation.
- Nr. 1 Calcium fluoratum D3/6
3- bis 5-mal täglich 3–5 Tabletten, später morgens 3–5 Tabletten.
Gewebserschlaffung und Säftestagnation.

Fehlerhafte Zufuhr von Speisen und Getränken
- Nr. 10 Natrium sulfuricum D6
3- bis 5-mal täglich 2–3 Tabletten, später vor- und nachmittags je 3–4 Tabletten.
Stockungen und Stauungen der Bauchlymphe mit Sekretionsstörungen der Drüsen.
- Nr. 7 Magnesium phosphoricum D3/6
3- bis 5-mal täglich 3–5 Tabletten, später abends 10 Tabletten in heißem Wasser lösen und schluckweise trinken lassen.

Tonusschwankungen im gesamten Verdauungstrakt, besonders Dyskinesien der Gallenwege.

- Nr. 20 Kalium aluminium sulfuricum D6
  3- bis 5-mal täglich 2–3 Tabletten.
  Tonus- und Sekretionsstörungen im Bereich von Galle und Pankreas; Meteorismussymptomatik.

Überanstrengung, Erschöpfung

- Nr. 3 Ferrum phosphoricum D3
  3- bis 5-mal täglich 3–5 Tabletten, später morgens 3–5 Tabletten.
  Stellt den physiologischen Tonus wieder her. Anämie mit Verminderung der plastischen Kraft des Blutes.
- Nr. 2 Calcium phosphoricum D6
  3- bis 5-mal täglich 3–5 Tabletten, später morgens 3–5 Tabletten.
  Aufbau- und Kräftigungsmittel; Rekonvaleszenz.
- Nr. 5 Kalium phosphoricum D6
  3- bis 5-mal täglich 3–5 Tabletten, später mittags 3–7 Tabletten.
  Generator und Energetikum der Zellen und Gewebe.
- Nr. 7 Magnesium phosphoricum D6
  3- bis 5-mal täglich 3–5 Tabletten, später abends 10 Tabletten in heißem Wasser lösen und schluckweise trinken lassen.
  Erschöpfung durch Stressfolgen und unrhythmische Lebensweise.
- Nr. 11 Silicea D6
  3- bis 5-mal täglich 3–5 Tabletten, später abends 3–5 Tabletten.
  Schwächezustände nach körperlicher und geistiger Überbeanspruchung; Störungen der kalorischen Grundfunktion.

Lymphsystem

Adenoide Vegetation

- Nr. 2 Calcium phosphoricum D6
  3- bis 5-mal täglich 2–4 Tabletten, später morgens 2–4 Tabletten.
  Adenoide Vegetation bei der erethischen Skrofulose. Trichterbrust, Kahnbauch. Anämie.
- Nr. 22 Calcium carbonicum D6
  3- bis 5-mal täglich 2–4 Tabletten, später morgens 2–4 Tabletten.
  Adenoide Vegetation bei der torpiden Skrofulose. Pastöse Bauchdrüsen.

Anämiesyndrom.
- Nr. 4 Kalium chloratum D3/6
  3- bis 5-mal täglich 2–4 Tabletten.
  Lymphatische Hypertrophie mit Stockungen und Stauungen; teigige
  Lymphdrüsenschwellungen.
- Nr. 1 Calcium fluoratum D12/6
  3- bis 5-mal täglich 2–4 Tabletten, später morgens 2–4 Tabletten.
  Faserhypertrophie und -hyperplasie; Drüsenschwellung und -verhärtung.
  Rachitis.
- Nr. 11 Silicea D12/6
  3- bis 5-mal täglich 2–4 Tabletten, später abends 2–4 Tabletten.
  Adenoide Vegetation mit skrofulösen Nutritionsstörungen der Gewebe.
  Flacher Brustkorb.

Angina tonsillaris

Basisrezept in der akuten Phase:
- Nr. 3 Ferrum phosphoricum D12
  Anfangs halbstündlich 2–3 Tabletten, dann 3- bis 5-mal täglich 3–5 Tabletten.
  Akute Entzündungsphase mit Rötung, Schwellung und Schmerzen.
  Erhöhte Körpertemperatur bis 39 Grad.
- Nr. 5 Kalium phosphoricum D6
  Anfangs stündlich 2–3 Tabletten, dann 3- bis 5-mal täglich 3–5 Tabletten.
  Eventuell im Wechsel mit Nr. 3 Ferrum phosphoricum.
  Akute Phase mit erhöhter Körpertemperatur über 39 Grad. Innerliches
  Antiseptikum.
- Nr. 4 Kalium chloratum D3/6
  Anfangs stündlich 2–3 Tabletten, dann 3- bis 5-mal täglich 3–5 Tabletten.
  Akute und subakute Entzündung mit Pseudomembranbildung. Teigige
  Drüsenschwellungen.
- Nr. 11 Silicea D12
  3- bis 5-mal täglich 2–5 Tabletten.
  Eiterbildung mit Schwellungen und Verhärtungen.

Basisrezept in der chronischen Phase:
- Nr. 4 Kalium chloratum D6
  3- bis 5-mal täglich 3–5 Tabletten.
  Subakute Entzündungen und Katarrhe mit Besserung durch Wärme; Übergang ins chronische Stadium. Lymphatische Hypertrophie mit Stockungen
  und Stauungen.

- Nr. 5 Kalium phosphoricum D6
  3- bis 5-mal täglich 3–5 Tabletten.
  Verhütet Atrophie und Zellzerfall.
- Nr. 6 Kalium sulfuricum D6
  3- bis 5-mal täglich 3–5 Tabletten.
  Chronische entzündliche Phase mit Lymphdrüsenschwellungen, Verhärtungen; in der Regel mit unterdrückter Hautatmung. Abschlussmittel nach akuten Entzündungen.
- Nr. 2 Calcium phosphoricum D6
  3- bis 5-mal täglich 3–5 Tabletten, später morgens 3–5 Tabletten.
  Zeichen der adenoiden Vegetation mit großer Erregbarkeit; unterschiedliche Größe und Konsistenz der Lymphdrüsen.
- Nr. 11 Silicea D6
  3-mal täglich 2–3 Tabletten, später abends 3–5 Tabletten.
  Abschlussmittel nach Entzündungen und Infektionen; zum Abtransport von Zelltrümmern. Lymphdrüsenschwellungen und -verhärtungen.
- Nr. 9 Natrium phosphoricum D6
  3- bis 5-mal täglich 3–5 Tabletten, später vor- und nachmittags je 3–5 Tabletten.
  Drüsenschwellungen, anfangs weich, später klein und hart.
- Nr. 14 Kalium bromatum D6
  3- bis 5-mal täglich 2–3 Tabletten.
  Hypertrophische und hyperplastische Lymphdrüsenerkrankungen, besonders im Kindesalter; Tubenkatarrhe bei Affektionen im Nasen- und Rachenraum.

Eiterungen

Siehe auch Absonderungen (S. 113).

- Nr. 6 Kalium sulfuricum D6
  3- bis 5-mal täglich 3–5 Tabletten.
  Zustände mit mild-rahmig eitrigen Absonderungen. Alle eitrigen Entzündungsphasen und die chronische Entzündung.
- Nr. 9 Natrium phosphoricum D6
  3- bis 5-mal täglich 3–5 Tabletten, später vor- und nachmittags je 3–5 Tabletten.
  Chronische Eiterungen; Furunkel, Intertrigo, Panaritium, Phlegmone. Bei Stoffwechselstörungen.

- Nr. 5 Kalium phosphoricum D6
  3- bis 5-mal täglich 3–5 Tabletten.
  Zelluläre Entzündungsformen mit drohender Eiterung und Zelluntergang.
- Nr. 11 Silicea D12/6
  3- bis 5-mal täglich 2–3 Tabletten, später abends 2–5 Tabletten.
  Langwierige Eiterungen bei Verlängerung der Transitstrecke. D6 zur Eiterreifung; D12 zu Absorption des Eiters. Steigert die Phagozytoseaktivität.
  Vorsicht: Überdosierung kann sich durch Hauteiterungen äußern.
- Nr. 12 Calcium sulfuricum D6
  3- bis 5-mal täglich 2–3 Tabletten.
  Ähnlich wie Nr. 11 Silicea. Nur geben, wenn der Eiter abfließen kann.
  Kann Eiterungsprozesse zum Abschluss bringen. Herddiagnostikum.

Impfungen

- Nr. 4 Kalium chloratum D6
  3- bis 5-mal täglich 2–5 Tabletten.
  Impfbegleitung und Verhinderung von Impfschäden; zur Entlastung des Lymphsystems.
- Nr. 9 Natrium phosphoricum D6
  5-mal täglich 2–5 Tabletten, später vor- und nachmittags je 2–4 Tabletten.
  Impffolgen mit Lymphstauungen und Katarrhen.
- Nr. 11 Silicea D6
  3- bis 5-mal täglich 2–3 Tabletten, später abends 2–5 Tabletten.
  Chronische Impffolgen; „kanalisiert" das Bindegewebe und reinigt das Mesenchym.

Lymphangitis und Lymphadenitis mesenterialis chronica

Die akute Form erscheint unter der Symptomatik der akuten Appendizitis und ihre Differentialdiagnose ist nicht ganz leicht.
- Nr. 4 Kalium chloratum D3/6
  3- bis 5-mal täglich 2–5 Tabletten.
  Alle Lymphaffektionen im Bauchraum. Phlegmatische Leibschwellung.
  Neigung zu Katarrhen.
- Nr. 10 Natrium sulfuricum D6
  3- bis 5-mal täglich 2–5 Tabletten, später vor- und nachmittags je 2–5 Tabletten.

Abflussstörungen der Lymphe mit Stockungen und Stauungen. Milzschwellung. Durchfall oder Verstopfung. Stark schwankende Gewichtskurve
bei Stauungen der Bauchlymphe. Neigung zu Katarrhen.
• Nr. 11 Silicea D12/6
3- bis 5-mal täglich 2–3 Tabletten, später abends 2–5 Tabletten.
Chronische Appendizitis und Lymphangitis/Lymphadenitis mesenterialis.
• Nr. 2 Calcium phosphoricum D6
3- bis 5-mal täglich 2–3 Tabletten, später morgens 2–5 Tabletten.
Konstitutionelle Aspekte des Lymphatismus. Erethische Skrofulose.
• Nr. 22 Calcium carbonicum D6
3- bis 5-mal täglich 2–3 Tabletten, später morgens 2–5 Tabletten.
Konstitutionelle Aspekte des Lymphatismus. Torpide Skrofulose.

Pfeiffer-Drüsenfieber

Basisrezept in der akuten Phase:
• Nr. 3 Ferrum phosphoricum D12
Anfangs stündlich 2–3 Tabletten, dann 3- bis 5-mal täglich 3–5 Tabletten.
Akute Entzündungsphase mit Drüsenschwellungen.
• Nr. 5 Kalium phosphoricum D6
Anfangs stündlich 2–3 Tabletten, dann 3- bis 5-mal täglich 3–5 Tabletten.
Jede Erhöhung der Körpertemperatur mit großem Krankheitsgefühl und
Abgeschlagenheit. Verhütet oder lindert Folgekrankheiten.
• Nr. 4 Kalium chloratum D3/6
Anfangs stündlich 2–3 Tabletten, dann 3- bis 5-mal täglich 3–5 Tabletten.
Anhaltende Lymphdrüsenschwellungen, besonders im Hals und Abdomen.
Basisrezept in der chronischen Phase:
• Nr. 10 Natrium sulfuricum D6
3- bis 5-mal täglich 3–5 Tabletten, später vor- und nachmittags je 3–5
Tabletten.
Gestockter Lymphfluss, Lymphdrüsenvergrößerungen; Milzschwellung.
• Nr. 4 Kalium chloratum D3/6
3- bis 5-mal täglich 3–5 Tabletten.
Rezidivierende Lymphdrüsenschwellungen, besonders im Hals und Abdomen.
• Nr. 11 Silicea D12/6
3-mal täglich 2–3 Tabletten, später abends 3–5 Tabletten.
Drüseninsuffizienz mit verzögerter Abwehr und Rekonvaleszenz; chro-
nische Schwellungszustände und Drüsenverhärtungen, besonders der Mes-
enterialdrüsen.

Modalitäten

Besserung

Abends
• Nr. 8 Natrium chloratum
Beschäftigung
• Nr. 14 Kalium bromatum
Bewegung
• Nr. 3 Ferrum phosphoricum D3/6
• Nr. 14 Kalium bromatum
• Nr. 15 Kalium jodatum
Bewegung, mäßige
• Nr. 1 Calcium fluoratum
• Nr. 4 Kalium chloratum
• Nr. 5 Kalium phosphoricum
• Nr. 16 Lithium chloratum
• Nr. 20 Kalium aluminium sulfuricum
• Nr. 21 Zincum chloratum
Druck, fest
• Nr. 7 Magnesium phosphoricum
Harnentleerung, reichlich
• Nr. 16 Lithium chloratum
Kälte
• Nr. 3 Ferrum phosphoricum D12
• Nr. 12 Calcium sulfuricum
Klima
• Nr. 10 Natrium sulfuricum
Südliches Meeresklima.
• Nr. 11 Silicea – Seeklima.
Luft, feucht, kühl, frisch
• Nr. 6 Kalium sulfuricum
• Nr. 8 Natrium chloratum
• Nr. 15 Kalium jodatum
• Nr. 17 Manganum sulfuricum
• Nr. 21 Zincum chloratum
Luft, trocken, warm, frisch
• Nr. 8 Natrium chloratum
• Nr. 10 Natrium sulfuricum

Ruhe und Schonung
- Nr. 1 Calcium fluoratum
- Nr. 2 Calcium phosphoricum
- Nr. 3 Ferrum phosphoricum D12
- Nr. 5 Kalium phosphoricum
- Nr. 7 Magnesium phosphoricum
- Nr. 8 Natrium chloratum

Trinken, reichlich
- Nr. 9 Natrium phosphoricum

Schwitzen
- Nr. 8 Natrium chloratum
- Nr. 9 Natrium phosphoricum
- Nr. 10 Natrium sulfuricum

Spaziergänge, frühmorgendlich
- Nr. 10 Natrium sulfuricum

Speisen, welche die Sekretion der Verdauungssäfte anregen
- Nr. 13 Kalium arsenicosum

Wärme und Warmwerden
- Nr. 1 Calcium fluoratum
- Nr. 3 Ferrum phosphoricum D12
- Nr. 4 Kalium chloratum
- Nr. 7 Magnesium phosphoricum
- Nr. 9 Natrium phosphoricum
- Nr. 11 Silicea
- Nr. 12 Calcium sulfuricum
- Nr. 13 Kalium arsenicosum
- Nr. 20 Kalium aluminium sulfuricum

Waschungen, kalt
- Nr. 10 Natrium sulfuricum

Wetter, trocken
- Nr. 11 Silicea

Zusammenkrümmen
- Nr. 7 Magnesium phosphoricum

Verschlechterung

Abends
- Nr. 7 Magnesium phosphoricum
- Nr. 11 Silicea

Anstrengung, körperlich und geistig
- Nr. 1 Calcium fluoratum
- Nr. 5 Kalium phosphoricum
- Nr. 8 Natrium chloratum
- Nr. 11 Silicea

Aufregung und Ärger
- Nr. 4 Kalium chloratum

Berührung, sanft
- Nr. 7 Magnesium phosphoricum
- Nr. 17 Manganum sulfuricum

Bewegung
- Nr. 3 Ferrum phosphoricum D12
- Nr. 4 Kalium chloratum
- Nr. 9 Natrium phosphoricum
- Nr. 12 Calcium sulfuricum

Feuchtigkeit
- Nr. 10 Natrium sulfuricum
- Nr. 15 Kalium jodatum
- Nr. 16 Lithium chloratum

Föhn
- Nr. 6 Kalium sulfuricum

Geistige Tätigkeit
- Nr. 5 Kalium phosphoricum

Geräusche
- Nr. 5 Kalium phosphoricum

Hitze
- Nr. 1 Calcium fluoratum

Jahreszeit, kalt
- Nr. 11 Silicea

Kälte
- Nr. 1 Calcium fluoratum
- Nr. 4 Kalium chloratum
- Nr. 7 Magnesium phosphoricum
- Nr. 10 Natrium sulfuricum
- Nr. 11 Silicea
- Nr. 13 Kalium arsenicosum
- Nr. 15 Kalium jodatum
- Nr. 20 Kalium aluminium sulfuricum

Luft, kalt und trocken
- Nr. 8 Natrium chloratum

Luftzug, kalt
- Nr. 11 Silicea

Morgens
- Nr. 5 Kalium phosphoricum
- Nr. 7 Magnesium phosphoricum
- Nr. 8 Natrium chloratum
- Nr. 10 Natrium sulfuricum
- Nr. 20 Kalium aluminium sulfuricum

Nachts
- Nr. 6 Kalium sulfuricum
- Nr. 7 Magnesium phosphoricum
- Nr. 10 Natrium sulfuricum
- Nr. 11 Silicea
- Nr. 15 Kalium jodatum
- Nr. 16 Lithium chloratum

Neumond
- Nr. 11 Silicea

Räume, geschlossen
- Nr. 6 Kalium sulfuricum

Reizmittel
- Nr. 2 Calcium phosphoricum

Ruhe
- Nr. 3 Ferrum phosphoricum D3/6
- Nr. 14 Kalium bromatum
- Nr. 15 Kalium jodatum
- Nr. 21 Zincum chloratum

Schlaf, nach dem
- Nr. 7 Magnesium phosphoricum

Speisen, fett
- Nr. 4 Kalium chloratum
- Nr. 9 Natrium phosphoricum

Übergang von Ruhe zur Bewegung
- Nr. 1 Calcium fluoratum

Unterkühlung
- Nr. 11 Silicea

Vollmond
- Nr. 11 Silicea

Vormittags
- Nr. 8 Natrium chloratum

Wärme

- Nr. 3 Ferrum phosphoricum D12
- Nr. 9 Natrium phosphoricum
- Nr. 12 Calcium sulfuricum
- Nr. 13 Kalium arsenicosum
- Nr. 16 Lithium chloratum

Weingenuss
- Nr. 21 Zincum chloratum

Wetter, feucht, kühl
- Nr. 8 Natrium chloratum
- Nr. 9 Natrium phosphoricum

Witterungswechsel
- Nr. 5 Kalium phosphoricum
- Nr. 11 Silicea
- Nr. 17 Manganum sulfuricum

Nervensystem/Psyche

Angstzustände

Hauptmittel:
- Nr. 5 Kalium phosphoricum D12/6
  3-mal täglich 3–5 Tabletten.
  Hauptnervenmittel der Biochemie. „Entangstet". Große Angst mit schnellen und schmalen Pulsen (D6/12); große Angst mit schwachen Pulsen (D3/6).

Wechselmittel:
- Nr. 3 Ferrum phosphoricum D12
  3-mal täglich 3–5 Tabletten.
  Angst mit Übererregung der Gefäße; Aufschreien im Schlaf.
- Nr. 7 Magnesium phosphoricum D3/6
  3-mal täglich 3–5 Tabletten.
  Angst mit Herzklopfen; Globussyndrom; mit großer Empfindsamkeit und Empfindlichkeit.
- Nr. 2 Calcium phosphoricum D6
  3-mal täglich 3–5 Tabletten.
  Angst mit psychisch-nervöser Übererregbarkeit.
- Nr. 21 Zincum chloratum D6

3-mal täglich 3–5 Tabletten.
Alle nervösen Reizzustände; zur Unterstützung von Nr. 5 Kalium phosphoricum.

Depressive Verstimmung

- Nr. 5 Kalium phosphoricum D6
  3-mal täglich 3–5 Tabletten, später mittags 2-mal 3 Tabletten.
  Deprimierte und deprimierende Gemütsbewegungen, bevorzugt am
  Nachmittag.
- Nr. 8 Natrium chloratum D6
  3-mal täglich 3–5 Tabletten, später vor- und nachmittags je 3–4 Tab-
  letten.
  Neigung zu deprimierenden Gemütsbewegungen, bevorzugt vormittags.
- Nr. 10 Natrium sulfuricum D6
  3-mal täglich 3–5 Tabletten, später vor- und nachmittags je 3–5 Tabletten.
  Melancholische Verhaltensweise, Neigung zu depressiver Verstimmung;
  Suizidgedanken.
- Nr. 16 Lithium chloratum D6
  3-mal täglich 3–5 Tabletten.
  Depressive Verstimmungen bei harnsaurer Diathese. Unterstützend bei
  Depressionen.
- Nr. 11 Silicea D6/12
  3-mal täglich 3–5 Tabletten, später abends 3–5 Tabletten.
  Melancholische Stimmungslage; herabgesetzte Antriebe; Lebensüberdruss.

Gedächtnisschwäche

- Nr. 5 Kalium phosphoricum D6
  3-mal täglich 3–5 Tabletten.
  Gedächtnis- und Konzentrationsschwäche. Hauptnervenmittel.
- Nr. 3 Ferrum phosphoricum D6/3
  3-mal täglich 3–5 Tabletten.
  Bei Tonusminderung und Anämie.
- Nr. 7 Magnesium phosphoricum D6
  3-mal täglich 3–5 Tabletten.
  Innere Verkrampfungszustände.
- Nr. 2 Calcium phosphoricum D6

3-mal täglich 3–5 Tabletten, später morgens 3–4 Tabletten.
Gedächtnis- und Konzentrationsschwäche bei Schulkindern.

- Nr. 21 Zincum chloratum D6
  3-mal täglich 2–4 Tabletten.
  Alle nervösen Reizzustände; zur Unterstützung von Nr. 5 Kalium phosphoricum.
- Nr. 17 Manganum sulfuricum D6
  3-mal täglich 2–3 Tabletten.
  Aspekte der atonisch-asthenischen Konstitution. Nerven- und Gedächtnisschwäche.

Globussyndrom

- Nr. 2 Calcium phosphoricum D12
  3-mal täglich 3–5 Tabletten, später morgens 3–4 Tabletten.
  Psychisch-nervöse Übererregbarkeit.
- Nr. 5 Kalium phosphoricum D12/6
  3-mal täglich 3–5 Tabletten, später mittags 3–4 Tabletten.
  Überempfindlichkeit aller Gefühle und Sinne.
- Nr. 7 Magnesium phosphoricum D3/6
  3-mal täglich 3–5 Tabletten, später abends 10 Tabletten in heißem Wasser
  lösen und schluckweise trinken lassen.
  Neigung zu inneren und äußeren Krämpfen; Globussyndrom.
- Nr. 14 Kalium bromatum D6
  3-mal täglich 2–3 Tabletten.
  Erhöhte Sensibilität der glatten Muskulatur.
- Nr. 15 Kalium jodatum D6
  3-mal täglich 2–3 Tabletten.
  Globussyndrom bei Hyperthyreose.

Hyperästhesie

- Nr. 5 Kalium phosphoricum D12
  3-mal täglich 3–5 Tabletten, später mittags 3–5 Tabletten.
  Überempfindlichkeit aller Gefühle und Sinne; erhöhte Reizbarkeit.
- Nr. 7 Magnesium phosphoricum D6/12
  3-mal täglich 3–5 Tabletten, später abends 10 Tabletten in heißem Wasser
  lösen und schluckweise trinken lassen.

Mindert die Erregbarkeit der vegetativen Zentren. Überempfindlichkeit der Haut bei leiser Berührung.
- Nr. 14 Kalium bromatum D6
  3-mal täglich 2–4 Tabletten.
  Nervöse Zustände bei erhöhter Sensibilität.
- Nr. 19 Cuprum arsenicosum D6
  3-mal täglich 2–3 Tabletten.
  Muskuläre Hyperästhesie.

Hypochondrie

- Nr. 5 Kalium phosphoricum D12/6
  3-mal täglich 3–5 Tabletten, später mittags 3–5 Tabletten.
  Erhöhte Empfindlichkeit des "Bauchhirns".
- Nr. 7 Magnesium phosphoricum D6/12
  3-mal täglich 3–5 Tabletten, später abends 10 Tabletten in heißem Wasser lösen und schluckweise trinken lassen.
  Mindert die Erregbarkeit der vegetativen Zentren; nervös bis hypochondrisch.
- Nr. 8 Natrium chloratum D6
  3-mal täglich 3–5 Tabletten, später vor- und nachmittags je 3–4 Tabletten.
  Hypochondrie mit Obstipation.

Lähmungen

- Nr. 5 Kalium phosphoricum D6
  3-mal täglich 3–5 Tabletten, später mittags 3–5 Tabletten.
  Hauptmittel. Fördert und erhält den Anabolismus der Nervenzellen.
- Nr. 21 Zincum chloratum D6
  3-mal täglich 2–4 Tabletten.
  Lähmungen, besonders des Nervus facialis.
- Nr. 7 Magnesium phosphoricum D6
  3-mal täglich 3–5 Tabletten, später abends 10 Tabletten in heißem Wasser lösen und schluckweise trinken lassen.
  Muskellähmungen. Gut im Wechsel mit Nr. 5 Kalium phosphoricum.
- Nr. 2 Calcium phosphoricum D6
  3-mal täglich 3–5 Tabletten, später morgens 3–4 Tabletten.
  Lähmungen mit Kribbeln, Kälte- und Taubheitsgefühl.

- Nr. 13 Kalium arsenicosum D6
  3-mal täglich 2–3 Tabletten.
  Lähmungen von einzelnen Muskeln und ganzen Gliedern; Nervenstörungen durch Blutarmut, Dyskrasie und Schwäche.

Nervenkrämpfe

- Nr. 7 Magnesium phosphoricum D6
  3-mal täglich 3–5 Tabletten, später abends 10 Tabletten in heißem Wasser lösen und schluckweise trinken lassen.
  Nervöse Übererregbarkeit, Zuckungen und Krämpfe, Tremor. Dabei überempfindliche Haut.
- Nr. 5 Kalium phosphoricum D6
  3-mal täglich 3–5 Tabletten, später mittags 3–5 Tabletten.
  Krampfneigung durch Schreckhaftigkeit. Neuralgien aller Art.
- Nr. 19 Cuprum arsenicosum D6
  3-mal täglich 2–3 Tabletten.
  Ischialgie; krampfartige und brennende Schmerzen mit Zucken der Beine.
- Nr. 21 Zincum chloratum D6
  3-mal täglich 2–4 Tabletten.
  Neuralgien: Nervus facialis, N. trigeminus, N. ischiadicus; Kopf-, Zervikal- und Interkostalneuralgien. Muskelunruhe mit Koordinationsstörungen.
- Nr. 11 Silicea D6/12
  3-mal täglich 3–5 Tabletten, später abends 3–5 Tabletten.
  Krämpfe nach Schreck und anderen Gemütsbewegungen. Potenzialschwankungen der Nervenmembranen; Epilepsie und Veitstanz. Alte Neuralgien.
- Nr. 13 Kalium arsenicosum D6
  3-mal täglich 2–3 Tabletten.
  Alle Nervenstörungen und Schmerzen durch Blutarmut, Dyskrasie und Schwäche. Neigung zu Krämpfen.

Nervosität

- Nr. 5 Kalium phosphoricum D12
  3-mal täglich 2–4 Tabletten, später mittags 2–4 Tabletten.
  Übererregbarkeit der Nerven; unterschiedliche nervöse Organaffektionen.
- Nr. 2 Calcium phosphoricum D12
  3-mal täglich 2–4 Tabletten, später morgens 2–4 Tabletten.

Erhöhte nervöse Erregbarkeit mit nachfolgender Erschöpfung.
- Nr. 14 Kalium bromatum D6
  3-mal täglich 2–3 Tabletten.
  Nervosität mit Beschäftigungsneurose der oberen Extremitäten. Erhöhte Sensibilität.
- Nr. 3 Ferrum phosphoricum D12
  3-mal täglich 2–4 Tabletten.
  Durch vermehrte Irritabilität bedingte erhöhte "Schwingung der Nerven".
- Nr. 9 Natrium phosphoricum D6
  3-mal täglich 3–5 Tabletten, später vor- und nachmittags je 3–4 Tabletten.
  Erhöhte Nervenerregbarkeit, besonders bei harnsaurer Diathese.

Neurasthenie

- Nr. 5 Kalium phosphoricum D6
  3-mal täglich 3–5 Tabletten, später mittags 3–5 Tabletten.
  Aspekte der atonisch-asthenischen und neuropathisch-neurolymphatischen Konstitution. Nervenschwäche durch geistige, psychische und körperliche Affekte. Reizbare Schwäche.
- Nr. 8 Natrium chloratum D6
  3-mal täglich 3–5 Tabletten, später vor- und nachmittags je 3–4 Tabletten.
  Nervenschwäche durch Anämie und Antriebsarmut; reizbare Schwäche.
- Nr. 11 Silicea D6/12
  3-mal täglich 3–5 Tabletten, später abends 3–5 Tabletten.
  Nervenschwäche bei Energiemangel, Überempfindlichkeit, Überanstrengung; Willensantrieb dabei erhalten.
- Nr. 21 Zincum chloratum D6
  3-mal täglich 2–3 Tabletten.
  Aspekte der neuropathisch-neurolymphatischen Konstitution. Begünstigt die anabole Phase des Nervenstoffwechsels.
- Nr. 17 Manganum sulfuricum D6
  3-mal täglich 2–3 Tabletten.
  Aspekte der atonisch-asthenischen Konstitution. Nerven- und Gedächtnisschwäche.

Neuritis

- Nr. 7 Magnesium phosphoricum D6
  3-mal täglich 3–5 Tabletten, später abends 10 Tabletten in heißem Wasser
  lösen und schluckweise trinken lassen.
  Neuritis mit blitzartig schießendem Schmerz.
- Nr. 3 Ferrum phosphoricum D12
  Anfangs stündlich 3 Tabletten, dann 3- bis 5-mal täglich 3–5 Tabletten.
  Akute Phase der Entzündung. Gut kombinierbar mit Nr. 5 Kalium phos-
  phoricum.
- Nr. 21 Zincum chloratum D6
  3-mal täglich 2–4 Tabletten.
  Alle zerebralen und spinalen Reizerscheinungen. Nervenentzündung.
- Nr. 5 Kalium phosphoricum D12
  Anfangs stündlich 3 Tabletten, dann 3- bis 5-mal täglich 3–5 Tabletten.
  Alle Formen der Neuritis; zur Erhaltung eines physiologischen Stoffwechsels
  der Nervenzellen.
- Nr. 9 Natrium phosphoricum D6
  3-mal täglich 3–5 Tabletten, später vor- und nachmittags je 3–4 Tabletten.
  Überreizung und Entzündung, erhöhte Nervenerregbarkeit, besonders bei
  harnsaurer Diathese.
- Nr. 11 Silicea D6/12
  3-mal täglich 3–5 Tabletten, später abends 3–5 Tabletten.
  Potenzialschwankungen der Nervenmembranen; Epilepsie und Veitstanz.
  Alte Neuritiden.

Ohr

Altersschwerhörigkeit

- Nr. 11 Silicea D12/6
  3-mal täglich 3–5 Tabletten, später abends 3–5 Tabletten.
  Altersmittel. Nachlassen der Kraft des Nervus acusticus. Schlechtes Hören
  tiefer Töne. Ohrgeräusche.
- Nr. 1 Calcium fluoratum D12/6
  3-mal täglich 3–5 Tabletten, später morgens 3–5 Tabletten.
  Ohrgeräusche. Verhärtungsprozesse im Mittelohr.

Menière-Krankheit

- Nr. 10 Natrium sulfuricum D6
  3-mal täglich 3–5 Tabletten, später vor- und nachmittags je 3–4 Tabletten.
  Zur Minderung der erhöhten Druckerscheinungen im Innenohr.
- Nr. 11 Silicea D12
  3-mal täglich 3–5 Tabletten, später abends 3–5 Tabletten.
  Taumelschwindel.
- Nr. 5 Kalium phosphoricum D6
  3-mal täglich 3–5 Tabletten, später mittags 3–5 Tabletten.
  Zur Stabilisierung der Funktion des Gehörnerven.
- Nr. 21 Zincum chloratum D6
  3-mal täglich 2–4 Tabletten.
  Zur Unterstützung von Nr. 5 Kalium phosphoricum. Nervöse Reizerscheinungen.
- Nr. 17 Manganum sulfuricum D6
  3-mal täglich 2–4 Tabletten.
  Schwindel mit Blutleere.

Otitis media

Basisrezept in der akuten Phase
- Nr. 3 Ferrum phosphoricum D12
  Anfangs stündlich 3 Tabletten, dann 3- bis 5-mal täglich 3–5 Tabletten.
  Akute Entzündung mit starken Schmerzen. Ohr gerötet.
- Nr. 4 Kalium chloratum D6
  Anfangs stündlich 3 Tabletten, dann 3- bis 5-mal täglich 3–5 Tabletten.
  Zweites Entzündungsstadium; fibrinöse Auflagerungen am Trommelfell;
  Schwellungen im Gehörgang und der Eustachi-Röhre.
- Nr. 5 Kalium phosphoricum D12
  Anfangs stündlich 3 Tabletten, dann 3- bis 5-mal täglich 3–5 Tabletten.
  Schwere Entzündungen, zur Verhütung von nekrotisierenden Entzündungen
  mit stinkendem Ausfluss.

Basisrezept in der chronischen Phase
- Nr. 6 Kalium sulfuricum D6
  3- bis 5-mal täglich 3–5 Tabletten.
  Chronische Mittelohrentzündung mit und ohne eitrige Absonderung;
  Zerumenbildung.
- Nr. 11 Silicea D12

3-mal täglich 3–5 Tabletten, später abends 3–5 Tabletten.
Eitrige Erkrankungen von Außen- und Mittelohr. Verhärtetes Ohrenschmalz.
- Nr. 10 Natrium sulfuricum D6
  3-mal täglich 3–5 Tabletten, später vor- und nachmittags je 3–4 Tabletten.
  Katarrhe mit Schwellung der Eustachi-Röhre mit Abflussbehinderung aus dem Mittelohr.

Otosklerose

- Nr. 1 Calcium fluoratum D12/6
  3-mal täglich 3–5 Tabletten, später morgens 3–5 Tabletten.
  Ohrgeräusche. Verhärtungsprozesse im Mittelohr. Otosklerose. Stoffwechselstörungen im Felsenbein. Verminderung der Elastizität des Trommelfells.
- Nr. 11 Silicea D12
  3-mal täglich 3–5 Tabletten, später abends 3–5 Tabletten.
  Ohrgeräusche. Stoffwechselstörungen im Felsenbein. Weißliche Auflagerungen am Rand des Trommelfells.

Tinnitus

- Nr. 5 Kalium phosphoricum D6
  3- bis 5-mal täglich 3–5 Tabletten.
  Tinnitus bei Nervosität und Neurasthenie. Zervikale Nervenreizungen. Große Geräuschempfindlichkeit.
- Nr. 1 Calcium fluoratum D12/6
  3-mal täglich 3–5 Tabletten, später morgens 3–5 Tabletten.
  Ohrgeräusche. Verhärtungsprozesse im Mittelohr. Otosklerose. Stoffwechselstörungen im Felsenbein. Verminderung der Elastizität des Trommelfells.
- Nr. 11 Silicea D12
  3-mal täglich 3–5 Tabletten, später abends 3–5 Tabletten.
  Ohrgeräusche. Stoffwechselstörungen im Felsenbein. Weißliche Auflagerungen am Rand des Trommelfells.
- Nr. 10 Natrium sulfuricum D6
  3-mal täglich 3–5 Tabletten, später vor- und nachmittags je 3–4 Tabletten.
  Zur Minderung der erhöhten Druckerscheinungen im Innenohr. Folge von Schwellungskatarrhen.
- Nr. 7 Magnesium phosphoricum D3/6

3-mal täglich 3–5 Tabletten, später abends 10 Tabletten in heißem Wasser lösen und schluckweise trinken lassen.
Schwäche der Nervenfasern. Gefühl von verstopften Ohren. Gut kombinierbar mit Nr. 5 Kalium phosphoricum.

Rheumatischer Formenkreis
Muskulatur/Gelenke/Bindegewebe

Arthritis, gichtische

Basisrezept in der akuten Phase
* Nr. 9 Natrium phosphoricum D6
  Anfangs alle halbe Stunde 2–3 Tabletten, später vor- und nachmittags je 3–5 Tabletten.
  Hauptmittel der harnsauren Diathese und wichtiges Stoffwechselmittel; Gicht.
* Nr. 3 Ferrum phosphoricum D12
  Anfangs alle halbe Stunde 2–3 Tabletten, später 3-mal täglich 3–5 Tabletten.
  Erstes Entzündungsstadium; akute Entzündungen.
* Nr. 10 Natrium sulfuricum D6
  Anfangs alle halbe Stunde 2–3 Tabletten, später vor- und nachmittags je 3–5 Tabletten.
  Zur Anregung der Elimination, auch bei Harnsäurekrankheiten.
* Nr. 16 Lithium chloratum D6
  3- bis 5-mal täglich 2–3 Tabletten.
  Harnsaure Gelenkerkrankungen; zur Ausscheidung harnpflichtiger Stoffe.
Basisrezept in der chronischen Phase
* Nr. 9 Natrium phosphoricum D6
  Vor- und nachmittags je 3–5 Tabletten.
  Hauptmittel der harnsauren Diathese und wichtiges Stoffwechselmittel; Gicht. Hält Harnsäure in Lösung.
* Nr. 11 Silicea D12/6
  Abends 3–5 Tabletten.
  Befeuchtet und „kanalisiert" das Bindegewebe; zur Lösung harnsaurer Schlacken.

- Nr. 16 Lithium chloratum D6
  3-mal täglich 2–3 Tabletten.
  Harnsaure Gelenkerkrankungen; zur Ausscheidung harnpflichtiger Stoffe.
  Depressive Verstimmung bei harnsaurer Diathese.
- Nr. 22 Calcium carbonicum D6
  3-mal täglich 2–3 Tabletten.
  Zur Regulierung des Säure-Basen-Haushaltes.
- Nr. 23 Natrium bicarbonicum D6
  3-mal täglich 2–3 Tabletten.
  Zur Regulierung des Säure-Basen-Haushaltes. Pufferung von Säuren.

Arthritis psoriatica

- Nr. 3 Ferrum phosphoricum D12
  Anfangs alle halbe Stunde 2–3 Tabletten, später 3-mal täglich 3–5 Tabletten.
  Erstes Entzündungsstadium; akute Entzündungen.
- Nr. 9 Natrium phosphoricum D6
  Anfangs alle halbe Stunde 2–3 Tabletten, später vor- und nachmittags je 3–5 Tabletten.
  Wichtiges Stoffwechselmittel; Gicht. Hauterkrankungen durch Stoffwechselstörungen.
- Nr. 6 Kalium sulfuricum D6
  3-mal täglich 2–3 Tabletten.
  Wichtiges Epithelschutzmittel; alle trockenen Hauteruptionen; Verbesserung der Hautatmung bei Gelenkerkrankungen.
- Nr. 1 Calcium fluoratum D6
  3-mal täglich 2–3 Tabletten, später morgens oder mittags 3–4 Tabletten.
  Trockene Gelenkerkrankungen und/oder Akanthose der Haut (Stratum spinosum).
- Nr. 11 Silicea D12/6
  Abends 3–5 Tabletten.
  Befeuchtet und „kanalisiert" das Bindegewebe; zur Lösung harnsaurer Schlacken; Akanthose der Haut mit und ohne Jucken.

Arthritis, traumatische

- Nr. 3 Ferrum phosphoricum D12
  Anfangs alle halbe Stunde 2–3 Tabletten, später 3-mal täglich 3–5 Tabletten.
  Erstes Entzündungsstadium; akute Entzündungen und Traumen.
- Nr. 4 Kalium chloratum D3
  Anfangs alle halbe Stunde 2–3 Tabletten, später 3-mal täglich 3–5 Tabletten.
  Zweites Entzündungsstadium; Hämatome und frische Verklebungen.
- Nr. 11 Silicea D12
  Anfangs 3-mal täglich 2–4 Tabletten, später abends 3–5 Tabletten.
  Folgen akuter Traumen; Resorption von alten Hämatomen. Lösung alter
  Verklebungen. Befeuchtet das Verbundsystem Bänder – Muskeln – Gelenke.

Arthrose

Hauptmittel:
- Nr. 1 Calcium fluoratum D12
  Anfangs 3-mal täglich 2–4 Tabletten, später morgens oder mittags je 3–5 Tabletten.
  Trockene Gelenkerkrankungen, Nutritionsmittel.
- Nr. 8 Natrium chloratum D6
  Vor- und nachmittags je 3–5 Tabletten.
  Befeuchtet und ernährt die Gelenke und umgebenden Strukturen.
- Nr. 11 Silicea D12
  Abends 3–5 Tabletten.
  Befeuchtet und „kanalisiert" das Bindegewebe; zur Lösung von Schlacken;
  verbessert den Stoffwechsel von Knochen und Gelenken.

Wechselmittel:
- Nr. 2 Calcium phosphoricum D6
  Morgens oder mittags je 3–5 Tabletten.
  Stoffwechsel- und Strukturmittel der Knochen und Gelenke.
- Nr. 16 Lithium chloratum D6
  3-mal täglich 2–3 Tabletten.
  Muskel- und Gelenkerkrankungen durch Deposition harnpflichtiger
  Substanzen; Gelenkdeformationen.
- Nr. 7 Magnesium phosphoricum D6
  Abends 10 Tabletten in heißem Wasser auflösen und schluckweise trinken
  lassen.

Reguliert den Tonus der Gelenkmuskulatur bei primären und sekundären Muskelspasmen.

Bindegewebsschwäche

- Nr. 1 Calcium fluoratum D6
  Morgens oder mittags je 3–5 Tabletten.
  Schwächezustände im Stütz- und Bindegewebe; stärkt die Fasern und reguliert deren Stoffwechsel.
- Nr. 8 Natrium chloratum D6
  Vor- und nachmittags je 3–5 Tabletten.
  Fördert durch Feuchtigkeitsaufnahme die Funktion der elastischen Gewebe.
- Nr. 11 Silicea D12
  Abends 3–5 Tabletten.
  Strukturmittel, verleiht dem Gewebe Kraft, Feuchtigkeit und Widerstandsfähigkeit.
- Nr. 20 Kalium aluminium sulfuricum D6
  3-mal täglich 2–3 Tabletten.
  Reguliert den Gewebsturgor, den Muskeltonus sowie die Flüssigkeitsverteilung.

Dupuytren-Kontraktur

- Nr. 1 Calcium fluoratum D12
  Morgens oder mittags je 3–5 Tabletten.
  Trockene Sehnenscheiden mit Proliferations- und Schrumpfungsneigung. Bänderverkürzung.
- Nr. 11 Silicea D12
  Anfangs 3-mal täglich 2–3 Tabletten, später abends 3–5 Tabletten.
  Strukturmittel, verleiht dem Gewebe Kraft, Feuchtigkeit und Widerstandsfähigkeit. Trockene Sehnenscheiden mit Proliferations- und Schrumpfungsneigung.
- Nr. 9 Natrium phosphoricum D6
  Vor- und nachmittags je 3–5 Tabletten.
  Antikristallotische Wirkung. Verhindert Säureablagerungen an Sehnen, Bändern und Gelenken.
- Nr. 19 Cuprum arsenicosum D6
  3-mal täglich 2–3 Tabletten.

Umstimmende Wirkung; sekundäre Muskelverkrampfungen.
- Nr. 16 Lithium chloratum D6
  3-mal täglich 2–3 Tabletten.
  Muskel- und Gelenkerkrankungen durch Deposition harnpflichtiger Substanzen; degenerative rheumatische Erkrankungen.
- Nr. 21 Zincum chloratum D6
  3-mal täglich 2–3 Tabletten.
  Muskel- und Nervenschmerzen.

Exostosen

- Nr. 1 Calcium fluoratum D12
  Morgens oder mittags je 3–5 Tabletten.
  Exostosen; Knochenhautverdickung.
- Nr. 11 Silicea D12
  Abends 3–5 Tabletten.
  Verbessert den Stoffwechsel von Gelenken, Knochen und Knochenhaut.

Fersensporn

- Nr. 1 Calcium fluoratum D12
  Morgens oder mittags je 3–5 Tabletten.
  Exostosen; Knochenhautverdickung.
- Nr. 3 Ferrum phosphoricum D12
  Anfangs alle halbe Stunde 2–3 Tabletten, später 3-mal täglich 3–5 Tabletten.
  Knochenhautentzündung; akute Entzündungen und Traumen.
- Nr. 11 Silicea D12
  Abends 3–5 Tabletten.
  Verbessert den Stoffwechsel von Gelenken, Knochen und Knochenhaut.

Fibromyalgie

- Nr. 4 Kalium chloratum D3
  Anfangs alle halbe Stunde 2–3 Tabletten, später 3-mal täglich 3–5 Tabletten.
  Fibrinöse und rheumatische Entzündlichkeiten. Besserung durch Wärme und Wärmeanwendung.

- Nr. 11 Silicea D12
  Abends 3–5 Tabletten.
  Antikristallotische Wirkung; erwärmt und befeuchtet.
- Nr. 1 Calcium fluoratum D12/6
  Morgens oder mittags je 3–5 Tabletten.
  Chronische Fibromyalgie mit Verklebungen und Bänderschrumpfung.
- Nr. 9 Natrium phosphoricum D6
  Vor- und nachmittags je 3–5 Tabletten.
  Antikristallotische Wirkung. Verhindert Säuredepositionen an Sehnen, Bändern und Gelenken.
- Nr. 16 Lithium chloratum D6
  3-mal täglich 2–3 Tabletten.
  Muskel- und Gelenkerkrankungen durch Deposition harnpflichtiger Substanzen; degenerative rheumatische Erkrankungen.
- Nr. 19 Cuprum arsenicosum D6
  3-mal täglich 2–3 Tabletten.
  Umstimmende Wirkung; sekundäre Muskelverkrampfungen.
- Nr. 23 Natrium bicarbonicum D6
  3-mal täglich 2–3 Tabletten.
  Zur Regulierung des Säure-Basen-Haushaltes. Pufferung von Säuren.

Ganglion

- Nr. 4 Kalium chloratum D3
  3- bis 5-mal täglich 3–5 Tabletten.
  Fibrinöse und rheumatische Entzündlichkeiten. Weiche, teigige Schwellungen.
- Nr. 1 Calcium fluoratum D12/6
  Morgens oder mittags je 3–5 Tabletten.
  Verklebungen und Schrumpfungen; Überbein mit Verhärtung.
- Nr. 15 Kalium jodatum D6
  3-mal täglich 2–3 Tabletten.
  Gichtisch-rheumatische Schwellungen; zur Resorption wässriger Ansammlungen.
- Nr. 11 Silicea D12
  Abends 3–5 Tabletten.
  Alte Ergüsse von Schleimbeuteln und Gelenken; Ganglion.

Gelenkrheumatismus

Siehe Fibromyalgie (S. 242), Infektrheumatismus (S. 245), Knochenhautentzündung (S. 246), Periarthropathien (S. 249).

Hernien

- Nr. 1 Calcium fluoratum D12/6
  Morgens oder mittags je 3–5 Tabletten.
  Bänder- und Gewebsschwäche.
- Nr. 11 Silicea D12
  Abends 3–5 Tabletten.
  Strukturmittel, verleiht dem Gewebe Kraft, Feuchtigkeit und Widerstands-
  fähigkeit.

„Hexenschuss"

- Nr. 4 Kalium chloratum D3
  Anfangs alle halbe Stunde 2–3 Tabletten, später 3-mal täglich 3–5 Tab-
  letten.
  Fibrinöse und rheumatische Entzündlichkeiten. Besserung durch Wärme
  und Wärmeanwendung.
- Nr. 7 Magnesium phosphoricum D3/6
  Anfangs stündlich oder 5-mal täglich 2–5 Tabletten, später abends
  10 Tabletten in heißem Wasser lösen und schluckweise trinken lassen.
  Zur Lösung von reaktiven Muskelspasmen.
- Nr. 9 Natrium phosphoricum D6
  Anfangs alle halbe Stunde 2–3 Tabletten, später vor- und nachmittags je
  3–5 Tabletten.
  Hauptmittel der harnsauren Diathese und wichtiges Stoffwechselmittel;
  Gicht und Rheuma.

Hüftgelenkentzündung

- Nr. 3 Ferrum phosphoricum D12
  Anfangs alle halbe Stunde 2–3 Tabletten, später 3-mal täglich 3–5 Tabletten.

Erstes Entzündungsstadium; akute Entzündungen und Traumen.

- Nr. 4 Kalium chloratum D3
  Anfangs alle halbe Stunde 2–3 Tabletten, später 3-mal täglich 3–5 Tabletten.
  Zweites Entzündungsstadium; sero-fibrinöse Schwellungen, muskuläre Verklebungen mit Verkürzungsgefühl.
- Nr. 11 Silicea D12
  Anfangs 3-mal täglich 2–3 Tabletten, später abends 3–5 Tabletten.
  Strukturmittel, welches dem Gewebe Kraft, Feuchtigkeit und Widerstandsfähigkeit verleiht. Verbessert den Stoffwechsel von Knochen und Gelenken.

Infektrheumatismus

- Nr. 12 Calcium sulfuricum D12
  3-mal täglich 2–3 Tabletten.
  Herdbedingte rheumatische Gelenkreaktionen akuter und chronischer Art.
- Nr. 11 Silicea D12/6
  Abends 3–5 Tabletten.
  Chronische Knochenstoffwechselstörungen; chronischer Rheumatismus; „kanalisiert" das Bindegewebe zum Abbau von Säuren. Reinigende und befeuchtende Wirkung.

Ischias/Ischialgie

- Nr. 7 Magnesium phosphoricum D6
  Anfangs stündlich oder 5-mal täglich 2–5 Tabletten, später abends 10 Tabletten in heißem Wasser lösen und schluckweise trinken lassen.
  Zur Lösung von reaktiven Muskelerkrankungen; neuralgische und neuritische Erkrankungen, krampfartig, bohrend, blitzartig, dem Nervenverlauf folgend.
- Nr. 3 Ferrum phosphoricum D12
  Anfangs alle halbe Stunde 2–3 Tabletten, später 3-mal täglich 3–5 Tabletten.
  Erstes Entzündungsstadium; akute Entzündungen und Nervenreizungen.
- Nr. 21 Zincum chloratum D6
  3-mal täglich 2–3 Tabletten.
  Nervenschmerzen, besonders der unteren Extremität mit Unruhe der Beine.

- Nr. 5 Kalium phosphoricum D12
  Anfangs alle halbe Stunde 2–3 Tabletten, später 3-mal täglich 3–5 Tabletten.
  Nervenüberreizung und -entzündung.

Kniegelenkschwellung, einseitig

- Nr. 15 Kalium jodatum D6
  3- bis 5-mal täglich 2–3 Tabletten.
  Gichtisch-rheumatische Gelenkschwellung, besonders auf sykotischer und luetischer Grundlage.
- Nr. 1 Calcium fluoratum D12
  3- bis 5-mal täglich 3–5 Tabletten, später morgens und/oder mittags 3–5 Tabletten.
  Steigert die Kraft erschlaffter Gewebe und wirkt in dieser Hinsicht antiödematös. Verbessert den Knochen- und Gelenkstoffwechsel.

Knochenhautentzündung

- Nr. 3 Ferrum phosphoricum D12
  Anfangs alle halbe Stunde 2–3 Tabletten, später 3-mal täglich 3–5 Tabletten.
  Entzündliche Zustände und Schmerzen.
- Nr. 11 Silicea D12
  3- bis 5-mal täglich 2–3 Tabletten, später abends 3–5 Tabletten.
  Chronische Formen der Periostitis.
- Nr. 5 Kalium phosphoricum D12/6
  3- bis 5-mal täglich 3–5 Tabletten, später mittags 3–5 Tabletten.
  Überempfindlichkeit des Periosts in der akuten (D12) und chronischen (D6) Phase.

Morbus Bechterew

Siehe Fibromyalgie (S. 242), Infektrheumatismus (S. 245), Knochenhautentzündung (S. 246), Periarthropathien (S. 249).

Muskelkater

- Nr. 3 Ferrum phosphoricum D12/6/3
Anfangs alle halbe Stunde 2–3 Tabletten, später 3-mal täglich 3–5 Tabletten. Zur Vorsorge in der D3/6; zur Nachsorge D12.
Zur Regelung der Blutverteilung und Mobilisierung des Muskelstoffwechsels.
- Nr. 7 Magnesium phosphoricum D3/6
Anfangs stündlich oder 5-mal täglich 2–5 Tabletten, später abends 10 Tabletten in heißem Wasser lösen und schluckweise trinken lassen.
Zur Lösung von reaktiven Muskelspasmen. Fördert die Sauerstoffutilisation im Muskel.
- Nr. 9 Natrium phosphoricum D6
Anfangs alle halbe Stunde 2–3 Tabletten, später vor- und nachmittags je 3–5 Tabletten.
Hauptmittel der harnsauren Diathese und wichtiges Stoffwechselmittel; hält Säuren in Lösung.

Muskelkrämpfe

- Nr. 7 Magnesium phosphoricum D6
Anfangs stündlich oder 5-mal täglich 2–5 Tabletten, später abends 10 Tabletten in heißem Wasser lösen und schluckweise trinken lassen.
Zur Lösung von Muskelspasmen. Fördert die Sauerstoffutilisation im Muskel. Innere und äußere Krämpfe.
- Nr. 19 Cuprum arsenicosum D6
3-mal täglich 2–3 Tabletten.
Umstimmende Wirkung bei allen muskulären Krampfzuständen.
- Nr. 3 Ferrum phosphoricum D12
Anfangs alle halbe Stunde 2–3 Tabletten, später 3-mal täglich 3–5 Tabletten. Zur Vorsorge in der D3/6; zur Nachsorge D12.
Zur Regelung der Blutverteilung und Verminderung der erhöhten muskulären Irritabilität.

Myogelosen

- Nr. 4 Kalium chloratum D3
3-mal täglich 3–5 Tabletten.

Härte und Steifigkeit der Muskulatur durch Fibrinablagerungen.
- Nr. 1 Calcium fluoratum D12/6
  3-mal täglich 2–3 Tabletten, später morgens oder mittags 3–5 Tabletten.
  Subkutane Verhärtung und Verklebung der Muskulatur.
- Nr. 11 Silicea D12/6
  3-mal täglich 2–3 Tabletten, später abends 3–5 Tabletten.
  Strukturerhaltungsmittel; befeuchtet und „kanalisiert" das Bindegewebe.

Neuromyopathien

- Nr. 7 Magnesium phosphoricum D6
  3-mal täglich 3–5 Tabletten, später abends 10 Tabletten in heißem Wasser
  auflösen und schluckweise trinken lassen.
  Zur Dämpfung der neuromuskulären Impulsübertragung.
- Nr. 19 Cuprum arsenicosum D6
  3-mal täglich 2–3 Tabletten.
  Neigung zu Muskelkrämpfen und Neuralgien.
- Nr. 21 Zincum chloratum D6
  3-mal täglich 2–3 Tabletten.
  Muskelkrämpfe und nervöse Reizzustände.

Osteochondrose

- Nr. 1 Calcium fluoratum D12/6
  3-mal täglich 3–5 Tabletten.
  Antidegenerative Wirkung durch Befeuchtung und Stabilisierung des
  Bandscheibengewebes.
- Nr. 2 Calcium phosphoricum D6
  3-mal täglich 3–5 Tabletten.
  Verbesserung des Knochenstoffwechsels und dadurch bessere Nutrition der
  Bandscheiben.
- Nr. 8 Natrium chloratum D6
  3-mal täglich 3–5 Tabletten oder vor- und nachmittags je 3–5 Tabletten.
  Verbessert die Zufuhr von Feuchtigkeit und damit den Turgor im Band-
  scheibengewebe.
- Nr. 11 Silicea D6
  3-mal täglich 2–3 Tabletten, später abends 3–5 Tabletten.
  Vermindert und löst deponierte Schlacken, „kanalisiert" das Bindegewebe.

Osteomyelitis

- Nr. 12 Calcium sulfuricum D12
  3-mal täglich 2–3 Tabletten.
  Chronische Osteomyelitis.
- Nr. 11 Silicea D12
  3-mal täglich 2–3 Tabletten, später abends 3–5 Tabletten.
  Langwierige Knocheneiterungen; fördert die Fresszellenaktivität.
- Nr. 5 Kalium phosphoricum D6
  3-mal täglich 3–5 Tabletten, später mittags 2-mal 3 Tabletten.
  Zellerhaltungsmittel; antinekrotische Wirkung.

Periarthropathien

Grundkrankheiten sind zu beachten.
- Nr. 3 Ferrum phosphoricum D12
  Anfangs alle halbe Stunde 2–3 Tabletten, später 3-mal täglich 3–5 Tabletten.
  Entzündliche Zustände und muskulärer Hypertonus.
- Nr. 4 Kalium chloratum D3
  3-mal täglich 3–5 Tabletten.
  Härte, Verklebung und Steifigkeit der umliegenden Gelenkstrukturen.
- Nr. 1 Calcium fluoratum D12/6
  3-mal täglich 3–5 Tabletten.
  Muskel- und Bänderverhärtung; Kapselschrumpfung. Fördert Kraft und Elastizität des Gewebes.
- Nr. 11 Silicea D12
  3-mal täglich 2–3 Tabletten, später abends 3–5 Tabletten.
  Löst abgelagerte Säuren; Strukturmittel, das Kraft und Feuchtigkeit verleiht.

Polyarthritis, chronisch und episodisch chronisch

- Nr. 4 Kalium chloratum D3
  3-mal täglich 3–5 Tabletten.
  Arthritismus und Rheumatismus mit teigigen Schwellungen.
- Nr. 10 Natrium sulfuricum D6
  3-mal täglich 3–5 Tabletten, später vor- und nachmittags je 3–4 Tabletten.

Wirbelsäulen- und Gelenkerkrankungen durch Elastizitätsverlust infolge verminderter Ausscheidungen.

- Nr. 6 Kalium sulfuricum D6
  3-mal täglich 3–5 Tabletten.
  Rheumatische Beschwerden mit verminderter Hautatmung. Chronische Entzündungen.
- Nr. 11 Silicea D12/6
  3-mal täglich 2–3 Tabletten, später abends 3–5 Tabletten.
  Steigert die Abwehrfähigkeit bei Autoimmunerkrankungen; Arthritis und Arthrosen.
- Nr. 1 Calcium fluoratum D12/6
  3-mal täglich 2–3 Tabletten, später morgens und mittags 3–4 Tabletten.
  Verhärtung und Trockenheit von Gelenken und deren Umgebung; deformierende Gelenkleiden.
- Nr. 23 Natrium bicarbonicum D6
  3-mal täglich 2–3 Tabletten.
  Zur Regulierung des Säure-Basen-Haushaltes bei Gelenkerkrankungen.

Schleimbeutelentzündung

- Nr. 3 Ferrum phosphoricum D12
  Anfangs alle halbe Stunde 2–3 Tabletten, später 3-mal täglich 3–5 Tabletten.
  Erstes Entzündungsstadium; akute Entzündungen und Traumen.
- Nr. 4 Kalium chloratum D3
  Anfangs alle halbe Stunde 2–3 Tabletten, später 3-mal täglich 3–5 Tabletten.
  Zweites Entzündungsstadium; fibrinöse Reizungen und sero-fibrinöse Schwellungen.
- Nr. 11 Silicea D12
  Abends 3–5 Tabletten.
  Alte Ergüsse von Schleimbeuteln und Gelenken.
- Nr. 10 Natrium sulfuricum D6
  Anfangs alle halbe Stunde 2–3 Tabletten, später vor- und nachmittags je 3–5 Tabletten.
  Entfernt übermäßige Feuchtigkeit aus dem Gewebe.

Wirbelsäulensyndrome

Siehe Arthritis (S. 238ff.), Arthrose (S. 240), Bindegewebsschwäche (S. 241), Exostosen (S. 242), Fibromyalgie (S. 242), Infektrheumatismus (S. 245), „Hexenschuss" (S. 244), Knochenhautentzündung (S. 246), Myogelosen (S. 247), Osteochondrose (S. 248), Periarthropathien (S. 249), Polyarthritis (S. 249).

Schwangerschaft/-sbetreuung

Abstillen

- Nr. 10 Natrium sulfuricum D6
  3-mal täglich 3–5 Tabletten, später vor- und nachmittags je 3–4 Tabletten.
  Zur Regulierung des Lymphflusses.

Chloasma uterinum

- Nr. 6 Kalium sulfuricum D6
  3- bis 5-mal täglich 3–5 Tabletten.
  Gelblicher Nasensattel; gelblich-bräunliche Hautpigmentierungen.

Eklampsie

- Nr. 10 Natrium sulfuricum D6
  3-mal täglich 3–5 Tabletten, später vor- und nachmittags je 3–4 Tabletten.
  Zur Anregung der renalen Elimination; bringt überschüssiges Wasser zur Ausscheidung.
- Nr. 13 Kalium arsenicosum D6
  3-mal täglich 2–3 Tabletten.
  Renale Ödeme.

Erschöpfung

- Nr. 5 Kalium phosphoricum D6
  3- bis 5-mal täglich 3–5 Tabletten.
  Erschöpfungszustände nach körperlicher und geistiger Überanstrengung.
- Nr. 3 Ferrum phosphoricum D6/3
  Anfangs stündlich 3 Tabletten, dann 3- bis 5-mal täglich 3–5 Tabletten.
  Erschöpfungszustände durch Eisen- und Sauerstoffmanko und Funktions-
  minderung der Blut bereitenden Systeme.

Gebärmutterrückbildung

- Nr. 1 Calcium fluoratum D6
  3-mal täglich 3–5 Tabletten, später morgens 3–5 Tabletten.
  Zur Bindegewebsstraffung.
- Nr. 10 Natrium sulfuricum D6
  3-mal täglich 3–5 Tabletten, später vor- und nachmittags je 3–4 Tabletten.
  Zur Verminderung von Schwellungen.
- Nr. 11 Silicea D6
  3-mal täglich 3–5 Tabletten, später abends 3–5 Tabletten.
  Zur Verbesserung des Turgors des Bindegewebes.

Haarausfall

- Nr. 1 Calcium fluoratum D6
  3-mal täglich 3–5 Tabletten, später morgens 3–5 Tabletten.
  Verbessert die Nutrition der Haarwurzeln und gibt dem Haar Kraft.
- Nr. 5 Kalium phosphoricum D6
  3-mal täglich 3–5 Tabletten.
  Zellerhaltungsmittel; zur Regeneration der Haarwurzeln; Alopezia areata.
  Diffuser Haarausfall.
- Nr. 11 Silicea D6/12
  3-mal täglich 3–5 Tabletten, später abends 3–5 Tabletten.
  Verbessert die Nutrition der Haarwurzeln und gibt dem Haar Glanz.

Hautjucken

- Nr. 6 Kalium sulfuricum D6
  3-mal täglich 3–5 Tabletten.
  Jucken bei Trockenheit und galligen Zuständen; besonders nächtliches
  Jucken als Zeichen verstärkter Entgiftungsprozesse; Epithelerhaltungsmittel.
- Nr. 10 Natrium sulfuricum D6
  3-mal täglich 3–5 Tabletten, später vor- und nachmittags je 3–4 Tabletten.
  Hautjucken bei Stoffwechselveränderungen infolge von hepatogenen, rena-
  len, diabetischen Störungen.

Ischialgie

- Nr. 5 Kalium phosphoricum D6
  3-mal täglich 3–5 Tabletten.
  Nervenüberreizung und -entzündung.
- Nr. 7 Magnesium phosphoricum D6
  3-mal täglich 3–5 Tabletten, später abends 10 Tabletten in heißem Wasser
  lösen und schluckweise trinken lassen.
  Zur Lösung von reaktiven Muskelreizungen; neuralgische und neuritische
  Erkrankungen, bohrend, blitzartig, dem Nervenverlauf folgend.

Schwangerschaftsbetreuung

Die Nr. 1 Calcium fluoratum und die Nr. 2 Calcium phosphoricum D6 wer-
den im täglichen Wechsel gegeben:
- Nr. 1 Calcium fluoratum D6
  3-mal täglich 3–5 Tabletten oder morgens 3–5 Tabletten.
  Basistherapeutikum. Zur Straffung der Bänder, zur Vermeidung von
  Schwangerschaftsstreifen durch Verbesserung der bradytrophen Gewebe.
  Eugenische Kur der Biochemie.
- Nr. 2 Calcium phosphoricum D6
  3-mal täglich 3–5 Tabletten oder morgens 3–5 Tabletten.
  Basistherapeutikum. Zur Strukturerhaltung und allgemeinen Stoffwechsel-
  anregung; Aufbau- und Kräftigungsmittel. Eugenische Kur der Biochemie.

Schwangerschaftserbrechen

- Nr. 2 Calcium phosphoricum D6
  3-mal täglich 3–5 Tabletten oder morgens 3–5 Tabletten.
  Zur positiven Beeinflussung der hormonellen und stoffwechselbedingten
  Umstellung in der Schwangerschaft. Basistherapeutikum.
- Nr. 3 Ferrum phosphoricum D12
  Anfangs stündlich 3 Tabletten, dann 3- bis 5-mal täglich 3–5 Tabletten.
  Übelkeit und Erbrechen in der Schwangerschaft durch aktive und reaktive
  Stauungszustände im Bauchraum.
- Nr. 13 Kalium arsenicosum D6
  3-mal täglich 2–3 Tabletten.
  Erbrechen bei Ausscheidungsgastritis infolge gestörter renaler Elimination
  und Wasseransammlungen.

Schwangerschaftskopfschmerzen

- Nr. 3 Ferrum phosphoricum D12
  Anfangs stündlich 3 Tabletten, dann 3- bis 5-mal täglich 3–5 Tabletten.
  Kongestionen der Kopfgefäße.
- Nr. 6 Kalium sulfuricum D6
  3-mal täglich 3–5 Tabletten.
  Hepatogen bedingte Kopfschmerzen bei Sauerstoffmangel und schwanger-
  schaftsbedingten Leberfunktionsstörungen.
- Nr. 10 Natrium sulfuricum D6
  3-mal täglich 3–5 Tabletten, später vor- und nachmittags je 3–4 Tabletten.
  Reguliert Stauungszustände im Bereich von Leber/Galle, Pankreas und
  Magen.

Schwangerschaftsstreifen

- Nr. 1 Calcium fluoratum D6
  3-mal täglich 3–5 Tabletten, später morgens 3–5 Tabletten.
  Zur Straffung der Bänder, zur Vermeidung von Schwangerschaftsstreifen
  durch Verbesserung der bradytrophen Gewebe.
- Nr. 11 Silicea D6
  3-mal täglich 3–5 Tabletten, später abends 3–5 Tabletten.
  Zur Verbesserung des bindegewebigen Turgors und der mesenchymalen Kraft.

Senkungsbeschwerden

- Nr. 1 Calcium fluoratum D6
  3-mal täglich 3–5 Tabletten, später morgens 3–5 Tabletten.
  Verbessert die Kraft erschlaffter Bänder.
- Nr. 3 Ferrum phosphoricum D3/6
  3-mal täglich 3–5 Tabletten.
  Zur Tonussteigerung der Muskulatur.
- Nr. 11 Silicea D6
  3-mal täglich 3–5 Tabletten, später abends 3–5 Tabletten.
  Zur Verbesserung des bindegewebigen Turgors und der mesenchymalen Kraft.

Sodbrennen in der Schwangerschaft

Siehe auch Refluxkrankheit (S. 188).

- Nr. 9 Natrium phosphoricum D6
  3-mal täglich 3–5 Tabletten, später vor- und nachmittags je 3–4 Tabletten.
  Basistherapeutikum beim Sodbrennen. Druckminderung durch Abbau der Säuren.

Wassereinlagerungen

- Nr. 8 Natrium chloratum D12
  3-mal täglich 3–5 Tabletten, später vor- und nachmittags je 3–4 Tabletten.
  Übermäßige Wasseransammlung im Interstitium.
- Nr. 10 Natrium sulfuricum D6
  3-mal täglich 3–5 Tabletten, später vor- und nachmittags je 3–4 Tabletten.
  Zur Anregung der renalen Elimination; bringt überschüssiges Wasser zur Ausscheidung.

Stoffwechsel/Grundfunktionen

Assimilatorische Grundfunktion

- Nr. 2 Calcium phosphoricum D6
  3-mal täglich 3–5 Tabletten, später morgens 3–5 Tabletten.
  Verbesserung des Anabolismus durch Bremsung übersteigerter Dissimilation.
- Nr. 8 Natrium chloratum D6
  3-mal täglich 3–5 Tabletten, später vor- und nachmittags je 3–4 Tabletten.
  Anabolikum. Verbesserung der aktiven Verdauungsprozesse, der Kochungen.
- Nr. 11 Silicea D6
  3-mal täglich 3–5 Tabletten, später abends 3–5 Tabletten.
  Skrofulöse Nutritionsstörungen; verbessert die Absorption von Mineralien,
  Vitaminen und Spurenelementen.

Dissimilatorische Grundfunktion

- Nr. 2 Calcium phosphoricum D6
  3-mal täglich 3–5 Tabletten, später morgens 3–5 Tabletten.
  Dämpft übersteigerte dissimilatorische Stoffwechselprozesse.
- Nr. 3 Ferrum phosphoricum D3/6
  3-mal täglich 3–5 Tabletten.
  Dient der Sauerstoffübertragung und der oxydativen Vorgänge.
- Nr. 18 Calcium sulfuratum D6
  3-mal täglich 2–3 Tabletten.
  Stark übersteigerte Verbrennungsprozesse mit Gewichtsverlust.

Eiweißstoffwechsel

- Nr. 2 Calcium phosphoricum D6
  3-mal täglich 3–5 Tabletten, später morgens 3–5 Tabletten.
  Wirkt auf den Eiweißaufbau in den Zellen und die Zellneubildung.
- Nr. 9 Natrium phosphoricum D6
  3-mal täglich 3–5 Tabletten, später vor- und nachmittags je 3–4 Tabletten.
  Hat besondere Beziehungen zum Fett- und Eiweißstoffwechsel, und zwar
  im Bereich des Betriebs- wie des Intermediärstoffwechsels.
- Nr. 11 Silicea D6

3-mal täglich 3–5 Tabletten, später abends 3–5 Tabletten.
Beziehungen zur Verbindung zwischen Eiweißstrukturen und Wasser; erhält den physiologischen Turgor.

- Nr. 16 Lithium chloratum D6
3-mal täglich 2–3 Tabletten.
Störungen des Eiweißstoffwechsels und seiner kolloidalen Beschaffenheit in Hinsicht auf den Wasserhaushalt.

Elastische Grundfunktion

- Nr. 1 Calcium fluoratum D6
3-mal täglich 3–5 Tabletten, später morgens 3–5 Tabletten.
Wirkt auf die Elastizität, das Quellvermögen und die Spannung der elastischen und kollagenen Fasern im Bindegewebe.
- Nr. 10 Natrium sulfuricum D6
3-mal täglich 3–5 Tabletten, später vor- und nachmittags je 3–4 Tabletten.
Elastizitätsbedinger. Erhaltung der Elastizität durch Bewahrung der Feuchtigkeit. Verminderung von Wasserüberschuss.
- Nr. 11 Silicea D6
3-mal täglich 3–5 Tabletten, später abends 3–5 Tabletten.
Beziehungen zur Verbindung zwischen Eiweißstrukturen und Wasser; erhält den physiologischen Turgor.

Fettstoffwechsel

- Nr. 9 Natrium phosphoricum D6
3-mal täglich 3–5 Tabletten, später vor- und nachmittags je 3–4 Tabletten.
Aktivator und Regulator im Fett- und Eiweißstoffwechsel.
- Nr. 4 Kalium chloratum D3/6
3-mal täglich 3–5 Tabletten.
Regulierung des Fettstoffwechsels durch Regulierung der gallensauren Salze und deren Ausschüttung; Ärgersymptomatik.
- Nr. 6 Kalium sulfuricum D6
3-mal täglich 3–5 Tabletten.
Regulierung des Fettstoffwechsels durch Regulierung der Gallebildung. Verbesserung der Fettverdauung und der Mizellenbildung.
- Nr. 7 Magnesium phosphoricum D6

3-mal täglich 3–5 Tabletten, später abends 10 Tabletten in heißem Wasser
lösen und schluckweise trinken lassen.
Dämpft Hypercholesterinämie und Hypertriglyzeridämie durch Beeinflussung des Stressmechanismus und der Zellatmung.

Eliminatorische Grundfunktion

- Nr. 9 Natrium phosphoricum D6
  3-mal täglich 3–5 Tabletten, später vor- und nachmittags je 3–4 Tabletten.
  Hält Säuren in Lösung und verbessert dadurch die Ausscheidungs-
  möglichkeit.
- Nr. 10 Natrium sulfuricum D6
  3-mal täglich 3–5 Tabletten, später vor- und nachmittags je 3–4 Tabletten.
  Regt alle Eliminationen an.
- Nr. 11 Silicea D6
  3-mal täglich 3–5 Tabletten, später abends 3–5 Tabletten.
  Zur Lösung von Säuren; „kanalisiert" das Bindegewebe.
- Nr. 23 Natrium bicarbonicum D6
  3-mal täglich 3–5 Tabletten.
  Zur Regulierung des Säure-Basen-Haushaltes.

Kalorische Grundfunktion

- Nr. 3 Ferrum phosphoricum D3
  3-mal täglich 3–5 Tabletten.
  Steigert Tonus und Verbrennung.
- Nr. 6 Kalium sulfuricum D6
  3-mal täglich 3–5 Tabletten.
  Verbessert die Sauerstoffutilisation; bei venöser Dyskrasie.
- Nr. 11 Silicea D6
  3-mal täglich 3–5 Tabletten, später abends 3–5 Tabletten.
  Regt wärmebildende Prozesse an.

Kristallose, Gicht

- Nr. 8 Natrium chloratum D6
  3-mal täglich 3–5 Tabletten, später vor- und nachmittags je 3–4 Tabletten.
  Zur Befeuchtung bei Kristallose; verbessert die aktuelle Feuchtigkeit.
- Nr. 9 Natrium phosphoricum D6
  3-mal täglich 3–5 Tabletten, später vor- und nachmittags je 3–4 Tabletten.
  Hält Säuren in Lösung.
- Nr. 10 Natrium sulfuricum D6
  3-mal täglich 3–5 Tabletten, später vor- und nachmittags je 3–4 Tabletten.
  Bringt Säuren zur Ausscheidung.
- Nr. 11 Silicea D6
  3-mal täglich 3–5 Tabletten, später abends 3–5 Tabletten.
  Löst Säuren und verbessert den Turgor des mesenchymalen Gewebes.
- Nr. 16 Lithium chloratum D6
  3-mal täglich 2–3 Tabletten.
  Reguliert den Säure-Basen-Haushalt; zur Unterstützung von Nr. 9 Natrium phosphoricum und Nr. 11 Silicea.

Schärfen

Siehe auch Juckreiz (S. 196).

- Nr. 9 Natrium phosphoricum D6
  3-mal täglich 3–5 Tabletten, später vor- und nachmittags je 3–4 Tabletten.
  Zur Verminderung von sauren Schärfen.
- Nr. 10 Natrium sulfuricum D6
  3-mal täglich 3–5 Tabletten, später vor- und nachmittags je 3–4 Tabletten.
  Zur Ausscheidung von Schärfen.
- Nr. 16 Lithium chloratum D6
  3-mal täglich 2–3 Tabletten.
  Hält Schärfen in Lösung; zur Unterstützung von Nr. 9 Natrium phosphoricum und Nr. 10 Natrium sulfuricum.

Zuckerstoffwechsel

- Nr. 9 Natrium phosphoricum D6
  3-mal täglich 3–5 Tabletten, später vor- und nachmittags je 3–4 Tabletten.
  Trias Gicht, Fettsucht, Diabetes.
- Nr. 10 Natrium sulfuricum D6
  3-mal täglich 3–5 Tabletten, später vor- und nachmittags je 3–4 Tabletten.
  In- und exkretorische Pankreasstörungen.
- Nr. 11 Silicea D6
  3-mal täglich 3–5 Tabletten, später abends 3–5 Tabletten.
  Zur Regulierung des Kieselsäuremankos bei Diabetes.
- Nr. 21 Zincum chloratum D6
  3-mal täglich 2–3 Tabletten.
  Katalytische Wirkung bei der Insulinproduktion.

Traumen

Bluterguss

- Nr. 3 Ferrum phosphoricum D12
  Anfangs stündlich 2–3 Tabletten, später 3- bis 5-mal täglich 3–5 Tabletten.
  Akute Entzündung und Blutstockung. Frische Blutergüsse.
- Nr. 4 Kalium chloratum D3/6
  3- bis 5-mal täglich 3–5 Tabletten.
  Hält Fibrin in Lösung.
- Nr. 11 Silicea D12/6
  3-mal täglich 3–5 Tabletten, später abends 3–5 Tabletten.
  Zur Resorption alter Blutergüsse.

Frakturen

- Nr. 3 Ferrum phosphoricum D12
  Anfangs stündlich 2–3 Tabletten, später 3- bis 5-mal täglich 3–5 Tabletten.
  Akute Entzündungen und Verletzungen.
- Nr. 2 Calcium phosphoricum D6
  3-mal täglich 3–5 Tabletten, später morgens 3–5 Tabletten.

Zur Verbesserung der Kallusbildung; Strukturerhaltung der Knochen. Gut im Wechsel mit Nr. 1 Calcium fluoratum.
- Nr. 1 Calcium fluoratum D6
3-mal täglich 3–5 Tabletten, später morgens 3–5 Tabletten.
Festigt die Knochenstruktur und Nutrition. Gut im Wechsel mit Nr. 2 Calcium phosphoricum.

Narben

- Nr. 1 Calcium fluoratum D6
3-mal täglich 3–5 Tabletten, später morgens 3–5 Tabletten.
Zur Erweichung von Narbengewebe und Befeuchtung kollagener Fasern.
- Nr. 11 Silicea D6
3-mal täglich 3–5 Tabletten, später abends 3–5 Tabletten.
Vermehrt die Vitalität von Narbengewebe.

Prellungen

- Nr. 3 Ferrum phosphoricum D12
Anfangs stündlich 2–3 Tabletten, später 3- bis 5-mal täglich 3–5 Tabletten.
Akute Entzündungen und Verletzungen.
- Nr. 5 Kalium phosphoricum D6
3-mal täglich 3–5 Tabletten.
Traumatische Läsion der Nerven.
- Nr. 4 Kalium chloratum D3/6
3-mal täglich 3–5 Tabletten.
Hält Fibrin in Lösung.
- Nr. 10 Natrium sulfuricum D6
3-mal täglich 3–5 Tabletten, später vor- und nachmittags je 3–5 Tabletten.
Traumatische Schwellungen.

Schädel-Hirn-Trauma

- Nr. 3 Ferrum phosphoricum D12
Anfangs stündlich 2–3 Tabletten, später 2- bis 5-mal täglich 3–5 Tabletten.
Zur Beeinflussung der Gefäßreaktion nach dem Rickerschen Stufengesetz.
Antikongestiv.

- Nr. 5 Kalium phosphoricum D12/6
  3-mal täglich 3–5 Tabletten.
  Traumatische Läsion der Nerven.
- Nr. 10 Natrium sulfuricum D6
  3-mal täglich 3–5 Tabletten, später vor- und nachmittags je 3–5 Tabletten.
  Zur Verminderung von Schwellungszuständen.
- Nr. 11 Silicea D6
  3-mal täglich 3–5 Tabletten, später abends 3–5 Tabletten.
  Alte Traumen.
- Nr. 21 Zincum chloratum D6
  3-mal täglich 2–4 Tabletten.
  Alle nervösen Erscheinungen mit Schmerzen.

Verbrennungen

- Nr. 3 Ferrum phosphoricum D12
  Anfangs stündlich 2–3 Tabletten, später 3- bis 5-mal täglich 3–5 Tabletten.
  Erstes Entzündungsstadium; akute Traumen. Hochrote, brennende Schwellungen. Verbrennungen ersten Grades.
- Nr. 2 Calcium phosphoricum D6
  3-mal täglich 3–5 Tabletten, später morgens 3–5 Tabletten.
  Sero-albuminöse Blasenbildung. Zur Abdichtung.
- Nr. 4 Kalium chloratum D3/6
  3-mal täglich 3–5 Tabletten.
  Verbrennungen zweiten Grades mit Blasenbildung.

Verrenkungen/Verstauchungen

- Nr. 3 Ferrum phosphoricum D12
  Anfangs stündlich 2–3 Tabletten, später 3- bis 5-mal täglich 3–5 Tabletten.
  Akute Entzündungen und Traumen.
- Nr. 1 Calcium fluoratum D6/3
  3-mal täglich 3–5 Tabletten, später morgens 3–5 Tabletten.
  Zur Festigung der Bänder.
- Nr. 11 Silicea D12/6
  3-mal täglich 3–5 Tabletten, später abends 3–5 Tabletten.
  Alte Ergüsse von Schleimbeuteln und Gelenken.

Wunden

- Nr. 3 Ferrum phosphoricum D12
  Anfangs stündlich 2–3 Tabletten, später 3- bis 5-mal täglich 3–5 Tabletten.
  Akute Entzündungen und Traumen. Blutstillung.
- Nr. 4 Kalium chloratum D3/6
  3-mal täglich 3–5 Tabletten.
  Zur Verhinderung von fibrinösen Verklebungen und zur Förderung der
  Wundheilung.
- Nr. 6 Kalium sulfuricum D6
  3-mal täglich 3–5 Tabletten.
  Verhinderung von Wundeiterungen. Förderung der Wundheilung.
- Nr. 11 Silicea D12/6
  3-mal täglich 3–5 Tabletten, später abends 3–5 Tabletten.
  Zur Bildung von Granulationsgewebe und Phagozytose.

Urogenitaltrakt

Adnexitis

- Nr. 3 Ferrum phosphoricum D12
  Anfangs stündlich 2–3 Tabletten, später 3- bis 5-mal täglich 3–5 Tabletten.
  Erstes Entzündungsstadium; akute Katarrhe und Entzündungen.
- Nr. 4 Kalium chloratum D6
  3-mal täglich 3–5 Tabletten.
  Zweites Entzündungsstadium; fibrinöse Katarrhe.
- Nr. 7 Magnesium phosphoricum D6
  3-mal täglich 3–5 Tabletten, später abends 10 Tabletten in heißem Wasser
  lösen und schluckweise trinken lassen.
  Verhinderung von krampfartigen Schmerzzuständen und nervöser Über-
  empfindlichkeit.

Bettnässen

- Nr. 5 Kalium phosphoricum D6
  3-mal täglich 3–5 Tabletten.
  Verbessert die Kontrolle des Blasensphinkters. Reizblase.
- Nr. 10 Natrium sulfuricum D6
  3-mal täglich 3–5 Tabletten, später vor- und nachmittags je 3–5 Tabletten.
  Alle organischen und funktionelle Störungen der Harnwege. Reizungen
  der ableitenden Harnwege durch Schärfen.
- Nr. 11 Silicea D6
  3-mal täglich 3–5 Tabletten, später abends 3–5 Tabletten.
  Reizblase, insbesondere durch harnsaure Schärfen.
- Nr. 14 Kalium bromatum D6
  3-mal täglich 3–5 Tabletten.
  Zur Regulierung der Sensibilität des Sphinkters. Blasenschwäche bei älteren Menschen. Enuresis nocturna.

Glomerulonephritis

- Nr. 3 Ferrum phosphoricum D12
  Anfangs stündlich 2–3 Tabletten, später 3- bis 5-mal täglich 3–5 Tabletten.
  Erstes Entzündungsstadium; akute Katarrhe und Entzündungen.
- Nr. 2 Calcium phosphoricum D6
  3-mal täglich 3–5 Tabletten, später morgens 3–5 Tabletten.
  Reguliert die Funktion der Zellmembranen; Abdichtung der Membranen
  im uropoetischen Apparat.
- Nr. 10 Natrium sulfuricum D6
  3-mal täglich 3–5 Tabletten, später vor- und nachmittags je 3–5 Tabletten.
  Basistherapeutikum. Zur Erhaltung des Energiemechanismus der Nieren.
- Nr. 11 Silicea D12/6
  3-mal täglich 3–5 Tabletten, später abends 3–5 Tabletten.
  Chronisch-proliferative Krankheitsphasen.
- Nr. 13 Kalium arsenicosum D6
  3-mal täglich 3–5 Tabletten.
  Chronische und chronisch-degenerative Nierenerkrankungen. Renale
  Hypertonie.

Harninkontinenz

- Nr. 10 Natrium sulfuricum D6
  3-mal täglich 3–5 Tabletten, später vor- und nachmittags je 3–5 Tabletten.
  Alle organischen und funktionelle Störungen der Harnwege. Reizungen
  der ableitenden Harnwege durch Schärfen.
- Nr. 9 Natrium phosphoricum D6
  3-mal täglich 3–5 Tabletten, später vor- und nachmittags je 3–5 Tabletten.
  Reizungen der ableitenden Harnwege durch übermäßigen Säureanfall.
- Nr. 5 Kalium phosphoricum D6
  3-mal täglich 3–5 Tabletten.
  Reizblase.
- Nr. 1 Calcium fluoratum D6/3
  3-mal täglich 3–5 Tabletten, später morgens 3–5 Tabletten.
  Kräftigung der glatten Muskulatur der Blase.
- Nr. 11 Silicea D6
  3-mal täglich 3–5 Tabletten, später abends 3–5 Tabletten.
  Blasenschwäche durch Kälteeinwirkung und Bindegewebsschwäche.

Harnverhaltung

Grundkrankheiten sind zu beachten!
- Nr. 10 Natrium sulfuricum D6
  3-mal täglich 3–5 Tabletten, später vor- und nachmittags je 3–5 Tabletten.
  Basistherapeutikum. Anregung der Absonderungen.
- Nr. 5 Kalium phosphoricum D6
  Anfangs stündlich 2–3 Tabletten, später 3- bis 5-mal täglich 3–5 Tabletten.
  Zur nervalen Umstimmung des Entleerungsmechanismus der Blase.
- Nr. 3 Ferrum phosphoricum D6/3
  Anfangs stündlich 2–3 Tabletten, später 3- bis 5-mal täglich 3–5 Tabletten.
  Tonusverbesserung der Blasenmuskulatur und des Sphinkters.
- Nr. 7 Magnesium phosphoricum D6
  Anfangs stündlich 2–3 Tabletten, später 3- bis 5-mal täglich 3–5 Tabletten.
  Spasmolytikum.

Pyelonephritis

- Nr. 3 Ferrum phosphoricum D12
  Anfangs stündlich 2–3 Tabletten, später 3- bis 5-mal täglich 3–5 Tabletten.
  Erstes Entzündungsstadium; akute Katarrhe und Entzündungen.
- Nr. 4 Kalium chloratum D6
  3-mal täglich 3–5 Tabletten.
  Zweites Entzündungsstadium; fibrinöse und schleimige Katarrhe.
- Nr. 10 Natrium sulfuricum D6
  3-mal täglich 3–5 Tabletten, später vor- und nachmittags je 3–5 Tabletten.
  Entzündliche Reizungen durch Schärfen. Basistherapeutikum.

Steinleiden

- Nr. 9 Natrium phosphoricum D6
  3-mal täglich 3–5 Tabletten, später vor- und nachmittags je 3–5 Tabletten.
  Hält Säuren in Lösung; antikristallotische Wirkung. Verbessert die Schutzkolloidbildung der Schleimhäute. Gut im Wechsel mit Nr. 10 Natrium sulfuricum.
- Nr. 10 Natrium sulfuricum D6
  3-mal täglich 3–5 Tabletten, später vor- und nachmittags je 3–5 Tabletten.
  Gut im Wechsel mit Nr. 9 Natrium phosphoricum.
  Verbessert den Zustand der Kristallose durch Regulierung des Wasserhaushaltes.
- Nr. 16 Lithium chloratum D6
  3-mal täglich 2–3 Tabletten.
  Antikristallotische Wirkung. Verhindert Säureablagerungen. Unterstützt
  die Schutzkolloidbildung der Schleimhäute.
- Nr. 7 Magnesium phosphoricum D6
  3-mal täglich 3–5 Tabletten, später abends 10 Tabletten in heißem Wasser
  lösen und schluckweise trinken lassen.
  Spasmolytikum. Verhindert Reizungen der Schleimhäute durch kristalline
  Stoffe.

Zystitis

- Nr. 3 Ferrum phosphoricum D12
  Anfangs stündlich 2–3 Tabletten, später 3- bis 5-mal täglich 3–5 Tabletten.
  Erstes Entzündungsstadium; akute Katarrhe und Entzündungen.
- Nr. 4 Kalium chloratum D6
  3-mal täglich 3–5 Tabletten.
  Zweites Entzündungsstadium; fibrinöse und schleimige Katarrhe.
- Nr. 10 Natrium sulfuricum D6
  3-mal täglich 3–5 Tabletten, später vor- und nachmittags je 3–5 Tabletten.
  Entzündliche Reizungen durch Schärfen. Basistherapeutikum.
- Nr. 8 Natrium chloratum D6
  3-mal täglich 3–5 Tabletten, später vor- und nachmittags je 3–5 Tabletten.
  Akute wässrige Entzündungsphase. Blasser Harn. Häufiger Harndrang.

Anhang

Literaturverzeichnis

Broy, Joachim: Die Biochemie nach Dr. Schüßler. Foitzick Verlag, München, 2. Aufl. 1995

Broy, Joachim: Ergänzungsmittel zur Mineralstofftherapie nach Dr. Schüßler. Foitzick Verlag, München, 2000.

Broy, Joachim: Die Konstitution. Humorale Diagnostik und Therapie. Foitzick Verlag, München, 2. Aufl. 1992.

Broy, Joachim: Repertorium der Irisdiagnose. Foitzick Verlag, München, 3. Aufl. 2003.

Buddecke, Eckhart: Pathobiochemie. Ein Lehrbuch für Studierende und Ärzte. Walter de Gruyter Verlag, Berlin – New York, 1978.

Deters, Hermann: Handbuch der Dr. Schüsslerschen Biochemie. Die Dr. Schüsslersche Biochemie, eine wissenschaftliche Ionen-, Reiz-, Konstitutions- und Nährsalzlehre. Verlag Dr. Madaus & Co, Radeburg, 1926.

Feichtinger, Dr. med. senior Paul: Handbuch und Leitfaden der Biochemie. Anleitung zur biochemischen Behandlung. Dr. Willmar Schwabe Verlag, Leipzig, 2. Aufl. 1929.

Jaedicke, Dr. A. E.: Dr. Schüßlers Biochemie. Eine Volksheilweise. Ratgeber in gesunden und kranken Tagen. Alwin Fröhlich Verlag, Bad Vilbel, 11. Aufl. 1981.

Kirchmann, Dr. K.: Biochemie Lexikon nach Dr. Schüßler. Ein Lehr- und Verordnungsbuch. Ruth Mertens Verlag, Hamburg, 2. Aufl. 1976.

Kirchmann, Dr. K.: Biochemie Lexikon nach Dr. Schüßler. Ein Lehr- und Verordnungsbuch der biochemischen Heilmethode. Ruth Mertens Verlag, Seevetal, 3. Aufl. 1983.

Klien, Dr. Paul: Dr. med. J. Schneider's Biochemischer Hausarzt. Die Behandlung der Krankheiten nach den Grundsätzen der Biochemie und der Hygiene. Dr. Willmar Schwabe Verlag, Leipzig, 6. Aufl. 1925.

Lindemann, Günther: Dr. med. Wilhelm Heinrich Schüßler. Sein Leben und Werk. Isensee Verlag, Oldenburg, 1992.

Mener, U.: Die Biochemie Dr. med. Schüßler und ihre Anwendung in Krankheitsfällen. Ein Haus- und Familienarzt. Selbstverlag des Verfassers, Oldenburg, 9. Aufl. 1921.

Polonovski, Michel: Medizinische Biochemie. Karl F. Haug Verlag, Berlin-Saulgau (Württ.), 5. Aufl. 1951.

Pschyrembel, Willibald: Klinisches Wörterbuch. Walter de Gruyter, Berlin – New York, 259. Aufl. 2002

Schöpwinkel, D.: Die Biochemie als Weltgesetz. Eine solar-biochemische Konstitutions-Lehre und ihre wissenschaftliche Begründung. Karl Fabri Verlag, Mülheim-Ruhr-Saar, 1924.

Schöpwinkel, D.: Polar-Biochemie. Ein Leitfaden für den Praktiker. Galmeda GmbH, Düsseldorf, 1957.

Schüßler, Dr. med. Heinrich Wilhelm: Eine abgekürzte Therapie. Anleitung zur biochemischen Behandlung der Krankheiten. Schulzesche Hof-Buchhandlung und Hof-Buchdruckerei, Oldenburg und Leipzig, 25. Aufl. 1898.

Schüßler, Dr. med. Heinrich Wilhelm: Eine abgekürzte Therapie. Anleitung zur biochemischen Behandlung der Krankheiten. Schulzesche Verlagsbuchhandlung Rudolf Schwarz, Oldenburg, 57. Aufl. 1933.

Schulz, Prof. Hugo, Geh. Med.-Rat in Greifswald: Vorlesungen über Wirkung und Anwendung der unorganischen Arzneistoffe. Karl F. Haug Verlag, Ulm-Donau, 5. Aufl.

Verschiedene Autoren: Biochemische Monatsblätter. Dr. Willmar Schwabe Verlag, Leipzig, 1928–1931.

Vortragsmanuskripte der Galmeda GmbH: Düsseldorf, 1955.

Glossar

Querverweise innerhalb des Glossars sind mit → *Stichwort* gekennzeichnet. Bei zusammengesetzten Begriffen zeigt der Pfeil auf das Stichwort, unter dem die Erklärung im Glossar zu finden ist (z. B. *kalorische* → *Grundfunktion*).

Abdomen: Bauchraum, speziell Oberbauch.

Abdominalbeschwerden: Allgemeine Beschwerden im Bauchraum, wie z. B. Übelkeit, Druckgefühl, Schmerzen, Blähungen usw.

Abdunkelung: Iridologisches Zeichen für Unterreizung und Sauerstoffmangel; als *dunkle* → *Wolke* Zeichen für → *Stockungen* des Blutes und chronische Katarrhe.

Abdunkelung der ersten Region: Abdunkelung der aktiven Nerven- und Schleimhautregion. In dieser → *Region* werden die vom vegetativen System ausgelösten Impulse informationell auf die körperlichen Funktionen übertragen; hierbei spielt das → *Tonus*geschehen eine große Rolle. Die tonischen Funktionen werden wiederum vom Magen auf die übrigen Teile weitergegeben. Demzufolge wird hier die Funktionslage der dem aktiven Verdauungsprozess angehörigen Organe erkennbar. Die Abdunkelung dieser Region spricht im Allgemeinen für Unterreizung dieser Tätigkeiten.

Abdunkelung der sechsten Region: Abdunkelung der so genannten Haut- oder mesenchymalen Region. Aus dieser → *Region* bildet sich das Bindegewebe der Iris. Hier repräsentiert sich die Haut als das größte Bindegewebslager und als größtes Ausscheidungsorgan; daher wird diese Region als Eliminationsregion für den ganzen Organismus betrachtet. Abdunkelungen in dieser Region sprechen für zu geringes Vorhandensein von Ausscheidungsenergie, die ihrerseits eine Abhängigkeit von der Blutqualität besitzt; denn nach naturheilkundlicher Auffassung ist das Blut Träger der Lebensenergie. Herabgesetzte Ausscheidungsenergie bedeutet herabgesetzte Blutqualität; daher wird die abgedunkelte sechste Region auch nach Felke „Blutarmutsring" genannt.

Absorbierend: Aufsaugend, in der Regel bezogen auf die Funktion der so genannten aufsaugenden Gefäße, wie im Lymph- und Venensystem oder im System der Schleimhäute und serösen Häute.

Absorption: Aufsaugung von festen und flüssigen Substanzen.

Abszess: Eiteransammlung in nicht vorgebildeten Höhlen.

ADP-ATP-Mechanismus: Mechanismus im → *Intermediärstoffwechsel* mit dem Ziel der Speicherung und Freisetzung von Energie.

Adynamie: Stark verminderte Kraft mit deutlicher Herabsetzung der Selbstheilungskräfte des Organismus.

Affektion: Betroffensein eines Organs oder Systems. Konsensuelle, antagonistische oder vikariiernde Begleitreaktion.

Ärgerlinie: Iridologisches Zeichen unterschiedlicher Architektur der Irisfasern im Bereich des Herzsektors. Je nach Aussehen Hinweis auf Störungen des Neuro-, Myo- oder Lymphokards.

Akanthose: Verdickung der Stachelzellschicht der Haut.

Akne: Talgdrüsenstörung der Haut mit Neigung zu Entzündung, Eiterung und Vernarbung aus unterschiedlichen Ursachen.

Albuminurie: Krankhafte Eiweißausscheidung durch die Nieren.

Alopecia areata: Kreisrunder Haarausfall durch unterschiedliche Erkrankungen verursacht.

Alterspupille: Engpupille, im Alter physiologisch.

Amyloid: Pathologischer Eiweißkörper (Dysproteinämie). Siehe auch *amyloide → Degeneration.*

Anabolismus: Erster Teil der Energietransformation (Assimilation – Dissimilation – Elimination) im *→ Intermediärstoffwechsel.* Damit verbunden ist die Zufuhr von Nährstoffen und Sauerstoff zur Aufrechterhaltung der Zell- und Gewebsstruktur.

Anabolikum: Mittel zur Förderung des *→ Anabolismus.*

Anämie: Unterschiedlich bedingte Blutarmut und herabgesetzte Blutqualität; Verminderung der *plastischen Kraft des → Blutes.*

– Periphere Anämie: Anämischer Zustand im Bereich der *→ Endstrombahn.*

Anämiering: Iridologische Bezeichnung nach Felke für die Abdunkelung/Graufärbung der *sechsten → Region* (= Eliminationsregion). Für diesen Fall spricht man bei der Ziliarrandregion auch von Haut/Schorfring oder Melancholikerring. Die Abdunkelung bzw. auch Verbreiterung der sechsten Region steht bedeutungsdiagnostisch für: Energiearmut, Verminderung der *→ Elimination, seröse → Dyskrasie,* Verminderung der *plastischen Kraft des → Blutes (→ Anämiesyndrom)* sowie der Herabstimmung dissimilatorischer Prozesse und damit einer allgemeinen Verminderung der Lebenskraft. Die dabei bestehende Zunahme von Stoffwechselendprodukten und Überschussstoffen, die nach naturheilkundlicher Auffassung in den Bereich der Schwarzgalle gerechnet werden, bewirken eine Herabstimmung der Gemütsbewegungen im Sinne der Melancholie.

Anämiesyndrom: Anämieähnlich erscheinende Krankheitsbilder.

Anämischer Kopfschmerz: Durch Anämie bedingtes Kopfschmerzsyndrom.

Analfissuren: Einrisse in der Umgebung des Afters am Übergang von Haut und Schleimhaut.

Analprolaps: Vorfall des Analkanals.

Angelhakenmagen: Ererbter oder erworbener tonusarmer Hängemagen; Ptosis.

Angina: „Halsenge", Entzündung des Halslymphsystems mit Schleimhautschwellung.

Angina abdominalis: Leibschmerzen infolge von Durchblutungsstörungen in den Bauchgefäßen.

Angina pectoris: Schmerzhafte Erkrankung des Herzens durch Spasmen der Herzkranzgefäße.

– Angina pectoris nervosa: Nervös bedingte Angina pectoris.

Angiom: Gefäßgeschwulst.

Anschoppung: Vermehrte Ansammlung von Blut in den arteriellen Haargefäßen.

Antagonismus: Gegenreaktion entsprechend einer vikariierenden Reizantwort.

Antidegenerativ: Der Degeneration entgegenwirkend.

Antidyskrasisch: Der → *Dyskrasie* entgegenwirkend.

Antinekrotisch: Dem Gewebsuntergang entgegenwirkend.

Antiphlogistisch: Entzündungswidrig.

Antiproliferativ: Der Gewebsvermehrung entgegenwirkend.

Antithrombotisch: Der Thrombose entgegenwirkend.

Aphthen: Sehr schmerzhafte entzündliche, ulzeröse Entzündung der Mundschleimhaut; oft mit allergischer Beteiligung.

Aponeurose: Flächenhafte Sehne.

Appendix: Wurmfortsatz, Anhängsel des Blinddarmes.

Appendizitis: Entzündliche Erkrankung des Wurmfortsatzes.

Arcus lipoides und senilis: Iridologische Zeichen als Hinweis auf Störungen im Fettstoffwechsel mit Gefäßbeteiligung im Sinne von → *Atheromatose-* oder auch → *Arteriosklerose*neigung.

Arteriosklerose: Pathologische Verhärtung der Gefäße mit Kalkeinlagerung.

Arthritis: Entzündliche Erkrankung eines oder mehrerer Gelenke.

Arthritismus: Neigung zu entzündlichen Erkrankungen von Gelenken, einhergehend mit Schwellungen, insbesondere bedingt durch Harnsäure.

Arthrose: Gelenkerkrankung mit Degeneration des Gelenkknorpels.

Arthrosis deformans: Arthrose mit Deformation eines oder mehrerer Gelenke.

Assimilation: Erster Teil der Energietransformation (Assimilation – Dissimilation – Elimination) im → *Betriebs-* und → *Intermediärstoffwechsel* mit Spaltung, Aufnahme und Aneignung von Substanzen in körpereigenes Substrat; der Energiezufuhr dienend.

Asthenie: Verminderte Präsens von Lebensenergie, entweder allgemein oder lokal.

Asthma bronchiale: „Atemenge", Atemwegserkrankung mit Atemnot infolge von Verkrampfung und Verschleimung, bedingt durch unterschiedliche Auslöser.

Asthma nervosum: „Atemenge", Atemwegserkrankung mit Atemnot infolge von nervös bedingter Verkrampfung und Verschleimung.

Atheromatose: Fetteinlagerung in die Gefäßinnenwand mit Neigung zu Durchblutungsstörungen und → *Arteriosklerose.*

Atmungsfermente: Wichtige Enzyme, die den normalen Ablauf der Zellatmung gewährleisten.

Atmungskette: Enzymfunktion mit Sitz in den Mitochondrien zur Gewährleistung der aeroben Zellatmung im → *Intermediärstoffwechsel.*

Atonie: Verlust der Spannkraft in den festen Teilen.

Atrophie: Mangelhafte Gewebsernährung mit Funktionsminderung und Gewebsschwund.

Aufhellung der vierten Region: Die vierte Region entspricht der mittleren Ziliarzone, die synonym als Muskelregion oder nach Madaus/Flink als „Region der Lebensmotore" bezeichnet wird. Hier findet die größte Entfaltung elementaren Feuers statt sowie die zweite Phase der → *Energietransformation,* nämlich die der Dissimilation, statt. In diesem Bereich entsteht Stoffwechselenergie in Form von Speicherenergie, Arbeitsenergie und Wärme. Die Aufhellung dieser Region spricht im Allgemeinen für Überreizung der genannten Tätigkeiten.

Augenskrofulose: Skrofulöse Krankheitserscheinungen im Bereich der Augen (→ *Blepharokonjunktivitis*)

Ausgleichsfelder: Schleimhäute fungieren als Ausgleichsfelder für → *Stockungen* und Stauungen im Mesenchym sowie im Lymph- und Venensystem; sie reagieren in der Regel mit der Bildung von Katarrhen oder Entzündungen.

Ausscheidungsgastritis: Der Versuch des Organismus über einen Magenkatarrh saure Stoffwechselprodukte zu eliminieren (z. B. bei *harnsaurer* → *Diathese* oder Nierenfunktionsschwäche).

Ausscheidungskatarrh: Hierbei versucht der Organismus Stoffwechselprodukte, die nicht auf den natürlichen Wegen abgesondert werden können, über unterschiedliche Schleimhautareale in Form von Katarrhen (z. B. Diarrhö, Rhinitis) auszuscheiden.

Außenorganzeichen: Iridologisches Zeichen; halbmondförmige Verdunkelung in der sechsten Region, besonders im Bereich von schleimhauttragenden Organen, mit dem Hinweis auf Verminderung von Sekretion und → *Elimination.*

Autoimmunerkrankung: Autoaggressive Krankheitsreaktion.

Azidose: Übersäuerung, erhöhte Konzentration von Wasserstoffionen in der Säftemasse.

Babinski-Reflex: Bestreichen der äußeren Fußsohle bewirkt Dorsalflexion des Großzehs und Plantarflexion der übrigen Zehen; bei Kleinkindern bis spätestens zum zweiten Lebensjahr physiologisch, später pathologisch hinweisend auf neurologische Krankheitsbilder (Pyramidenbahnzeichen).

Bandkrause: Iridologisches Zeichen als Hinweis auf psychische, motorische und enzymatische Störungen.

Bauchhirn: Alte Bezeichnung für das gesamte Bauchnervensystem.

Bauchlymphe: Allgemeine Bezeichnung für das gesamte Lymphsystem im Bauchraum: Chylusgefäß, Lymphgänge, Peyer-Plaques, Cysterna chyli, Bauchteil des Ductus thoracicus (Milchbrustgang) sowie alle Drüsen der Submukosa.

Bauchlymphdrüsen: Sämtliche → *Lymphdrüsen* im Bauchraum.

Befeuchtung: Versorgung der Gewebe mit *aktueller* → *Feuchtigkeit.*

Begleitschatten: Iridologisches Zeichen. Pupillenwärts zentrale regionäre Verdunkelung der *ersten* → *Region* als Hinweis auf Nervenschwäche, Unterreizung und unzureichende Ausführung der ersten → *Kochung.*

Beschäftigungsneurose: Muskuläre Unruhe, vorwiegend der oberen Extremität (z. B. bei Rauchern).

Betriebsstoffwechsel: Bezeichnung für den Verdauungsvorgang, früher → *„Kochung"* genannt.

Bindegewebe, retikuläres: Aktives Folgegewebe nach dem embryonalen Mesenchym. Hauptsitz der Abwehr- und Reinigungsfunktion.

Blähungskoliken: Schmerzhafte Gasansammlungen im Bauch ohne Luftabgang.

Bleichsucht: Pubertäre Form der → *Anämie,* oft verbunden mit psychischen Auslösefaktoren.

Blepharitis: Lidrandentzündung, vorwiegend auf skrofulöser Grundlage.

Blepharokonjunktivitis: Bindehaut- und Lidrandentzündung, vorwiegend auf skrofulöser Grundlage.

Blut bildende Organe: Dazu gehört das Blut bereitende und Blut bildende System (Bauchorgane und Knochenmark).

Blut, plastische Kraft: Gesundes Blut als Träger der Lebenskraft mit der Fähigkeit zu adäquater → *Nutrition* der Organe und Systeme.

Blutverschleimung: Schleimige → *Dyskrasie* des Blutes.

Blutverwässerung: Unkräftiges Blut mit Verminderung von Kruor. Vermehrung der wässrigen Anteile.

Borkenrand: Iridologisches Zeichen. Unregelmäßig strukturierter, teilweise abgebauter Pupillensaum mit Verdickungen. Hinweis auf psycho-vegetative Labilität.

Bradytrophie: Verlangsamte Stoffwechselaktivität.

Bronchitis, asthmoide: Asthmaähnliche Entzündung der Bronchien.

Bündel und Büschel: Iridologische Zeichen aus zusammengesetzten Faserstrukturen (Büschel) bzw. mit Verschmierung und Verklebung (Bündel) als Hinweis auf akute und subakute nervöse und fibrinöse Reizungen der Gewebe.

Chlorose: → *Bleichsucht,* → *Blutverwässerung.*

Cholagoga: Galletreibende Arzneien.

Chloasma uterinum: Endokrin bedingte gelblich-bräunliche Verfärbung, besonders auf der Nase.

Consensus: Sympathische Mitreaktion eines Organes oder Systems bei → *Affektion* eines anderen Körperteiles (z. B.: Begleitgastritis bei Gallenwegserkrankungen).

– **Consensus morbosus:**   Pathologische sympathische Mitreaktion eines Teiles.

Darmgicht: Form der *viszeralen* → *Gicht* mit unterschiedlichen Beschwerden der Eingeweide.

Defektkeil: Iridologische Form von Keilzeichen mit → *Krypten* und → *Rarefikationen* im Irisstroma.

Degeneration, amyloide: Ablagerung von → *Amyloid* im Bindegewebe und in Gefäßen mit Störungen des Stoffaustausches und Neigung zu Degeneration der betroffenen Gewebe.

Degeneration, fettige: Als Folge der *trüben* → *Schwellung* entstehende degenerative Erkrankung von Zellen und Geweben mit Fetteinlagerung, insbesondere Entstehung pathologischer Lipoproteine.

Deposition: Ablagerung von metabolen Substanzen und Überschussstoffen im mesenchymalen Gewebe.

Dermatose, bullöse: Bläschenförmige Hauterkrankung.

Diarrhoea paradoxa: Auf der Grundlage einer Verstopfung beruhender Durchfall.

Diathese: Neigung bzw. Bereitschaft des Körpers zu bestimmten Reaktionsmechanismen.

– **Exsudative Diathese:**   Spezifische Krankheitsbereitschaft, auf unterschiedliche Reize immer in der gleichen Art und Weise, namentlich mit übermäßigen → *Exsudationen* an Haut und Schleimhäuten, zu reagieren.

– **Exsudativ-allergische Diathese:**   Spezifische Krankheitsbereitschaft, auf unterschiedliche Reize immer in der gleichen Art und Weise, namentlich exsudativ-allergisch, an Haut und Schleimhäuten zu reagieren.

– **Harnsaure Diathese:**   Krankheitsbereitschaft für Reaktionen, die mit vermehrter Produktion und/oder verminderter Ausscheidung von Harnsäure einhergehen; dabei erfolgt immer die gleiche Reaktion auf ganz unterschiedliche Reize.

– **Spasmophile Diathese:** Spezifische Krankheitsbereitschaft, auf unterschiedliche Reize immer in der gleichen Art und Weise, namentlich mit spastischen Erscheinungen, zu reagieren.

Dilaceratio (des Pupillensaums): Ausgefranster Pupillensaum als Hinweis auf herabgesetzte nervliche Widerstandskraft.

Dissimilation: Zweiter Teil der Energietransformation (Assimilation – Dissimilation – Elimination) im → *Betriebs-* und → *Intermediärstoffwechsel* mit Verbrennung sowie Energie- und Wärmegewinnung.

Door-stop-Phänomen: Einatmungsstopp bei Silikose.

Dunkellinien: Iridologisches Zeichen in Form radiärer Verdunkelungen als Hinweis auf einen Endzustand oder Neubeginn pathogenetischer Reihen.

Dyscholie: Veränderte Zusammensetzung der Gallenflüssigkeit.

Dyskinesien der Gallenwege: → *Tonus*schwankungen der Gallenwege.

Dyskrasie: Fehlerhafte Zusammensetzung der → *Kardinalsäfte* im Blut. Ausscheidungsstörungen der Stoffwechselorgane sind in der Lage solche Dyskrasien zu verursachen (z. B. renale Dyskrasie, gallige Dyskrasie etc.).

– **Abdominelle Dyskrasie:** Von Erkrankungen im Bauchraum ausgehende fehlerhafte Säftezusammensetzung.

– **Seröse Dyskrasie:** Fehlerhafte Säftezusammensetzung infolge von Auftreten seröser → *Schärfen.*

Eingesunkene Krausenzone und Iris: Dieses Iriszeichen steht im Allgemeinen für → *Tonus*mangel und Erschlaffungszustände.

Ektoderm: Embryologische Bezeichnung für das äußere Keimblatt, aus welchem sich insbesondere Parenchym-, Haut- und Nervengewebe bilden.

Ekzemflocken: Iridologisches Zeichen: Tophi im Bereich der Ziliarrandregion, welches für übermäßige Hautatmung spricht; häufig bei der *exsudativen* → *Diathese.*

Elimination: Dritter Teil der Energietransformation (Assimilation – Dissimilation – Elimination) im → *Betriebs-* und → *Intermediärstoffwechsel* mit dem Ziel der Ausscheidung von Stoffwechselendprodukten und Überschussstoffen.

Endstrombahn: Funktionseinheit von Arteriolen, Kapillaren und Venolen, die den Transit zwischen Gefäßen und Geweben gewährleistet.

Energietransformation: Energiestoffwechsel mit der Trias Assimilation – Dissimilation – Elimination.

Entzündung:

1. Entzündungsstadium: Stadium der aktiven → *Hyperämie.*

2. Entzündungsstadium: Stadium der → *Exsudation.*

3. Entzündungsstadium: Stadium der Proliferation.

Monozytär-lymphozytäre Überwindungsphase: Vermehrung von Monozyten und Lymphozyten im Blut am Ende der exsudativen und zu Beginn der proliferativen Phase der akuten Entzündung.

Eosinophile Heilphase: Vermehrtes Vorkommen von eosinophilen Granulozyten im Blut als Zeichen für Wiederherstellung (Restitution) oder Reparation einer abgelaufenen Entzündung.

Erethisch: Nervös-übererregbar.

Ermüdungsstoffe: Physiologische Substanzen, die sich im Übermaß in der Säftemasse befinden und Ermüdungserscheinungen unterschiedlichen Grades verursachen.

Erschöpfungspupille: Großpupille als Ausdruck von Erschöpfungszuständen, verbunden entweder mit sympathischer Stärke oder parasympathischer Schwäche.

Exsudation: Durch Reizung bedingter Austritt von Flüssigkeiten und Zellen aus Blut- und Lymphgefäßen.

Fasern, aberrate: Iridologisches Zeichen als Hinweis auf Störungen des Informationsflusses; gleichzeitig Zeichen für Bindegewebsschwäche.

Faserverwirrung: Iridologisches Zeichen: Faserunordnung mit Aufhebung der physiologischen radiären Faserstuktur auf dunklerem Grund. Endzeichen bei vorausgegangenen chronischen Erkrankungen und Anfangszeichen für Erkrankungen mit Stoffwechselentgleisung. Proliferationsphase einer Krankheit.

Fettleber: *Fettige* → *Degeneration* der Leberzellen.

Feuchtigkeit, aktuelle: Die in Blut und Säften vorhandene verwertbare und stoffwechselaktive Feuchtigkeit. Diese stammt aus dem → *Kardinalsaft* Schleim.

Fibrose: Erkrankung mit Vermehrung von kollagenen Fasern, die eine Einschränkung der Parenchymaktivität bedingt (z. B. Lungenfibrose; Leberfibrose als Vorstadium der Zirrhose).

Fieberzustand: *Allgemein:* In der traditionellen Heilkunde gilt jede funktionelle Übererregung eines Organs mit und ohne Erhöhung der Körpertemperatur als Fieberzustand (hyperkinetisches Syndrom); kennzeichnend dafür ist immer ein frequenter Puls. Die heutige Medizin versteht unter Fieberzustand lediglich die Erhöhung der Körpertemperatur mit Störungen des Allgemeinbefindens.

– Adynamischer Fieberzustand: Fieberzustand mit Schwäche und Hinfälligkeit; kennzeichnend dafür ist immer ein frequenter und leicht unterdrückbarer Puls.

– *Spezielle Fieberformen:* Nervenfieber, Faulfieber, Aids

Fokalrheuma: Herdbedingte rheumatische Reaktion.

Frostigkeit: Individuelle Störung der Wärmeregulation; Zustand vor Frösteln und Frieren.

Gastralgie: Magenerkrankungen mit Schmerzen.

Gastritis, atrophische: Magenschleimhautentzündung durch → *Atrophie.*

Gastroenteropathie, exsudative: Im Vorfeld eines Malabsorptionssyndroms auftretende übermäßige seröse → *Exsudation* an den Schleimhäuten des Magen-Darm-Traktes.

Gefäßdornenkrone: Iridologisches Zeichen: Randinjektion der Gefäße auf die Hornhaut. Zeichen von Allergie und Idiosynkrasie. Typisches Zeichen der allergischen und exsudativen → *Diathese.*

Gefäßerethismen: „Gefäßaufregung"; vermehrte Gefäßaktivität mit Blutandrang durch andere Grundkrankheiten.

Gefäßkopfschmerz: Kopfschmerz, der durch → *Gefäßerethismen* mit Blutandrang zum Kopf bedingt ist.

Gefäßspindel: Augendiagnostisches Zeichen als Hinweis auf spastische Gefäßzustände.

Gewebskohäsion: Zusammenhang und Zusammenhalt der Gewebe. Unter Kohäsion versteht man die Kraft, die in der Lage ist, Gewebsstrukturen im Normotonus (→ *Tonus*) zu halten und erhalten. Dies ist ein Zeichen der im ausreichenden Maße vorhandenen Lebenskraft sowie dem ausreichenden Maß im Zusammenwirken der → *Kardinalsäfte.*

Gewebsstimmung: Die Fähigkeit eines Gewebes oder auch des Gesamtorganismus, Reize aufzunehmen, sie adäquat zu registrieren und ebenso adäquat zu beantworten, wurde in früherer Zeit dem Begriff der Gewebsstimmung zugeordnet. Adäquate Reizregistrierung und -beantwortung obliegen zwei Kräften, der Sensibilität und Irritabilität. Die Alteration einer der beiden oder beider bedingt eine fehlerhafte Einschätzung sowohl der Reizstärke als auch der Reaktion auf den Reiz.

Gewebstrocknung: Verminderung der aktuellen Feuchtigkeit im Gewebe. → *Kristallose.*

Gewitterecken: Iridologisches Zeichen als Hinweis auf abdominelle und abdominell bedingte extraabdominelle Störungen.

Gicht, viszerale: Harnsäurebefall der inneren Teile.

Grundfunktion, kalorische: Die kalorische Grundfunktion beschreibt den jedem Organismus und jedem seiner Zellen eigenen Wärmehaushalt. Im → *Intermediärstoffwechsel* entsteht die Wärme in der katabolen Phase, im Gesamtorganismus hauptsächlich durch die regelrechten Funktionen von Herz, Leber und Skelettmuskulatur.

Haar, gekämmtes: Iridologisches Zeichen: in Gruppen auftretende gewellte Radiären, Untergrund wenig verdunkelt als Zeichen der herabgesetzten Gewebsresistenz. Früher: Tuberkulosezeichen nach Maubach.

Hautatmung: Naturheilkundliche Bezeichnung für die Perspiratio insensibilis (unmerkliches „Schwitzen"), welche ähnlich wie die Nierensekretion der Ausscheidung von verbrauchten Stoffen dient. Bei Unterdrückung der Hautatmung kommt es zur Entstehung von serösen → *Schärfen* bis hin zur *serösen* → *Dyskrasie.*

Hautkrampf: Verkrampfung der Hautmuskeln mit Verschluss der Poren und Unterdrückung der → *Hautatmung.*

Heberden-Knoten: Rheumatoide Verdickung der Fingerendgelenke (→ *Fibrose*).

Hepatolienales Syndrom: Galliges Krankheitssyndrom bei chronischer Leberstauung mit Milzbeteiligung. Im Vordergrund dabei stehen: Lebererschlaffung, Milzschwellung, dyspeptische Beschwerden, verminderte Harnausscheidung, Melancholie.

Von Deck beschriebene iridologische Zeichenkombination mit Zeichensetzungen im Leber- und Milzsektor sowie fleckenförmig oder in der humoralen Region auftretendes gelbliches bis ockerfarbenes Pigment. Schnabel erwähnt dieses Pigment als Gefahrenzeichen für eine Leberzirrhose.

Herzskelett: Bindegewebige Aufhängung für die Herzmuskulatur. Beim alten Menschen mit Altersherz hat diese Gewebsstruktur an Elastizität verloren.

Hügel, lipoide: Erhabene Sklera mit gelblicher Verfärbung mit dem Hinweis auf Störungen des Fettstoffwechsels und entsprechenden Störungen der Leber-Galle-Funktion.

Humoralpathologie: Aus der Elementen- und Säftelehre stammendes physiopathologisches Denkmodell der Naturheilkunde. Grundlage der → *Dyskrasie*lehre.

Hyperkinetisches Syndrom: Überreizungszustand eines Systems durch vermehrte Schwingung elementaren Feuers mit erhöhter funktioneller Aktivität, auch schon im Ruhezustand; dabei besteht meist ein frequenter, tachykarder Puls. In früherer Zeit als „Fieber" bezeichnet (auch ohne erhöhte Körpertemperatur; → *Fieberzustand*).

Hypoplasie: Funktionelle und organische Reifestörung.

Hyperplasie: Gewebsvermehrung durch krank machende Reize.

Hypertrophie: Zell- und Gewebsverdickung als Reizhypertrophie durch physiologische und pathologische Reize.

Hypokinesie: Unterreizungszustand eines Systems durch verminderte Schwingung elementaren Feuers mit verminderter funktioneller Aktivität.

Dabei besteht meist ein verlangsamter, träger Puls. In früherer Zeit als Kälte-krankheit bezeichnet.

Insuffizienz, pluriglanduläre: Von Angerer so genanntes iridologisches Zeichen als Hinweis auf multiple Drüsenstörungen bis hin zur Insuffizienz.

Intermediärstoffwechsel: Zwischenstoffwechsel. Früher als dritte → *Kochung* bezeichnet.

Ionen: Atome/Moleküle mit positiver (Kation) oder negativer (Anion) Ladung.

Kalzium-Knötchen: → *Tophi*-Phänomen in der Augendiagnose. Kleine, weiße, scharf begrenzte Punkte mit zentraler Pigmentierung. Zeichen für Störungen von Nebenschilddrüsen und Kalziumhaushalt.

Kardinalsäfte: Begriff der → *Humoralpathologie;* die Kardinalsäfte (Blut, Schleim, Gelbgalle, Schwarzgalle) sind Träger elementarer Energien. Die physiologische Zusammensetzung und die → *Kohäsion* dieser Säfte bedingt Gesundheit, deren fehlerhafte Zusammensetzung → *Dyskrasie* und Krankheit.

Käsespitzen: Von Schnabel beschriebenes iridologisches Zeichen von → *Plaques*-ähnlicher Struktur, dreiecksförmig mit der Basis im Ziliarrand liegend als Hinweis auf vorzeitige Sklerosierungsprozesse.

Katabolismus: Zweiter Teil der Energietransformation (Assimilation – Dissimilation – Elimination) im → *Intermediärstoffwechsel.* Im Rahmen des Katabolismus entstehen Funktions- und Speicherenergie sowie Wärme.

Katarrhe, atrophische: Schleimhautflüsse durch → *Atrophie.*

Keulenfasern: Iridologisches Zeichen; periphere Faserverdickung auf meist dunklem Ziliarrand als Hinweis auf vorzeitige Sklerosierungsprozesse.

Klärstrom: Transport von verbrauchtem Material aus dem → *Intermediär-stoffwechsel* über Blut- und Lymphgefäße zu den Ausscheidungsorganen.

Kochung: Traditionell naturheilkundlicher Begriff zur Beschreibung von Verdauung und → *Intermediärstoffwechsel.*

1. Kochung: Verarbeitung der Nährstoffe im Verdauungstrakt.

2. Kochung: Weiterverarbeitung der Nährstoffe in Leber und Venensystem.

3. Kochung: → *Intermediärstoffwechsel.*

Kohäsion: Kraft des Zusammenhanges mit Bezug auf den Flüssigkeits-turgor (→ *Turgor*) und die Faserkraft; gemeint ist nach alter Auffassung der energetische Zusammenhang elementarer Qualitäten. Darüber hinaus ver-steht man darunter das Zusammenwirken und den Zusammenhalt der → *Kardinalsäfte.*

Kollämie: Nach Alexander Haig Harnsäureüberladung des Blutes mit Ver-stopfung der kleinen Gefäße, erschwerter Zirkulation, vermindertem Sauer-stoffgehalt und Stoffwechselverlangsamung. Allgemeinreaktion mit vielfältigen Erkrankungsmöglichkeiten (Haut, Lunge, Magen, Darm, Gelenke, usw.).

Komplexion: Konstitutionelle Unterscheidung der Farbintensivität der Haut-, Haar- und Augenfarbe als konstitutions- und temperamentsbezogenes Zeichen. Die helle Komplexion entspricht in der Regel dem lymphatischen, die dunkle dem hämatogenen Auge.

Kongestion: → *Erethische* arterielle Gefäßreaktion mit Blutandrang. Vorstufe entzündlicher Vorgänge.

Kongestionsfurchen: Iridologisches Zeichen mit dem Hinweis auf → *Kongestionen*.

Konstitution: Ererbte und erworbene Reaktionsweise, die den individuellen Wirkungsradius eines Menschen in gesunden und kranken Tagen bestimmt.

– **Anämische Konstitution:** Konstitutionell fixierte Neigung zur Anämie.

– **Atonisch-asthenische Konstitution:** Konstitutionell fixierte Neigung zu Erkrankungen mit verminderter Leistungsbreite (→ *Atonie, Asthenie*).

– **Biliöse Konstitution:** Konstitutionelle Neigung zu galliger Blutdyskrasie (→ *Dyskrasie*) mit pathologischen Reaktionen wie psychischer Reizbarkeit, hyperkinetischem Leber-Galle-Syndrom (→ *hyperkinetisches Syndrom*), *harnsaurer* → *Diathese,* → *Plethora* abdominalis.

– **Carbo-nitrogenoide Konstitution:** Endstadium der konstitutionellen Pathogenese. Erhebliche Neigung zu Verschlackung, Verhärtung, Lithiasis, Blutschwäche, → *Venosität,* „Milzsucht" (Stauungsmilz und deren Folgen).

– **Gastrische Konstitution:** Konstitutionell fixierte Neigung zu Magenerkrankungen mit abdominellen und extraabdominellen Zuständen.

– **Hämangiotische Konstitution:** Durch das bei dieser Konstitution funktionelle Vorherrschen des Blutsystems, kommt es vermehrt zu Erkrankungen der zum gesamten Blutsystem gehörenden Organsysteme: Blut, Blutbildungsstätten, Herz-Kreislauf-System, Leber und Milz.

– **Hydrogenoide Konstitution:** Konstitutionelle Neigung zu Flüssigkeitsansammlungen bei Schwäche der homöostatischen Kontrollmechanismen (Hypophyse – Nebennierenrinde).

– **Katarrhalisch-rheumatische Konstitution:** Konstitutionelle Neigung zu katarrhalischen und entzündlichen Reizungen der Schleimhäute und serösen Häute; insbesondere bei unterdrückter Hautatmung mit Zurückhaltung seröser → *Schärfen.*

– **Lymphatisch-hyperplastische Konstitution:** Konstitutionell fixierte Neigung zu Hyperplasie des Lymphsystems mit Neigung zu *exsudativ-allergischer* → *Diathese; adenoide* → *Vegetation.*

– **Lymphatisch-hypoplastische Konstitution:** Konstitutionell fixierte

Neigung zu → *Hypoplasie* des Lymphsystems – konstitutionelles End-stadium; lymphatische Stauungen und Stockungen, Kreislaufhypoplasie, Fokusbildung, chronische Entzündungen, Verhärtungen, Krampfader-leiden.

– **Mesenchymal-hypoplastische Konstitution:** Konstitutionell fixierte Schwäche des Mesenchyms und des Stützgewebes.

– **Nephrogen-lymphatische Konstitution:** Die bei dieser Konstitution vor-handene ungenügende Ausreifung des Nierensystems führt zu Funktions-störungen der Nieren mit Reaktionen an den Schleimhäuten, der Haut, der Atemwege, der Stoffwechseldrüsen und der Nerven.

– **Neuropathisch-neurolymphatische Konstitution:** → *Erethische* Form der → *Skrofulose* mit konstitutioneller Fixierung zu nervösen, neurasthenischen (→ *Neurasthenie*) und neuropathischen Leiden.

– **Oxygenoide Konstitution:** Konstitutionelle Neigung zu gesteigerten Ver-brennungsvorgängen bei erhöhtem Substanzverbrauch und vermehrter Wärmebildung; unökonomischer Stoffwechsel mit Erhöhung der Entropie – ähnlich wie bei hyperthyreoten Zuständen, aber nicht identisch. Erkrankungen treten erst bei verminderter Ausscheidung auf.

– **Phlegmatisch-venöse Konstitution:** Konstitutionelle Fixierung zu lym-phatischen und venösen Stauungszuständen mit ihren unterschiedlichen Folgeerscheinungen.

– **Psorische Konstitution:** Konstitutionelle Neigung zu Erkrankungen, denen Reaktionsblockaden zugrunde liegen; solche Reaktionsblockaden können hervorgerufen werden durch Erbtoxine, unterdrückte → *Haut-atmung,* unvollständige Krankheitsüberwindung, unterdrückende Thera-pien und Anhäufung unterschwelliger Krankheitsreize. Besondere Neigung zu psorischen Erkrankungen haben konstitutionelle Faktoren wie Lympha-tismus und → *Skrofulose.*

– **Sykotische Konstitution:** Ähnlich wie bei der psorischen Konstitution Neigung zu ererbten Reaktionsblockaden der Gewebe mit Disposition zu nervösen Erkrankungen, Gelenkerkrankungen, sekretorischen und inkreto-rischen Störungen sowie Gefäßleiden und Harnwegserkrankungen.

Korkenzieher: Iridologisches Zeichen als Hinweis auf erhöhte Irritabilität mit der Neigung zu anaerobem Stoffwechsel.

Krause, aufgefaserte: Iridologisches Zeichen als Hinweis auf ein labiles Nervensystem.

Krausenausbuchtungen: Iridologisches Zeichen: lokale Ausbuchtung der Krause mit Erweiterung der Krausenzone. Zeichen für Erschlaffung der Bauchteile, nervöse Reizerscheinungen der im zugehörigen Sektor der Ziliarzone dargestellten Organfunktionen; Stauungszustände.

– **Abgerundete Krausenausbuchtungen:** Iridologisches Zeichen: Hinweis auf Erschlaffung und Neigung zu Divertikeln; Gewebsschwäche.

Krausenduplikatur: Iridologisches Zeichen: Krausenverdoppelung mit dem Hinweis auf neuropathische Krankheitsbilder.

Krausenkonfiguration, hypotone: Iridologisches Krausenzeichen: Krause mit rundlichen mäßigen Ausbuchtungen als Zeichen von → *Tonus*mangel im Magen-Darm-Trakt und/oder als Zeichen genereller Tonusminderung.

Krausenzone, abgedunkelte: Iridologisches Zeichen als Hinweis auf Herabstimmung der assimilatorischen Grundfunktion.

Krausenzone, aufgehellte: Iridologisches Zeichen als Hinweis auf Überreizung der assimilatorischen Grundfunktion und der nervösen Erregung.

Krausenzone, enge: Iridologisches Zeichen: maßgebliches Zeichen der *oxygenoiden* → *Konstitution;* Zeichen für gute Ausnutzung der zugeführten Nahrung bei unökonomischer Stoffwechsellage.

Krausenzone, vorgewölbte: Iridologisches Zeichen mit dem Hinweis auf eine erhöhte Irritabilität respektive einen spastischen Zustand der Verdauungsorgane.

Krausenzone und Iris eingesunken: Dieses Iriszeichen steht im Allgemeinen für Tonusmangel und Erschlaffungszustände.

Kreislaufhypoplasie: Unterfunktion des Kreislaufsystems bei lymphatischen → *Konstitutionen,* besonders ausgeprägt bei der lymphatisch-hypoplastischen Konstitution.

Kringel, erethische: Iridologisches Zeichen als Hinweis auf neurohormonelle Störungen mit Erethismen (→ *erethisch*).

Kristallose: Herabsetzung von Gewebsfeuchtigkeit; Zunahme fester Teile; Kristallose als ungünstiges Verhältnis von zu lösenden Stoffen zum Lösungsmedium.

Krypten: Iridologisches Zeichen als Hinweis auf Substanzdefekte und Gewebstrockenheit.

Lähme: Lähmungsartiger Zustand der Muskulatur bei Schwächezuständen und der *harnsauren* → *Diathese* mit veränderter nervaler Überleitungszeit.

Lähmigkeitsgefühl: Verzögerung der nervalen Reizleitung mit Muskelschwäche.

Leberdreieck: Dunkles Keilzeichen, vorwiegend in der *sechsten* → *Region* des Lebersektors.

Linie, cholerische: Synonym: Nasen-Zwerchfell-Linie, energetisch-humorale Ausgleichsachse, Fieberlinie. In der rechten Iris lokalisierte Linie, die hinweist auf: meist vermehrte Anziehung von Gelbgalle durch die Leber mit der Neigung zu einem hyperkinetischen Leber-Galle-Syndrom (→ *hyperkinetisches Syndrom*).

Lymphatismus, erethischer: Aus der erethischen Form der → *Skrofulose* sich entwickelnde *neuropathisch-neurolymphatische* → *Konstitution.*

Lymphdrüsen: Alte und neuere Bezeichnung für die so genannten Lymphknoten; neuere medizinische Untersuchungen geben Veranlassung die früher als Lymphknoten bezeichneten Lymphorgane wieder als Lymphdrüsen zu bezeichnen, da man herausgefunden hat, dass diese den inkretorischen Drüsen vergleichbare Aufgaben haben.

Lymphstraßen: Iridologisches Zeichen mit straßenartigen Bündeln als Hinweis auf lymphatische → *Hypoplasie* und Stauungen im Lymphapparat.

Magenanämie: Magenbedingte Störung der Blutbereitung; → *Anämiesyndrom.*

Magengicht: In der traditionellen Heilkunde beschriebene Form der Eingeweidegicht, auch *viszerale* → *Gicht* genannt. Magenerkrankung in Form der → *Ausscheidungsgastritis.*

Magenmeteorismus: Luftansammlung im Magenfundus mit daraus resultierendem Zwerchfellhochstand.

Manko: Funktionelle Minderleistung von Elektrolyten; nicht zu verwechseln mit dem Begriff des Mangels.

Maßliebcheniris: Iridologisches Zeichen mit Lakunenreichtum um die Krause als Zeichen für endokrine Insuffizienz und Bindegewebsschwäche.

Meerschaumkrause: Iridologisches Zeichen als Hinweis auf Verschleimungszustände und Störungen im Magnesiumhaushalt.

Melancholie: Deprimierte Stimmungslage bei Zunahme schwarzgalliger Schärfen.

Metabolismus: Zwischenstoffwechsel.

Nährstrom: Transport von energiereichem Material aus dem Blut zu den Zellen und ihren Verbänden.

Nekrose, aseptische: Nicht durch Erreger bedingter Gewebsuntergang.

Nervengicht: In der traditionellen Heilkunde beschriebene Form der Gicht innerer Teile, auch *viszerale* → *Gicht* genannt. Ablagerung von harnsauren Kristallen in den Nervenhüllen.

Neuralgie, abdominelle: Erhöhte Empfindlichkeit und Schmerzneigung des Bauchnervensystems.

Neurasthenie: Verminderte Präsens von Lebensenergie im Nervensystem.

Neurasthenikerring: Iridologisches Zeichen mit dem Hinweis auf → *Neurasthenie.*

Neuritisfasern: Iridologisches Zeichen als Hinweis auf neuralgische und entzündliche Nervenreaktionen.

Neuroblitz; Neurohäkchen; Neuronennetze: Verschiedene iridologische Zeichen als Hinweis auf Zustände mit erhöhter Sensibilität der Nerven.

Nierennägel: Seitlich erhöhte Nägel.

Nonnensausen: Auskultatorisch erkennbares Strömungsgeräusch des Blutes in den Jugulararterien bei Anämie.

Nutrition: Zell- und Gewebsernährung im Zusammenhang mit der assimilatorischen Grundfunktion.

Obstipation, atonisch: Darmverstopfung durch → *Atonie.*

Oxygenoidismus: Der *oxygenoiden* → *Konstitution* verwandte Stoffwechsellage.

Pastös: Gedunsen.

Perifokales Zeichen: Iridologischer Begriff: Zeichen im Umfeld eines bestehenden Phänomens (z. B. Pigment bei einer Lakune).

Pfefferkornpigmente: Iridologisches Zeichen mit dem Hinweis auf Retention von Harnsäure in der Säftemasse sowie nach Schnabel ein Zeichen für Koprämie (Vorhandensein von Kotgiften im Blut).

Phlegma: Einer der vier → *Kardinalsäfte* der → *Humoralpathologie.* Als Vermittler der *aktuellen* → *Feuchtigkeit* dient er der Stoffwechselaktivierung und dem Ersatz von verbrauchtem Substrat. Sein Übermaß wirkt pathologisch im Sinne einer schleimigen → *Dyskrasie.*

Plaques: Iridologisches Zeichen mit dem Hinweis auf das Vorhandensein von pathologischem Schleim: z. B. Schleimrheuma, Hypercholesterinämie, Neigung zu → *Atheromatose* und → *Arteriosklerose.*

Plethora: Wörtlich „Blutfülle"; im engeren Sinne Überfüllung der venösen Schenkel mit Stauungserscheinungen und deren Folgen. Dabei wirken Gefäßwanderschlaffungen fördernd.

Pneuma: Naturheilkundlicher Ausdruck für die im Stoffwechsel verwertbaren aktiven Bestandteile des Luftelementes. Das Pneuma wird mit Hilfe der arteriellen Gefäße im Organismus verteilt und von Zellen, Geweben und Organen verwertet.

Pneumaachse: Begriff der traditionellen Augendiagnose: synonyme und funktionelle Bezeichnung für die waagrechte Achse (Hals-Genick-Linie, Umschaltlinie, Disharmonielinie, rhythmische Achse). Bei durchgehender Zeichnung dieser Achse treten Störungen der Pneumaverteilung und -verwertung auf.

Porzellangefäß: Skleralzeichen mit dem Hinweis auf Neigung zu Diabetes und → *Arteriosklerose.*

Rarefikation: Iridologisches Zeichen als Hinweis auf Unterreizung, Unterfunktion, Sauerstoffmangel und Schwäche im zugehörigen Sektor.

– Lakunenähnliche Rarefikation: Iridologisches Zeichen mit lakunenartigem Aussehen als Zeichen eines gravierenden Sauerstoffmangels.

Regionen: Im Sinne der traditionellen Augendiagnostiker Einteilung der

Iris in drei Zonen und sechs Regionen. Die drei Zonen entsprechen in der Funktionsphysiologie der Energietransformation im Organismus: Assimilation – Dissimilation – Elimination; die sechs Regionen spezifizieren die Bedeutung der Zonen.

– **Erste Region:** aktive Nerven- und Schleimhautregion. In dieser Region werden die vom vegetativen System ausgelösten Impulse informationell auf die körperlichen Funktionen übertragen; hierbei spielt das → *Tonus*geschehen eine große Rolle. Die tonischen Funktionen werden wiederum vom Magen auf die übrigen Teile weitergegeben. Demzufolge wird hier die Funktionslage der dem aktiven Verdauungsprozess angehörigen Organe erkennbar.

– **Zweite Region:** passive Nerven- und Schleimhautregion. In dieser Region werden vegetative Impulse und Stoffe aus der ersten → *Kochung* der ersten Region aufgenommen und in die dritte Region via Krause weitervermittelt. Demzufolge wird hier die Funktionslage der absorbierenden Verdauungssysteme erkennbar.

– **Dritte Region:** Als humorale Region ist sie Vermittler zwischen Assimilationszone (erste und zweite Region) und Dissimilationsregion (Muskelregion); in ihr werden alle aus der Assimilation entstandenen Nährstoffe und aus der Dissimilation entstandenen Schlackenstoffe in den Körpersäften sichtbar. In dieser Region werden Primärsäfte (→ *Kardinalsäfte* – Blut, Schleim, Gelbgalle und Schwarzgalle) und Sekundärsäfte (aus der Stoffwechselaktivität) erkennbar. Hier sind → *Dyskrasien* feststellbar.

– **Vierte Region:** Die vierte Region entspricht der mittleren Ziliarzone, die synonym als Muskelregion oder nach Madaus/Flink als „Region der Lebensmotore" bezeichnet wird. Hier findet die größte Entfaltung elementaren Feuers statt sowie die zweite Phase der → *Energietransformation*, nämlich die der → *Dissimilation*. In diesem Bereich entsteht Stoffwechselenergie in Form von Speicherenergie, Arbeitsenergie und Wärme.

– **Fünfte Region:** So genannte „Knochenregion". Die Metapher Knochen steht für das Sichtbarwerden → *bradytropher* Gewebe. Trockene Stoffwechselendprodukte werden hier zwischen- oder endgelagert, je nach Feuchtigkeitsgrad der Gewebe, bis sie der Ausscheidungsregion (sechste Region) zugeführt werden. Diese Region ist Teil der so genannten Region der „aktiven Schleimhäute" (nach Broy), die als → *Ausgleichsfelder* dienen. Zeichensetzung dafür sind → *Tophi*.

– **Sechste Region:** So genannte Haut- oder mesenchymale Region. Aus dieser Region bildet sich das Bindegewebe der Iris. Hier repräsentiert sich die Haut als das größte Bindegewebslager und als größtes Ausscheidungsorgan; daher wird diese Region als Eliminationsregion für den ganzen Organismus betrachtet. → *Abdunkelungen* in dieser Region sprechen für zu geringe Ausscheidungsenergie, die ihrerseits eine Abhängigkeit von der Blutqualität besitzt; denn nach naturheilkundlicher Auffassung ist das Blut Träger der Lebensenergie. Herabgesetzte Ausscheidungsenergie bedeutet herabgesetzte Blutqualität; daher wird die abgedunkelte sechste Region nach Felke auch „Blutarmutsring" genannt.

Reizradiären: Iridologisches Zeichen mit dem Hinweis auf Reizungen auf nervöser, entzündlicher oder stoffwechselbedingter Grundlage.

  – **Helle Reizradiären:**   Iridologisches Zeichen mit dem Hinweis auf aktuelle Reizung.

  – **Verdickte und verquollene Reizradiären:**   Iridologisches Zeichen mit dem Hinweis auf chronische Entzündungen und Katarrhe.

Rheumaflocken: Eckig geformte → *Tophi* als Hinweis auf rheumatische und rheumatoide Krankheitsbilder.

Säftestagnation: Verlangsamter Säfte- und Flüssigkeitsfluss (Prästase, Stase, Stauung).

Säureiris: Iridologisches Zeichen, z. B. bei *harnsaurer* → *Diathese;* hell verschleierte Iris (besonders im grauen Auge); helle leuchtende Aufhellungen in der Ziliarzone oder der humoralen → *Region,* oft verbunden mit so genannten → *Lymphstraßen.*

Säurekrämpfe: Säurebedingte Krampfzustände der glatten und quergestreiften Muskulatur, auch als „innere Krämpfe" bezeichnet.

Schärfen: → *Dyskrasie* infolge Zunahme eines → *Kardinalsaftes* oder Rückhaltung ausscheidungspflichtiger Stoffe (z. B. gallige Dyskrasie, seröse Dyskrasie, psorische Dyskrasie). Eines der wichtigsten Symptome für das Vorhandensein von Schärfen ist Hautjucken.

Schleimhämorrhoiden: Hämorrhoidalleiden mit stärkerer Absonderung von Schleim; kommt besonders bei einer relativ starken Mastdarmentzündung vor (akute oder chronische Proktitis); bestimmte → *Konstitutionen* sind bevorzugt – insbesondere die phlegmatisch-venöse Konstitution.

Schwellung, trübe: Begriff der allgemeinen Pathologie: intrazelluläre Wasseransammlung mit möglicher Störung der Enzymsysteme und folgender degenerativer Verfettung (→ *Degeneration, fettige*).

Schwellungszeichen: Iridologisches Zeichen als Hinweis auf humorale und zelluläre Schwellungszustände.

Skrofulose: Folgeerscheinungen einer Insuffizienz im chylopoetischen System der Bauchlymphe mit deutlich gestörter Zusammensetzung der „aufsteigenden Lymphe" nach Krauß: z. B. kindliche Verdauungsstörungen, Rachitis, *adenoide* → *Vegetation,* Hauterkrankungen im Sinne der *exsudativen* → *Diathese* usw.

– **Erethische Form der Skrofulose:** Lymphatische Fehlleistungen mit vermehrter nervöser Erregbarkeit.

– **Torpide Skrofulose:** Lymphatische Fehlleistungen mit verlangsamter Stoffwechselaktivität.

Sludge-Phänomen: Iridologisches Zeichen: körnige Strömung in den Gefäßen, sichtbar werdend in den Gefäßen der Bindehaut mit der Ausbildung von Y-Formen der Gefäßabzweigungen; nicht zuletzt Zeichen eines gestörten Leberstoffwechsels.

Solarstrahlen: Iridologisches Zeichen mit dem Hinweis auf Sensibilitätsschwäche und deren Folgeerscheinungen.

Sphinktereinrisse: Iridologisches Zeichen mit dem Hinweis auf eine manifeste Störung der neurovegetativen Übertragung im Magen-Darm-Trakt; unter Umständen besteht Neigung zu Gewebsneubildungen.

Spinnenbeingefäße: Skleralgefäße mit starkem Spasmus und spinnenbeinartigem Abknickungen als Hinweis auf Spastik und hypertone Störungen.

Stauungstransversale: Iridologisches Zeichen als Hinweis auf Stauungszustände im zugehörigen Quadranten; nach Deck genotypisches Zeichen.

Stockschnupfen: Schwellungskatarrh mit herabgesetzter Sekretion.

Stockungen: Extrem verlangsamter Blut- und Säftefluss durch ein Organ. Vor einer Stockung besteht Säftefülle, hinter der Stockung Säfteleere.

Substanzverlustzeichen: Iridologisches Zeichen als Hinweis auf Unterreizung, Unterfunktion, Trocknung, Sauerstoffmangel und Schwäche im zugehörigen Sektor mit Neigung zur Organinsuffizienz. Nach Deck: Ca-Latenzzeichen.

Sykosis: Bestandteil der Hahnemann'schen Miasmenlehre (*sykotische* → *Konstitution*).

Sympathikus (Lebensnerv): Physiologischer Begriff aus der traditionellen Heilkunde, mit welchem metaphorisch die Erhaltung und Verteilung von Lebensenergie im Organismus bezeichnet wurde.

System, intramurales: Vernetztes und eigenständiges Muskel- und Schleimhautnervensystem im Verdauungstrakt, geregelt und gesteuert durch Sympathikus und Parasympathikus.

Thyreosenpigment: Von Schnabel beschriebenes kamelhaarfarbenes Pigment als Hinweis auf Dysfunktionen der Schilddrüse.

Tonnenzähne: Diagnostisches Zeichen, das auf eine sykotisch-luetische Erbbelastung hinweist.

Tonus: Begriff aus der antiken Tonuslehre. Der Tonus beschreibt die Grundspannung von Geweben und Organen (z. B. Magentonus – Spannungszustand der Magenmuskulatur).

Tophi: Iridologisches Zeichen als Hinweis auf → *Depositions*phänomene,

Infektfolgen, → *Stockungen* im Lymphsystem, Störungen des Wasserhaushaltes und des Endokrinums.

– **Scharf abgegrenzte Tophi:** Iridologisches Zeichen mit dem Hinweis auf lymphatische → *Hyperplasie,* Ablagerung von Stoffwechselprodukten sowie Verklebungs- und Verhärtungsprozesse.

Torweg: Iridologisches Zeichen als Hinweis auf Gewebsschwäche und eventuell schlechte Organreifung.

Transitstrecke: Transportweg zwischen → *Endstrombahn* und Erfolgsorgan im Hinblick auf → *Nähr-* und → *Klärstrom.*

Transversale: Iridologisches Zeichen als Hinweis auf → *Stockungen* und Stauungen sowie deren Folgen im jeweiligen Sektor bzw. Quadranten.

Turgor: Dem allgemeinen → *Tonus* entsprechender Spannungszustand der Körpersäfte.

Vegetation, adenoide: Vermehrung und Wucherung von lymphatischem Gewebe infolge von Drüsenschwäche.

Venosität: Gemeint ist die so genannte krankhaft erhöhte Venosität der traditionellen Heilkunde; es handelt sich um eine Vermehrung des Kohlenstoffes im Blut infolge einer Reihe von Allgemeinleiden (z. B. auch bei Erkrankungen der Atemwege und des Herzens). Dieser Zustand kann allgemeine und lokale Auswirkungen haben.

Verfettung, kleintropfige: Irreversible Verfettung von Zellen eines Funktionsgewebes (z. B. bei der Fettleber).

Verklebungszeichen: Iridologische Zeichen, die auf Verklebungsprozesse hinweisen können: z. B. sich kreuzende → *Transversalen* und Radiären, → *Bündel und Büschel.*

Verschleimung: Befall von Organen und Geweben durch pathologischen Schleim.

Vikariierende Hautreaktionen: Als Vikariation im medizinischen Sinne wird der Leistungsausgleich eines Organs bei Insuffizienz eines anderen verstanden. Dabei kann das ausgleichende Organ hypertrophieren, um die erhöhte Belastung zu verkraften. Im engeren Sinne bezieht sich der Vikariationsbegriff auf die ersatzweise Übernahme von Ausscheidungen: unterdrückte → *Hautatmung* kann zu → *Asthma* führen; verminderte Harnausscheidung kann zur → *Ausscheidungsgastritis* führen; unterdrückte Schleimhauterkrankungen können vikariierende Hautreaktionen bewirken. In der traditionellen Heilkunde wurden diese Phänomene in der Lehre vom → *Antagonismus* und → *Consensus* behandelt.

V-Linie: Iridologisches Zeichen als Hinweis auf Verstimmung im vegetativen respektive intramuralen System des Magen-Darm-Traktes. Von Schnabel als Vagotonikerlinien bezeichnet.

Wisch, weißer: Iridologisches Zeichen als Hinweis auf akute Flüsse (Katarrhe); nur mit bloßem Auge oder Lupenvergrößerung gut zu erkennen; fotografisch nicht darstellbar.

Wellenlinie: Iridologisches Zeichen als Hinweis auf → *Anschoppungen* in der → *Endstrombahn* mit Verlängerung der → *Transitstrecke.*

Wirkzeit: Die angegebene Wirkzeit eines Mittels ist identisch mit der besten Einnahmezeit.

Wolke, dunkle: Iridologisches Zeichen der traditionellen Augendiagnostiker; wolkenartige → *Abdunkelung* mit dem Hinweis auf Sauerstoffmangel und Stockungen des Blutes.

Wolke, helle: Iridologisches Zeichen der traditionellen Augendiagnostiker; wolkenartige Aufhellung mit Verquellung des Irisgewebes und dem Hinweis auf Flüssigkeitsansammlung und chronische Entzündlichkeit.

Wolke, weiße: Iridologisches Zeichen mit dem Hinweis auf wässrige Krankheitsphasen und chronische Entzündungen.

Wurzelradiäre: Iridologisches Zeichen: lange, in der Krausenzone wurzelartig entspringende zartere Radiäre als Hinweis auf starke Erhöhung der Sensibilität und Hyperästhesie.

Zahnkrämpfe: Verschiedenste Krampfzustände bei der Zahnung.

Zäkumstuhl: Acholisch erscheinender breiiger Stuhl mit Graustich, bedingt durch zu kurze Verweildauer des Darminhaltes im Blinddarm (Zäkum).

Zellorganisation: Regelrechte unter der zentralen Organisation ablaufende Zellfunktionen. Dadurch ist ein physiologischer Zellstoffwechsel (Natriumpumpe, → *ADP-ATP-Mechanismus,* Eiweißsynthese, Membranstabilität) gewährleistet. Viren sind in der Lage diese Zellorganisation zu stören.

Zickzack-Radiäre: Iridologisches Zeichen mit dem Hinweis auf erhöhte Sensibilität und Schmerzhaftigkeit, neuralgische und neuritische Erkrankungen. Die Bedeutung variiert je nach sektoralem Auftreten.

Zirkulärfurche: Iridologisches Zeichen mit dem Hinweis auf Störungen der → *Energietransformation,* „Gewebstrennung" (nach Madaus), Stoffwechselunterbrechung und Krampfbeschwerden.

– **Ausgebuchtete Zirkulärfurche:** Ringförmige Vertiefungen in einem Stromablatt; die nach dem Ziliarrand ausgebeulten Furchen weisen in der Regel auf Erschlaffungszustände, → Tonusminderung und Verminderung der Irritabilität hin.

– **Helle Zirkulärfurche:** Iridologisches Zeichen als Hinweis auf Krampfzustände.

Stichwortverzeichnis

Bei Verweisen auf größere oder besonders wichtige Textstellen ist die Seitenzahl fett gedruckt.

Biochemie und Bicomplexe von ISO-Arzneimittel

- umfassendes Sortiment

- umfangreiche Fortbildung

- kostenloser Service

Arzneimittel

ISO-Arzneimittel GmbH & Co. KG
Bunsenstraße 6-10 • 76275 Ettlingen
Telefon (07243) 106-03 • Telefax (07243) 106-169
E-Mail: info@iso-arznei.de
www.iso-arznei.de
www.bicomplexe.de

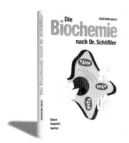

„Die Biochemie nach Dr. Schüßler"
von Joachim Broy

2. Aufl. 1995
221 S., gebunden
25 Grafiken
ISBN 3-929338-03-3

Ausgehend von Zitaten Schüßlers erklärt und kommentiert Broy die Grundlagen der Biochemie und die Charakteristiken der biochemischen Mittel. Dabei berücksichtigt er auch die biochemischen Salben.

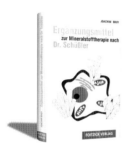

„Ergänzungsmittel zur Mineralstofftherapie nach Dr. Schüßler"
von Joachim Broy

2000
214 S., gebunden
ISBN 3-929338-06-8

In diesem Buch wird eine Mineralstofftherapie vorgestellt, die an die biochemische Therapie Dr. Wilhelm Schüßlers anknüpft, sie ergänzt und fortsetzt. Wissenschaftlich fundiert werden alle relevanten Ergänzungsmittel dargestellt.

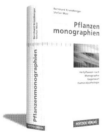

„Pflanzenmonographien"
Heilpflanzen nach Monographie, Gegenwart und Humoralpathologie
von Bernhard Kranzberger / Stefan Mair

2000
543 S., gebunden
ISBN 3-929338-05-X

Das Werk bietet das Heilpflanzen-Wissen der Humoralpathologie, Gegenwart und Monographien der Kommission E auf einen Blick. Außerdem mit einer Einführung in die Humoralpathologie und verschiedenen Registern und Verzeichnissen, welche die Orientierung gewährleisten.

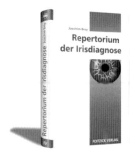
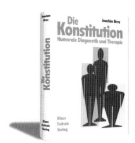